成/人/高/等/教/育/护/理/学/专/业/教/材

总主编／陈金宝　刘　强

急危重症护理学

EMERGENCY AND CRITICAL CARE NURSING

第❷版

—— 主　编 ——
张　波　李晓飞

—— 副主编 ——
肖　丽　叶　茂

上海科学技术出版社

图书在版编目（CIP）数据

急危重症护理学 / 陈金宝，刘强总主编；张波，李晓飞主编.
—2 版. —上海：上海科学技术出版社，2017.1（2020.3 重印）
成人高等教育护理学专业教材
ISBN 978 - 7 - 5478 - 3312 - 4

Ⅰ.①急… Ⅱ.①陈…②刘…③张…④李… Ⅲ.①急性病 -
护理学 - 成人高等教育 - 教材②险症 - 护理学 - 成人高等教育 -
教材 Ⅳ.①R472.2

中国版本图书馆 CIP 数据核字（2016）第 256467 号

获取《成人高等教育医学专业教材·考前模拟试卷》指南

扫描封面二维码→点击第一条"考前模拟试卷使用指南"，了解使用方法→刮开封底涂层，获取购物码→点击第二条"考前模拟试卷"PDF 文件，立即购买→选择"使用购物码支付"→输入购物码并使用→立即查看后成功获取。

急危重症护理学（第 2 版）

总主编 陈金宝 刘 强

主 编 张 波 李晓飞

上海世纪出版（集团）有限公司
上 海 科 学 技 术 出 版 社 出版、发行
（上海钦州南路 71 号 邮政编码 200235 www.sstp.cn）
常熟市兴达印刷有限公司印刷
开本 787×1092 1/16 印张：12.25
字数 300 千字
2010 年 8 月第 1 版
2017 年 1 月第 2 版 2020 年 3 月第 12 次印刷
ISBN 978 - 7 - 5478 - 3312 - 4/R·1262
定价：28.00 元

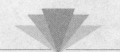

编 委 会

主　编

张　波　李晓飞

副主编

肖　丽　叶　茂

编　委　（以姓氏笔画为序）

叶　茂　刘　盈　刘翠华　孙向红

李晓飞　肖　丽　吴　菲　张　波

张楠楠　周丽杰　夏　颖　高雅竹

董　赢

再 版 前 言

成人高等教育医学系列教材出版发行已经 6 年有余了。该系列教材编排新颖,内容完备,版式紧凑,注重实践,深受学生和教师好评,在全国成人医学高等教育中发挥了一定作用。为了适应发展需要,紧跟学科发展动向,提升教材质量水平,更好地把握 21 世纪成人高等教育医学内容和课程体系的改革方向,使本系列教材更有利于夯实能力基础、激发创新思维、培养合格的医学应用型人才,故决定对其进行全面修订。

再版系列教材将继续明确坚持"系统全面、关注发展、科学合理、结合专业、注重实用、助教助学"的编写原则,分析不足,丰富内容,完善体系,在保持原教材优点的基础上,删去了一些叙述偏多的与各学科交叉的内容,充实和更新了一些新知识、新技术、新工艺和新方法,使其能充分发挥助教助学的功能,真正成为课程的载体、师生的益友。

本系列教材每章仍由三大部分组成:第一部分是导学,告知学生本章需要掌握的内容和重点难点,以方便教师教学和学生有目的地学习相关内容;第二部分是具体教学内容,力求体现科学性、适用性和易读性的特点;第三部分是复习题,便于学生课后复习,其中选择题和判断题的参考答案附于书后。

本系列教材包括成人高等教育基础医学教材、成人高等教育护理学专业教材和成人高等教育药学专业教材,使用对象主要为护理学专业及药学专业的高起本、高起专和专升本三个层次的学生。其中,对高起本和专升本层次的学习要求相同,对高起专层次的学习要求在每章导学部分予以说明。本套教材中的一些基础课程也适用于其他相关医学专业。

除了教材外,我们还将通过中国医科大学网络教育平台(http://des.cmu.edu.cn)提供与教材配套的教学大纲、网络课件、电子教案、教学资源、网上练习、模拟测试等,为学生自主学习提供多种资源,建造一个立体化的学习环境。

为了方便学生复习迎考,本套教材的每门学科都免费赠送 5 套考前模拟试卷,并配有

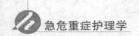

急危重症护理学

正确答案。学生只要用手机微信扫描封面的二维码,输入封底刮开涂层的授权码即可获取。学生可以做到随时随地练习,反复实战操练,掌握做题技巧及命题规律,轻松过关。

本系列教材的再版发行再一次得到了以中国医科大学为主,包括沈阳药科大学、天津中医药大学、辽宁中医药大学、辽宁省肿瘤医院等单位专家的鼎力支持与合作,对于他们为此次修订工作做出的巨大贡献,谨致深切的谢意。

由于整体修订,工程巨大,任务繁重,在教材修订中难免存在一些不足,恳请广大教师、学生和读者惠予指正,使本套教材更臻完善,成为科学性更强、教学效果更好、更符合现代成人高等教育要求的精品教材。

陈金宝 刘强

2016 年 6 月

再 版 说 明

　　本教材的编写指导思想是帮助临床护士掌握急危重症患者急救的基本理念与基本知识，使其能在紧急情况下，迅速判断病情，快速反应，迅速成为抢救团队中的重要成员之一。据此指导思想，我们对第 1 版《急危重症护理学》的内容进行了必要的更新和修订，使其突出急救特有的逻辑性思维方式和可操作性基本技能，更好地指导临床护士参与、配合各种急危重症患者的抢救。

　　全书共分十二章，每章由三大部分组成。第一部分是导学，阐述本章的主要内容、重点与难点以及对专科学生的要求；第二部分是具体内容；第三部分是复习题，书后备有参考答案。本版对第二部分的心搏骤停与心肺脑复苏等重点章节和第三部分的复习题进行了全面的修订与更新。

　　本书邀请中国医科大学附属第一医院和附属盛京医院等临床一线工作的资深护理教师参加修订。在本书的编写修订过程中，得到了中国医科大学附属第一医院急诊科医生的悉心帮助，使本书能够将最新的医疗信息提供给学生。各位编者在极其紧张繁忙的工作之余，认真审阅书稿，努力保持前版教材的优势，在编写时间极其有限的情况下，圆满地完成了本次教材的修订工作。在此，一并表示诚挚的感谢！

　　由于编者水平有限，难免有疏漏和不妥之处，恳请广大读者勿吝赐教。

《急危重症护理学》编委会

2016 年 8 月

目 录

第一章　急危重症护理学概述	1	
第一节　急危重症护理的范畴	1	
一、院前救护	2	
二、院内急诊救护	2	
三、危重症救护	3	
四、急救医疗体系的完善	3	
五、急救护理人才的培养和急救		
护理科研	3	
第二节　急救医疗服务体系	3	
一、院前急救	4	
二、院内急救	4	
三、急诊重症监护病房	5	
第三节　急诊科的设置与管理	5	
一、急诊科(室)的功能	5	
二、急诊科(室)救治范围	5	
三、急诊科(室)的设置	6	
四、急诊科(室)人员编制与管理	7	
五、急诊科(室)护理工作质量管理	7	
第二章　灾难救护	10	
第一节　灾难救护概述	10	
一、灾难的定义	10	
二、灾难的原因与分类	11	
三、灾难急救的原则	11	
四、灾难急救的特点	11	
第二节　灾难院前救护	11	
一、灾难院前救护的准备	12	
二、灾难事件医疗救护的现场组织	12	

第三节　灾难院内急救	13	
第三章　急诊重症监护管理	16	
第一节　急诊重症监护的概念	16	
第二节　急诊重症监护的设置	17	
一、结构	17	
二、设施	17	
三、功能	17	
四、人员	17	
五、管理	17	
第三节　急诊重症监护的感染管理	17	
一、基本设置要求	18	
二、人员要求	18	
三、空气及环境要求	18	
第四章　急诊分诊	19	
第一节　急诊分诊的概述	19	
一、分诊的概念	19	
二、分诊的作用	20	
三、分诊区的设置	20	
第二节　急诊分诊程序	21	
一、分诊程序	21	
二、成批伤的分诊	25	
三、分诊管理	26	
第五章　心搏骤停与心肺脑复苏	29	
第一节　心搏骤停	30	

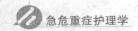
一、心搏骤停概述　　　　　　30
二、心搏骤停常见原因　　　　30
三、心搏骤停的临床表现　　　31
第二节　心肺脑复苏　　　　　　31
一、基础生命支持　　　　　　32
二、高级心血管生命支持　　　36
三、心搏骤停后治疗　　　　　39

第六章　创伤　　　　　　　　　47

第一节　概述　　　　　　　　　48
一、创伤分类　　　　　　　　48
二、创伤评分　　　　　　　　48
三、创伤患者救治与护理　　　50
第二节　颅脑损伤　　　　　　　52
一、病情评估与判断　　　　　53
二、救治与护理　　　　　　　54
第三节　胸部创伤　　　　　　　56
一、病因和分类　　　　　　　56
二、病情评估与判断　　　　　57
三、救治与护理　　　　　　　58
第四节　腹部创伤　　　　　　　60
一、病因　　　　　　　　　　60
二、分类　　　　　　　　　　60
三、病情评估与判断　　　　　61
四、救治与护理　　　　　　　62
第五节　四肢、骨盆和脊柱损伤　63
一、病情评估与判断　　　　　63
二、救治与护理　　　　　　　64
第六节　多发伤　　　　　　　　65
一、多发伤的特点　　　　　　65
二、病情评估与判断　　　　　66
三、救治与护理　　　　　　　67

第七章　常见急症的急救　　　　74

第一节　慢性呼吸衰竭急性加重　74
一、病因与病理　　　　　　　75
二、病情评估与判断　　　　　75
三、救治与护理　　　　　　　75
第二节　急性呼吸窘迫综合征　　77
一、病因与病理　　　　　　　77

二、病情评估与判断　　　　　77
三、救治与护理　　　　　　　78
第三节　急性冠状动脉综合征　　80
一、病因与发病机制　　　　　81
二、病理生理　　　　　　　　81
三、病情评估与判断　　　　　81
四、救治与护理　　　　　　　83
第四节　高血压急症　　　　　　85
一、病因与诱因　　　　　　　85
二、病情评估与判断　　　　　85
三、救治与护理　　　　　　　86
第五节　急性心力衰竭　　　　　87
一、病因与发病机制　　　　　87
二、病理生理　　　　　　　　88
三、病情评估与判断　　　　　88
四、救治与护理　　　　　　　88
第六节　心律失常　　　　　　　90
一、病因与发病机制　　　　　90
二、病情评估与判断　　　　　90
三、心电图解析　　　　　　　91
四、心律失常的识别　　　　　92
五、救治与护理　　　　　　　96
第七节　急性上消化道大出血　　98
一、病因　　　　　　　　　　98
二、病情评估与判断　　　　　98
三、救治与护理　　　　　　　99
第八节　糖尿病酮症酸中毒　　　101
一、诱因　　　　　　　　　　101
二、发病机制与病理生理　　　101
三、病情评估　　　　　　　　102
四、救治与护理　　　　　　　102
第九节　尿石症　　　　　　　　103
一、病因与发病机制　　　　　104
二、病情评估　　　　　　　　104
三、救治与护理　　　　　　　104
第十节　急性肾衰竭　　　　　　105
一、病因与发病机制　　　　　105
二、病情评估与判断　　　　　106
三、救治与护理　　　　　　　107
第十一节　脑出血　　　　　　　108
一、病因与发病机制　　　　　108
二、病情评估　　　　　　　　108

　　　　三、救治与护理　　　　　　　109
第十二节　脑梗死　　　　　　　　110
　　　　一、病因　　　　　　　　　110
　　　　二、病情评估与判断　　　　110
　　　　三、救治与护理　　　　　　111

第八章　环境及理化因素损伤的救护　122

第一节　中暑　　　　　　　　　　122
　　　　一、病因与发病机制　　　　123
　　　　二、病情评估与判断　　　　124
　　　　三、救治与护理　　　　　　124
第二节　淹溺　　　　　　　　　　125
　　　　一、发病机制　　　　　　　125
　　　　二、病情评估与判断　　　　126
　　　　三、救治与护理　　　　　　126
第三节　冻僵　　　　　　　　　　127
　　　　一、病因与发病机制　　　　127
　　　　二、病情评估与判断　　　　127
　　　　三、救治与护理　　　　　　127

第九章　急性中毒的救护　132

第一节　急性中毒概论　　　　　　132
　　　　一、病因与中毒机制　　　　133
　　　　二、病情评估与判断　　　　133
　　　　三、救治与护理　　　　　　135
第二节　有机磷杀虫药中毒　　　　138
　　　　一、毒物分类　　　　　　　138
　　　　二、病因及中毒机制　　　　138
　　　　三、病情评估与判断　　　　139
　　　　四、救治与护理　　　　　　140
第三节　百草枯中毒　　　　　　　141
　　　　一、概述　　　　　　　　　141
　　　　二、病情评估与判断　　　　142
　　　　三、救治与护理　　　　　　142
第四节　急性酒精中毒　　　　　　143
　　　　一、病因及发病机制　　　　143
　　　　二、病情评估与判断　　　　144
　　　　三、救治与护理　　　　　　144

第十章　机械通气与护理　149

第一节　呼吸机的结构和工作原理　150
　　　　一、呼吸机的一般结构　　　150
　　　　二、机械通气的基本原理　　150
　　　　三、适应证　　　　　　　　151
　　　　四、禁忌证　　　　　　　　151
第二节　机械通气的方式　　　　　151
　　　　一、机械通气分类　　　　　151
　　　　二、通气模式　　　　　　　152
第三节　呼吸机的使用与护理　　　154
　　　　一、呼吸机使用前的准备　　154
　　　　二、常用参数的设置　　　　154
　　　　三、常用参数的调节　　　　155
　　　　四、常见的报警原因及处理　156
　　　　五、常见并发症及处理　　　158
　　　　六、机械通气中的护理　　　159
　　　　七、呼吸机的消毒与保养　　159

第十一章　急诊常用抢救药物　163

第一节　循环系统药物　　　　　　163
　　　　一、抗休克的血管活性药物　163
　　　　二、抗心律失常药物　　　　165
　　　　三、治疗心功能不全的药物　167
　　　　四、防治心绞痛药物　　　　167
　　　　五、降压药物　　　　　　　168
第二节　自主神经系统药物　　　　168
第三节　中枢神经系统药物　　　　169
　　　　一、中枢兴奋药　　　　　　169
　　　　二、镇痛药　　　　　　　　170
　　　　三、抗焦虑药　　　　　　　171
第四节　泌尿系统药物　　　　　　171
第五节　解毒药物　　　　　　　　173
第六节　调节酸、碱平衡药物　　　173

第十二章　急诊常见传染病与消毒隔离措施　176

第一节　呼吸道传染病与消毒隔离措施　176
　　　　一、呼吸道传染病种类　　　176
　　　　二、呼吸道传染病的消毒隔离

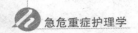

措施　　　　　　　　　　　177
第二节　消化道传染病与消毒隔离措施　　178
　　一、消化道传染病的种类　　　178
　　二、消化道传染病的消毒隔离
　　　　措施　　　　　　　　178
第三节　经虫媒传播的传染病与消毒隔离
　　　　措施　　　　　　　　178
　　一、经虫媒传播的传染病种类　178

　　二、虫媒介疾病的消毒隔离措施　178

参考答案　　　　　　　　　　181

参考文献　　　　　　　　　　183

第一章

急危重症护理学概述

导　学

内容及要求

　　急危重症护理学概述包括3个部分内容：急危重症护理的范畴、急救医疗服务体系以及急诊科的设置与管理。

　　急危重症护理的范畴主要介绍急危重症护理学的概念、实践范畴、院前与院内急诊救护的概念及工作范畴。在学习中应熟悉急危重症护理学的实践范畴。了解院前、院内急诊救护的概念及工作范畴。

　　急救医疗服务体系主要介绍院前急救、院内急救、急诊重症监护病房的任务与管理。在学习中了解上述内容即可。

　　急诊科的设置与管理主要介绍急诊科（室）的功能、救治范围、设置，急诊科人员编制与管理、急诊科护理工作质量管理。在学习中应熟悉急诊科（室）的设置，人员编制与护理工作质量管理。了解急诊科（室）的功能，救治范围。

重点、难点

　　本章重点是急诊科的设置。难点是急诊科护理工作质量管理。

专科生的要求

　　专科层次的学生应熟悉急诊科的设置，人员编制与护理工作质量管理。其他内容一般了解。

　　急危重症护理学（emergency and critical care nursing）是一门跨学科、跨专业的新兴护理学科，是随着现代科学技术、现代急救医学的发展、社会文明的进步以及对人类生命价值观的新概念和护理模式的转变而发展起来的，因此它具有强大的生命力和发展前景，越来越受到人们的重视。

第一节　急危重症护理的范畴

　　急危重症护理学是研究各类急性病、急性创伤、慢性疾病急性发作及各类急危重症患者的抢救与护理的一门临床护理学科。随着急救医学的发展和仪器设备的不断更新，急危重症护理学的实践

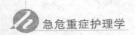

范围在不断扩大,内容也在不断丰富,已成为护理学科中的一个重要组成专业。急危重症护理学的实践范畴包括:院前救护、院内急诊救护、危重症救护、急救医疗服务体系的完善、急救护理人才的培养和急救护理科研等内容。

一、院前救护

院前救护是指急危重症伤病员进入医院前的急救。院前急救强调现场急救和途中救护,其特点是情况紧急,急救现场条件差,操作难度大,设备条件有限,而急救对象又具有多病种、多学科和病情变化快等特点。所以,及时、到位的院前急救护理,可以挽救患者的生命,提高抢救成功率。反之,急救动作缓慢,措施不到位,就可能导致严重的后果,给患者留下严重的后遗症、残障甚至危及生命。院前救护的工作范畴包括以下几个方面。

1. 护理体检　由于急救现场复杂多变,病情、伤情错综复杂,这些都给现场救护人员增加了工作的复杂性和救护难度。作为一名急救护士,要具备较全面的专业知识和随机应变能力,对各种伤病员快速、准确地进行评估和伤情严重程度的分类,尤其是因创伤所致的昏迷患者,体检越早、越快速、越仔细越好,以提高救护速度和救护质量。

2. 现场救护　要求救护人员除了应具备良好的工作应变能力,还要具备较全面的知识结构(如人事和伦理等)。必须熟练掌握急救技能和有效的抢救手段,如 CPR 术、除颤器的使用等急救技术,更需动作迅速、敏捷,操作准确,独立判断处理各种紧急情况,突出"快"字,尽量减轻患者病痛,预防疾病并发症,加强途中监护与救治。

3. 灾害救护　灾害是一种客观存在的自然社会现象,分为自然灾害和人为灾害。自然灾害包括地震、洪水、飓风、传染病流行等;人为灾害包括战争、爆炸、交通事故、工伤事故和社会治安事件等。我国是世界上自然灾害种类最多的国家。不论是自然灾害还是人为灾害,它们均具有突发性、地域性、破坏性和受害者呈群体性的特征。一旦灾害发生,应做好下列工作:①寻找并救护伤(病)员。②判断伤情并分类,根据不同病情,给予及时处理。③进行现场必要的急救,包括对伤员进行通气、止血、包扎、固定。④转运和疏散伤(病)员。

4. 急救知识和技能的普及　随着我国社会经济的高速发展,人民生活水平不断提高,各种急症和意外事故的发生率明显提高。西方的一位急救专家曾说过:"对于一般的公民来说,最大的威胁不是家里失火,也不是马路上的罪犯,而是不能在生死攸关的几分钟内得到急救医疗。"有关资料提示:80%的心肌梗死患者在发病后死于运送医院的途中,40%的创伤患者因为现场救治不规范或未能得到正确的初步急救措施而为后续的院内急救带来困难。因此,遇到突发急症或者意外伤害的患者,发挥第一目击者的急救作用对提高患者的生存率尤为重要。通过初级医学教育,急诊医护人员走入社区、厂矿和校园,进行急救知识讲座,利用电视、录像、宣传栏及报纸等形式,普及推广急救知识,使大家了解常见病、多发病以及意外伤害(如触电、车祸和心搏骤停)的初步急救知识,不仅使群众在危急时刻能更好地自救,而且有能力为他人伸出援手。

二、院内急诊救护

院内急诊救护是院前救护的延续,是指院内急诊科的医护人员接收各种急诊患者,对其进行抢救治疗和护理,并根据病情变化,对患者做出离院、留院观察、立即手术、收住专科病房或收住重症监护治疗病房的决定。院内急救护理的工作范畴包括以下3个方面。

1. 立足于急危重患者的抢救护理　急诊科工作范围跨度大,涉及多学科,急救护理的特点是应急性较强,救治难度高,给抢救带来了较大的难度。这就要求急诊护士对于就诊的危重患者要快速作出评估,依其严重程度迅速做出正确判断、正确分诊,并对危重患者进行积极抢救,并且密切观察患者的病情变化,有预见性地积极采取急救措施,全力以赴抢救患者的生命,确保危重患者急救的

"绿色通道"畅通无阻,以进一步提高危重患者抢救的整体性和时效性。

2. 着重急诊专科护士的培养　急救护理是与内科、外科、妇产科和儿科护理学并驾齐驱的二级学科。一个学科要发展,必须拥有一批真正钻研的专业人员。因此,为快速、合理地发展急诊护理工作,必须注重急诊护理专科人员的培养。美国急诊医学院(AAEM)于2001年2月开始正式招收急诊护理专业学生,我国个别大型综合医院已经开展了急诊专科护士培训,但是目前工作在临床急诊第一线的护理人员大多数都是非专科人员。通过培训急诊专科护士,能提高整个急诊护理队伍的专科急救能力和综合素质,树立现代急救医学的新观念,建立适应社会发展和人民生活需要的急救医学模式。

3. 做好急救护理管理　急救护理重在管理。我国著名急救医学专家王一镗教授曾经指出,做好急救工作要"三分业务,七分管理",能否排除抢救护理的各种障碍,协调好各方面的关系,直接关系到抢救工作能否顺利进行。急诊科是急危重症患者集中的场所,如何根据本地区、本单位的工作特点和规律,对急救护士的业务、仪器设备和医院感染进行科学、规范的管理,控制护理缺陷,提高急诊部门对大规模抢救任务的应急能力和对急危重症患者的综合救护能力,这是急救护理管理工作的重点内容。

三、危重症救护

危重症救护是指专业医护人员将各类危重患者集中在重症监护病房管理,应用现代化的精密医疗仪器和设备以及先进的临床检测技术对患者进行严密的监护、精心的治疗和护理,从而使患者度过危险期的一系列救护活动。其实践范围主要有:①危重患者的监护与治疗。②ICU人员、设备的配备与管理。③ICU技术。

四、急救医疗体系的完善

研究如何建立高质量、高效率的急救医疗服务体系,大力建设和完善城区和郊区、城内分布网点、地县网点的急救网络,充实和完善急救医疗服务体系,是我国急诊、急救医学发展的重要方向。

五、急救护理人才的培养和急救护理科研

无论从国外急诊护理工作的发展趋势,还是国内急诊护理工作的实践来看,培养一支高素质的急诊专科护理队伍成为当务之急。因此,要有目的、有计划、不择时机地进行人才培养,促进急诊护理专业化发展,为患者提供全面、系统、专业、优质的护理服务。

急诊护理科研是推动急救护理学科、提高临床急救护理质量的重要手段。但在临床实际急救工作中,护理人员往往对科研望而止步,影响了急救新技术的推广。为了加强急救护理队伍的全面建设,提高急救护理人员素质,需要急救护理人员不断创新、掌握科研方法,具备科研能力。只有通过不断的实践和研究,发现问题、解决问题和总结经验,才能提高急救科研水平,更好地为患者服务。

第二节　急救医疗服务体系

急救医疗服务体系是指将医疗措施送到急危重伤患者的身边,包括现场初步急救;用配备急救器械的运输工具和急救员的救护组把患者安全护送到医院的急诊中心,接受进一步治疗;少数危重患者需立即手术,大多数患者在生命体征平稳后转入重症监护病房或专科病房。把院前急救、院内急救和加强监护治疗三部分有机联系起来,以更加有效地抢救急危重伤员为目的的救治系统,称之为急救医疗服务体系(emergency medicine service system, EMSS)。

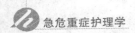

1980年10月,我国卫生部正式颁发了《关于加强城市急救工作的意见》,1984年6月颁发了关于发布《医院急诊科(室)建设方案(试行)》的通知,推动了我国急救医疗服务体系及综合医院急诊科(室)的建设和发展。现阶段我国急救医疗服务体系已经是院前急救、院内急救和加强监护治疗三部分联系起来的一个完整的现代化医疗体系。院前急救、院内急救和危重症救护是生命支持治疗连续体中的三个重要环节,彼此密切相关,缺一不可。由此三者构成的急救医疗服务体系是生命救治的绿色通道,其服务质量已成为一所医院医疗能力与管理水平的综合体现。

一、院前急救

院前急救作为院内急诊科的外延,肩负着争分夺秒抢救患者生命的责任。院前急救应遵循的原则是接到指挥中心电话到事故现场对伤病员进行现场急救,在保证生命体征稳定的前提下,转运到最近的医院急诊科接受治疗。

1. 院前急救的任务

(1)现场急救:现场急救的原则是只救命、不治病,先救命、后治伤,是处理疾病或创伤的急性阶段,而不是治疗疾病的全过程。目的是维持基本生命体征、挽救生命、减轻转运途中患者的痛苦和并发症,强调对症治疗。现场急救的任务:①维持呼吸系统功能,保持呼吸道通畅,包括清除口咽部分泌物、吸氧、应用呼吸兴奋剂以及人工呼吸等。②维持循环功能,包括胸外按压、心电监护、除颤、体外心脏起搏,以及对致命性心律失常的处理等。③维持中枢神经系统功能,包括对急性脑血管疾病、癫痫发作及急性脑水肿的急救护理等。④急性中毒和意外事故的处理。⑤脑、胸、腹、脊柱、四肢以及其他部位外伤的止血、包扎及固定搬运。⑥止痛、止吐、止喘和止血等对症处理。

(2)转运与途中监护:根据不同的转运方式及患者的具体情况,护理人员要做好相应的护理工作。注意搬运时患者的体位,搬运体位不当会造成严重的后果。例如,颈椎骨折的患者搬运体位不当会导致意外的发生。在转运过程中,要观察患者病情变化,随时发现问题,及时解决问题。

2. 院前急救的管理 随着急诊医学的发展,急诊技术操作向院前急救延伸,扩大了应用范围。近年来为提高抢救水平,在院前装备高级生命支持救护车,车上普遍装备了除颤起搏仪、便携式呼吸机等先进的仪器设备,为广泛使用除颤、起搏、气管插管及辅助呼吸等技术操作奠定了物质基础。另外严谨的院前急救网络的组织管理是抢救急危重患者成功的另一关键。为了做好院前急救工作,必须做好以下几个重要环节工作,即指挥系统、通信系统、救护系统和运输系统。如果遇到大型灾害,还需要消防、公安、人防和交通等部门参加。

二、院内急救

医院急诊科遵循"一切以患者为中心"的服务理念,使到医院急诊科就诊的急诊患者得到及时、方便、有效、安全和连续的服务,使危重患者得到及时有效的救治并转危为安。

1. 急诊科的任务

(1)诊治各个专科急性疾病或慢性病急性发作。

(2)对急性症状进行诊断和鉴别诊断,如胸痛、腹痛和昏迷等。

(3)对院前急救护送来的急危重患者进一步治疗。

(4)对即刻威胁生命的疾病,如心搏骤停、窒息、急性中毒、休克、多发伤、多器官功能障碍综合征及各种大出血患者进行抢救。

(5)自然灾害、交通和火灾等意外事故的抢救治疗和病情观察。

2. 急诊科就诊分区 急诊科就诊区可分为A、B、C区或红、黄、绿区。A区(红区)为抢救区,对即刻有生命危险的急危重症患者,可以不经挂号、分诊,即刻送到抢救室展开抢救;B区(黄区)为危重病患者就诊区,主要适用于不易搬动的危重病患者就诊,这些患者进入急诊科后可以躺在诊查床上,边做各种检查边接受治疗,一直到明确诊断并住院,整个过程均在床上;C区(绿区)为一般患者就诊区,主要适用于各种常见病或多发病患者就诊。

三区相互联系,相对独立,既分工又合作。即对有生命威胁患者在A区抢救室通过积极救治,威胁生命的因素解除,但生命体征不稳定或相对稳定,需要进一步明确诊断,这类患者可转入急诊ICU。在急诊ICU进一步救治、明确诊断,患者生命体征稳定,脱离生命危险且明确需要所接收的专科,即可转入专科病房。而抢救区内患者经过救治,如果生命体征得到稳定,可转出到B区(黄区)进行观察或等待入院。在B区留观的一般患者,如果病情恶化,生命体征不稳定,亦可转入抢救区或急诊ICU进行加强监护与救治。

三、急诊重症监护病房

急诊重症加强医疗病房(emergency intensive care unit,EICU)是重症医学学科的临床基地,为各种原因导致的一个或多个器官与系统功能障碍,并为有生命危险或具有潜在高危险因素的患者提供及时的、系统的、高质量的医学监护和救治技术,改善生存质量。综合性医院专科分工过细,许多复杂病种不能及时收入病房,需较长时间留在急诊科诊断和治疗,这就需要急诊救治过程要加强监护和强化性治疗,这种特殊性决定了建立急诊ICU的重要性。可以说急诊ICU是急诊科的大本营,不但有利于救治危重症患者而且对急诊专科护士的培养和提高均有重要的意义。

急诊ICU的任务是对有生命危险但应有救治可能的各种急危重症患者,包括严重创伤、中毒、各种休克、心力衰竭急性加重、急性呼吸衰竭、慢性阻塞性肺疾病患者的急性发作、中枢神经系统急症、代谢性疾病危象、抢救后复苏的患者等,应用先进的诊断、监护和治疗设备与技术,对病情进行连续、动态的定性和定量观察,并通过有效的干预措施提供规范的和高质量的生命支持。

总之,对于危重患者而言,120院前急救、医院急诊科、急诊ICU和各临床科室是其救治的急救链,只有经过这条急救链才能有效地保证急危重患者的救治,并在发生意外灾害时提供紧急救援。

第三节 急诊科的设置与管理

现代急诊科的定位是急危重症患者抢救的重要场所,是医院急危重症患者最集中、病种最多、抢救和管理任务最繁重的临床一线科室,是所有急诊患者入院治疗的必经之路。急诊科既是医院的窗口科室,也是医院对急危重症患者急救水平的缩影,它直接反映医院行政管理、医疗技术的水平,也可反映医院的服务理念、精神面貌及应对处理突发事件的能力和连续24 h的服务水平。

一、急诊科(室)的功能

平时主要对急危重症患者进行及时有效救治及对急诊120急救车送来的多发伤、急性患者进行处理;急诊科的患者一经诊断明确或生命体征稳定要及时转到相应专科治疗;应对突发公共卫生事件,是成批伤员、成批中毒患者的救治场所;培养一支训练有素的急救医疗救治队伍,以应对各种突发事件,如地震、火灾、水灾等灾害的紧急医疗救援。

二、急诊科(室)救治范围

各种急性病症的诊断、鉴别诊断、危险评估、判定及处置和进一步治疗;急性脑血管疾病的判定、评估及急诊处置;各种创伤和多发伤的救治;急性中毒的评估和救治;诊治内科、外科、神经内科、神经外科、妇产科、儿科、眼科、耳鼻喉科、口腔科和皮肤科的急性病;接诊120急救车送来的患者;救治环境理化因素造成的疾病如中暑等;负责突发公共卫生事件、紧急医疗救护服务和重大事件的医疗

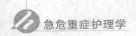

卫生保障。

三、急诊科(室)的设置

根据卫生部要求,500张床位以上的医院应设急诊科,500张床位以下的医院应设急诊室。急诊科(室)必须实行24 h连续接诊及首诊负责制,建立"绿色通道",有关科室值班人员接到急诊会诊请求后应于5 min内到达会诊地点,患者应在5 min内得到处置。

(一) 急诊科(室)的位置与标志

综合性医院均应有一定规模的急诊区域。急诊科位置首先选择应以方便患者就诊和最大限度地缩短诊前时间为原则。一般就近于医院入口处,有单独和宽敞的出入大门,门口设有停车场,便于急救车停靠和输送患者。急诊科及各诊室和辅助部门的标志必须醒目、突出,为减少询问,在通往抢救室的方向上,可采用沿墙或地面涂上色标、悬挂醒目指示牌和建立快捷通道等方式方便患者就诊。在急诊大厅应有急诊科各个层面的平面图。

(二) 急诊科(室)的布置

急诊科的各功能部门的布局应以减少交叉穿行、减少院内感染和节省时间为原则,选择最佳方案。抢救室、重症监护室、各专科诊断室、小手术室、治疗室、检验室、X线检查室、CT检查室、心电图室、药房以及挂号收费室等以一楼平面展开为宜;在较大规模的急诊科,可将输液室、观察室、急诊病房、ICU、手术室以及其他功能检查部门设置在最临近的楼层面。设在一楼的急诊抢救室应该宽敞明亮,便于多科协作抢救以及放置和使用多种医疗设备;门外应有方便家属等待的空间。

(三) 急诊科(室)的部门设置

1. 临床部门 急诊科的临床部门的设置应根据医院所处的地理环境、急诊病谱和医院的技术专长来确定。

(1) 分诊处:设在急诊科入口最醒目的位置,是急诊患者就诊的第一站。有足够的使用面积,就诊记录实行计算机信息化管理。备有电话、对讲机、信号灯、呼叫器、血压计或电子血压计、听诊器、手电筒、体温计、压舌板、就诊登记本和候诊椅等常备物品;另外,为方便患者还应放置平车、轮椅、饮水桶及公用电话等,并配备有导医及导诊员。

(2) 急诊诊断室:一般综合性医院应设立内科、外科、妇产科、小儿科、眼科、耳鼻喉科、口腔科、皮肤科等分科急诊诊断室,配置相应的器械与抢救物品,并做到定期清洁消毒和定期检查。根据各医院规模不同,某些急诊病例数比较少但又不能缺少的专科,如口腔科、眼科、耳鼻喉科等,可设立诊室但不坐班。各诊断室位置最好在分诊台附近,便于患者就诊。

(3) 急诊抢救室:抢救室是急诊科设置中最重要、最必需的部门,是危重患者抢救所在地,室内备齐各种抢救设备,能够适应紧急手术。抢救室的设置要有足够的空间,便于工作人员及时实施各种抢救技术以及抢救仪器的摆放和使用;有足够的照明设施,照明设备应采用旋转式无影灯,可调方向、高度和亮度;有足够的电源,避免抢救设备电源的反复拔插,避免电线交错及多次连接;多功能抢救床旁设有中心吸氧装置、负压吸引系统、血压心电监护仪和轨道式输液架;抢救室备齐全套气管插管和气管切开用物、呼吸机、心电图机、除颤器、输液泵、血压计及听诊器等;备齐常用液体及常用抢救用药。

(4) 清创、手术室:手术室应紧靠外科诊察室,是快速处置外伤患者、减少伤残率必备的部门。但多数医院的急诊科只设了清创室,仅少数医院的急诊科设置了条件较好的手术室,使急危重的外伤患者能就地进行紧急外科手术。室内应完善洗手设施,设置手术床2~3张,配备相应的手术包、手术器械及必要的麻醉、消毒、抢救设备,同时需有良好的照明设施。

(5) 急诊观察室:急诊观察室主要为短时间内不能明确诊断、病情危重的患者,或抢救处置后需要候床进一步住院治疗的患者而设置。观察室患者原则上在 72 h 内离院、转院或收留住院。观察床位应根据各医院的急诊量和抢救人数合理设置。要具有中心供氧装置、负压吸引装置、轨道式输液架等设施。

（6）急诊监护室：主要对严重创伤、中毒、各种休克、心力衰竭急性加重、急性呼吸衰竭和抢救后复苏的患者进行监护和强化治疗。室内配备监护仪、除颤起搏器、呼吸机、心电图机、供氧装置和负压吸引装置等人工复苏系统的监护设备，随时掌握患者的生命体征变化。

（7）治疗室：治疗室包括有准备室、注射处置室及急诊输液室。位置应设在各科诊察室的中心部位。治疗室内应有无菌物品柜、配液台、治疗桌、注射盘及消毒用品，室内还应有空气消毒和照明设备。

（8）急诊病房：是近几年来规模较大的医院在急诊科内设置的一个部门，隶属急诊科管辖的病房。弥补了医院某些专科设置的缺失，方便了突发性、季节性疾病的收治，促进了患者分流。

2. 其他辅助部门　包括急诊挂号处、收费处、药房、X 线检查室、B 超室、CT 室、心电图室和化验室等，它们均集中在急诊区域，方便急诊患者救治。

（四）抢救车内必备的急救药品和物品

1. 急救药品　抢救车内应备抗休克药、血管活性药、呼吸兴奋剂、强心剂、止血药、利尿脱水剂、解毒药、抗心律失常药、激素类药及常用液体等，根据专科救治特点备好常用的急救药品。

2. 急救物品　注射器、输液器、输血器、输液/输血加压器、简易人工呼吸囊、舌钳子、开口器、压舌板、口咽通气管、氧气袋、气切包、手套以及接线板等其他物品。

急救药品及物品要时刻保持性能良好，品种齐全，有固定的存放位置，处于应急状态；需专人负责，严格执行交接班制度。

四、急诊科（室）人员编制与管理

1. 人员编制　医院应根据急诊就诊量、抢救量及观察床位数相应地配备固定医师和护理人员，选择具有 5 年以上临床实践经验的住院或全科医师和具有一定临床经验的护士，急诊科的护士要有固定的、单独的编制，可参照卫生部关于医院急诊科建设方案的规定。要求设有科护士长 1 名，护士长 1~2 名，主任护师、主管护师、护师及护士若干，形成Ⅰ、Ⅱ、Ⅲ三级人员负责制式的梯队，切实做好急诊护理工作。急诊留观室和急诊病房护理人员与病床之比为 0.5∶1；急诊抢救室和监护室护理人员与病床比为（2.5~3）∶1；急诊流水患者与护士比例为 10∶1，同时配有一定数量的导诊员为患者提供系列必要的服务，包括迎接患者就诊，送患者到就诊区，陪护患者做 B 超、X 线及 CT 等辅助检查，为患者送取化验标本、化验单和药品等。

2. 急诊护士要求　急诊科护士有别于其他临床科室的护士。除护理常规外还要掌握急危重症和生命支持治疗的基本功。从事急诊工作的护士必须经过院内主要科室轮转学习，对各专科危重患者有一定的专业护理能力和知识结构，接受短期的重症监护技术训练。在急诊科经过有护师职务以上人员带教 3~6 个月，并经过技能测试后的护士，方可承担急诊护理工作。

3. 急救绿色通道　急救绿色通道是指医院为急危重症患者提供快捷高效的服务系统，包括在分诊、接诊、检查、治疗、手术及住院等环节上，实施快速、有序、安全、有效的急救服务。绿色通道救治范围：各种危重症需立即抢救患者；"三无"人员。为了适应现代急救医学的发展，提高患者在急诊室中的抢救成功率。应制定规范科学的绿色通道管理制度，从绿色通道的三大要素（人员保证、设备保证、其他基本设备保证）入手，做好绿色通道的建设。急救绿色通道的建立是救治危重症患者最有效的机制，能有效缩短救治时间，提高生命的救治成功率和生存质量。

五、急诊科（室）护理工作质量管理

急诊科是体现一个医院综合水平的窗口，急诊护理工作的质量是医院整体护理质量的重要体

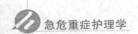

现。急诊的护理管理要将重点放在"急""畅""效"的软硬件建设,将急诊作为医院的一个核心窗口,将急诊的护理管理落实到实处,体现出医院的品质,展示出护理的精髓以及护士心灵的高尚、技术的精湛和知识的渊博。

1. 急诊护理人才的培养　由于急诊医学病因多而复杂,且临床上涉及科室多,这就要求急诊护士成为以急救为主,具有全科能力的护士。国外一些先进国家,急诊科护士必须通过专门的考试才能上岗。目前国内各大医学院校还没有设立急诊专科护理专业,使得国内医院与急诊专科医生配套的急诊专科护士多为空白,随着急救护理的发展,各大医院越来越重视对急救护理人才的培养。通过有目的、有计划地全面培养,提高急诊护士急救意识、急救技能和心理素质等综合能力。

2. 提高分诊准确度　急诊分诊是快速处理患者的重要环节,且有很强的实践性,是一项技术性较强的工作。护士必须按照分诊标准,合理分诊,避免随意性和经验性分诊。另外分诊护士应该掌握分诊技巧,要针对不同的患者、不同的病种给予不同的处理,真正体现"以患者为中心"的需要,确保对危重患者的及时抢救。分诊人员必须做到热情接诊,耐心、仔细询问病史,亲自查看患者,为抢救赢得宝贵时间。

3. 优化急危重症患者救治流程　根据急诊工作的特点,应制定出行之有效的急诊管理制度,优化各种急危重症的抢救流程,主要体现在就诊流程、抢救流程和转归流程三个方面的优化。

(1) 就诊流程:分诊台设在醒目位置,当患者进入急诊区域时,分诊护士要快速对患者进行评估,依病情决定看诊的优先顺序及接诊方式。

(2) 抢救流程:抢救室护士接到分诊护士的抢救通知后立即进入抢救状态,分工合作,实施抢救措施。

(3) 转归流程:给予患者急救处理病情缓解后,即可转入病房、急诊监护室或观察区。转送患者时,护士应准备好相应的急救物品,并电话通知接收的科室做好接收患者的准备,对患者的病情进行简单的介绍,转送途中密切监测病情变化。

4. 完善急诊护理人力资源的配备　目前我国急诊护士人力资源配备不足,护士严重缺编,直接导致急诊护理质量下降,给急诊护理安全带来隐患。护理资源的合理配备和科学管理直接影响到医院的工作质量。有研究表明,医院中护理人员所提供的护理工作与患者的安全与转归之间存在相关性问题。尤其,急诊科是护理风险高发地带,为保证患者安全,必须合理配置护理人员。

5. 重视急诊病历及各种抢救记录书写　急诊病历书写要简明扼要,重点突出,字迹清楚,及时真实。所有抢救工作均要有相应的时间要求。诸如医护人员的接诊时间、值班护士通知医师时间、抢救开始时间、进行治疗处理时间、留观察后确诊时间、转入院时间及患者死亡时间等。因抢救当时来不及记录者,必须在抢救结束后 6 h 内补记,并做好核对和签字。

6. 抓好急救护理科研　急诊医学是一门新兴的医学科学,是近十几年来医学领域中发展最快的临床医学专业之一,但作为急救护理领域的护理科研尚未开展或刚刚起步,急救护理科研极具发展空间和潜力。管理者的合理领导、重要环节的把关以及护理科研的组织协调和参与,是护理科研成功的重要因素。作为护理管理者对此应引起高度重视,提高护理队伍的知识层次和科研意识,制定相应的激励机制,鼓励护士积极查阅文献,书写论文,在此过程中,护士可以学习更多的专业知识和国内外本专业的最新进展状况,从而提高业务水平和科研水平。以达到"通过护理科研促进健康服务"的目的。

7. 加强护患沟通,注重人文关怀　随着现代社会的发展,人们生活节奏加快,自我保护意识提高,对医疗服务的质量需求也越来越高,既要求医疗技术精湛,又要求医疗服务便捷有效。急诊患者多是遭遇意外事故,肉体和精神上承受巨大痛苦,在急诊工作中加强与患者的沟通并给予患者人文关怀,可以有效地减轻患者的精神压力和躯体疼痛,促进其早期康复。与患者沟通时要把握好语言的深浅度,有针对性地与患者沟通,用远景目标激励患者,熟练使用语言技巧,向患者提供心理疏导,传递明确、可信的信息,帮助患者树立战胜疾病的信心。

护理质量是护理工作的永恒主题,是护理管理的核心,对于急诊科的管理应积极发挥创新管理,才能不断地满足服务对象的要求,体现"以人为本"指导思想的落实,促进急诊护理质量不断提高。

复 习 题

【简答题】

1. 简述急危重症护理学的概念及实践范畴。
2. 医院急诊科的功能有哪些?

第 二 章

灾 难 救 护

第一节　灾难救护概述

随着人口的膨胀,城市化进程的加快,工业的迅猛发展,自然资源无节制的开发利用,已使我们赖以生存的环境日益恶化,灾难频出。了解灾难,胜任灾难救护,保障人民群众的生命安全已成为现代急救工作的新课题。

一、灾难的定义

我们居住的环境,是一个完整的生态系统。在这个系统中各种自然因素保持相对的稳定,若是某种自然因素的变异或因人类的活动破坏了生态系统,进而危及人类生存,便会造成灾难。灾难就是指任何能引起人类社会人员伤亡、财产损失和生态破坏的现象。

二、灾难的原因与分类

1. 灾难的原因 　灾难发生的原因主要有自然变异和人为影响。以自然变异为主因的灾难,如地震、风暴潮、海啸、洪涝、干旱等;以人为影响为主因的灾难,如人为引起的火灾、交通事故、矿难、恐怖袭击等。

2. 灾难的分类 　根据发生方式不同分为突发性灾难和渐变性(潜在性)灾难;根据发生的时间不同分为原生灾难、次生灾难和衍生灾难;根据发生的地点不同分为陆上灾难、海上灾难和空难。

三、灾难急救的原则

灾难救援是一个系统工程,包括消除灾难发生的原因,如灭火、危险品或有毒气体泄露的封堵以及洪水决堤的决口堵塞等。灾难的种类繁多,医疗救援面临的问题也极其复杂,包括对灾难的预见、准备、灾难现场伤员的解救和医疗急救,大灾后的卫生防疫包括饮水卫生、营养以及及早适时的心理危机干预等。

灾难发生后,救援人员便开始在灾难事故发生地或一定的区域实施救援。灾难急救的原则是先救命,再治伤;先重伤,后轻伤;先抢后救,抢中有救,尽可能使重伤员尽快脱离事故现场;先分类,再后送。

四、灾难急救的特点

1. 救援工作的时间性 　灾难发生具有突然性,灾难发生后政府会集中各方力量,随机组织高效率的临时机构迅速开展工作。拯救生命必须分秒必争,时间就是生命,灾后伤员得到救护的时间越短,存活率越高,救护人员必须尽快赶赴现场,实施救援。

2. 救援工作的危险性 　在受灾现场进行救灾医疗工作,环境恶劣,公共设施无法运行,缺少水、电、食物、药品、医疗设备等,条件艰苦。继发性灾难随时可能发生,从而加剧了救治环境的危险性。

3. 救援工作的复杂性 　灾难往往造成伤者多组织、多器官的损害,常合并有大出血、窒息和休克等严重病症。可能需要打破传统的临床分科,使全科和专科医疗救治工作同时开展。

4. 救援工作的协同性 　灾难医学包含了许多公共卫生学和预防医学的内容,灾难救护中只有充分发挥多学科的协同作用,才能保证救援工作的圆满完成。

5. 救援工作的社会性 　灾难医学的对象往往是大规模的人群,灾难救援工作侧重于院外救护与管理,所要解决的问题除医学问题外,还包含社会学、心理学和管理学等方面的内容。

第二节　灾难院前救护

急救灾难医学(emergency and disaster medicine)是近 30 年来首先由西方发达国家兴起的一门学科。1976 年,来自 7 个国家的急救与重症监护医师在日内瓦成立了"美因茨俱乐部"(club of Mainz),成为世界上第一个专门研究和探讨急诊医学与灾难医学的学术机构,目前这个俱乐部已改名为世界急救与灾难医学学会（World Association on Emergency and Disater Medicine, WAEDE)。目前,许多发达国家和地区(如美国、英国、法国及我国台湾地区等)都成立了灾难医学协会和组织,有些医院还专门成立了灾难医学部门或科室,这些机构的成立大大推进了灾难医学的发展。第 13届国际灾难医学大会中的参加人员已由当初的急救医师和麻醉医师扩大为公共卫生组织与管理、医护、军事医学、警察和消防人员等社会各种减灾力量参加的盛会。灾难医学在当今世界的重要性有目共睹。灾难医疗系统在"9·11"事件和"海啸"等灾难救援中的巨大作用,使人们深刻感受到建立

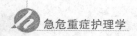

与发展国家灾难医疗系统的迫切性。

灾难是在瞬间发生的、导致多人伤亡的突发事件。对此类突发事件的医疗救护处理是否及时和得当,对降低死亡率和伤残率、维护社会的稳定有重要作用。作为灾难急救人员应在灾难发生后第一时间内做出反应,要做好施救准备,以最快的速度、最高的效率挽救生命。

一、灾难院前救护的准备

灾难的院前救护准备工作包括思想认识上的准备、组织计划的准备、物资的准备、技术力量的准备等。灾难医学这一项工程的完成,需要组织者和实施者的共同努力。

二、灾难事件医疗救护的现场组织

灾难的院前救治是减少死亡率的关键,在救护时间上可分为3个阶段。

1. 灾难发生期　地震、飓风等一些突发性灾难往往只持续几秒钟到几分钟,这一时期对伤员来说是决定生死的重要时刻。灾区与外界隔绝,这时的救护工作很难开展,主要以伤者的自救和同伴的互救为主。

2. 灾难发生后数分钟至数小时　小部分有组织的医疗救护队开始进入灾区,这时的主要工作如下所述。

(1) 寻找伤员:灾难发生后,必须找到伤员才能实施救护。这项工作是十分艰巨的,耗费大量的人力和物力。

(2) 脱离危险区域:事故发生后首先要将患者从事故现场脱险,安全移出,以避免进一步的伤害。移动过程中要特别注意可能发生脊髓损伤,或使原有的损伤加重。要注意判断现场的危险程度,注意有无可能导致施救者伤亡的情况,如着火、爆炸和触电等。

(3) 检伤分类:灾难救治中常存在受救人数众多而医疗救援人员有限的情况,因此必须进行快速、准确地检伤分类,针对不同的伤情给予不同的处理,降低死亡率。检伤分类由医务人员或经专门训练的急救员施行,通过看、问、听及简单的体格检查将危重患者筛选出来。患者的分类要以醒目的伤员标志卡表示,多数国家采用红、黄、绿和黑四色分类法(具体内容详见分诊章节)。

(4) 现场急救:现代救援医学要求对威胁生命的损伤立即进行现场处理,保持呼吸道通畅是现场急救的首要任务,及时清除口腔异物,对窒息和昏迷患者应行气管插管或环甲膜穿刺或切开。创伤后大出血直接威胁患者生命,对四肢的外出血应及时用止血带止血,伤口包扎,下肢损伤可用抗休克裤。对张力性气胸患者应在现场进行胸腔穿刺排气或留置闭式引流管,然后再转送。对四肢骨折患者进行妥善固定,可用木板、树枝或其他材料将整个肢体固定。危重患者应予吸氧,心跳呼吸停止患者应立即心肺复苏,自主循环未恢复者不得转送。

(5) 伤员搬运:搬运是患者转运过程中的必要环节。搬运的基本原则是及时、安全、迅速地将患者转移至目的场所。规范、科学的搬运术对伤病员的抢救、治疗和预后都是至关重要的。搬运法根据是否选用工具可分为徒手搬运法和担架搬运法。

徒手搬运法:①单人搬运:由一人进行搬运,常见的方法有扶持法、抱持法、背法。②双人搬运法:由二人进行搬运,椅托式、拉车式、平抬或平抱搬运法。③三人或多人搬运法:由三人或三人以上进行搬运。

担架搬运法:将伤员放置在担架上搬运。这是最常用的搬运方法,适用于病情重,搬运路途长的情况。在没有担架的情况下,也可以采用现成的器具如:门板、毯子、绳子、竹竿等制作简易担架搬运。

搬运中的注意事项:①搬运者搬运时,动作要轻,稳,步调协调。②搬运时注意观察患者的伤势和病情变化。③要保证患者体位舒适、安全,防止并发症和再次损伤,如昏迷患者,应侧卧或仰卧于担架上,头偏向一侧,以防止呕吐物窒息;脊柱损伤者要选用硬质担架,3～4人同时搬运,保证头部与躯干成一直线；颅脑损伤患者取平卧位、半卧位或侧卧位，保持呼吸道通畅；胸部损伤和呼吸困难的患者取半坐位；伤口有异物的患者，搬运前应将伤口包扎，异物妥善固定，以防搬运途中挤压、碰撞致使损伤加重。

3. **灾区开始恢复正常生活** 灾区开始恢复正常生活后，大量外来救援力量进入灾区。此期的救护对象为危重患者。内容包括高级生命支持、气管插管、除颤、简单的手术（产科）等，有条件的就近转院，专科治疗。对灾民进行卫生宣教，包括所患疾病的康复知识、相关传染病的预防知识等，并对灾后心理创伤患者进行疏导。

第三节 灾难院内急救

医院的急诊科主要的工作任务就是救治危急重症患者，应对突发事件。急诊科（室）的护理人员不仅要具有医学专业知识和技能，还应具有应对和处理突发事件的应急能力。当众多伤员在短时间内集中入院就诊时，应尽快将事件简明扼要地上报有关领导和部门。根据急诊科灾难救护预案，迅速组织抢救人员，并通知第二、第三批抢救人员待命，患者到达后立即进行救护。院内急救包括以下内容。

1. **分诊** 分诊护士依据病情对患者进行院内分诊，将患者安置在合适的治疗区。如发现患者患有传染病立即安排其进入隔离区。

2. **全面评估与诊断** 了解受伤史及院前救治的情况。对患者进行评估，判断患者病情的危重程度，为下一步的救治与护理打下基础。灾难所致疾病病情复杂，护士应定时评估患者，遇到病情变化及时通知医师抢救。

3. **常规护理** 危重患者进入抢救区，应除去全身衣服，立即给予常规和对症护理。①保持气道通畅，必要时，迅速配合医师给予气管插管或气管切开。②供氧，可根据病情选用鼻导管吸氧、面罩吸氧和呼吸机辅助呼吸。③建立静脉通道。④置导尿管，记录每小时尿量。⑤需要时，按医嘱进行心电血压监测，记录病情变化。⑥抽取血液标本，及时送检，护送伤员进行有关检查等。

4. **对症处理** 灾难中以外伤者多见。威胁生命的严重创伤主要是失血和颅脑损伤。如以颅脑损伤为主应首先准备按医嘱给予甘露醇降低颅压，而后再行 X 线等检查；以失血为主，要立即遵医嘱快速补液，保证液体和血液的快速输入。等渗氯化钠溶液可作为首选液体，其次选用乳酸钠林格液或其他晶体溶液，尽量少用含糖溶液。补液过程中要注意监测血压，有条件监测中心静脉压，观察循环功能。同时尽快完成配血和输血。此外，伤口化脓感染，配合及早清创、应用抗生素控制感染。骨折、多脏器损伤等需要手术的要尽早遵医嘱做好术前准备，以尽快进行手术。

5. **心理护理** 患者因突发意外而产生恐惧、紧张，加上创伤的剧烈疼痛，使患者情绪不稳定，特别是老年人和儿童要设法减轻他们的痛苦。护士应注意患者的感受，及时沟通，给予患者最需要的安慰与照顾，减轻患者痛苦和思想负担。

6. **患者的转归** 患者经急诊院内救治后，一部分可回家休养；另一部分还需要加强治疗和专科治疗，应协助尽快转入本院或外医院的 ICU 或专科病房继续治疗与康复。

---------------- 复 习 题 ----------------

【**A 型题**】

1. 下列选项中，灾难急救的特点应除外： （ ）

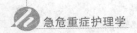

A. 救援工作的耗时性　　　B. 救援工作的协同性　　　C. 救援工作的社会性
D. 救援工作的复杂性　　　E. 救援工作的危险性

2. 灾难救援时,现场急救的内容应除外:　　　　　　　　　　　　　　　　(　　)
   A. 及时清除口腔异物　　　　　　　　　B. 对四肢的外出血应及时用止血带止血
   C. 对四肢骨折患者进行妥善固定　　　　D. 危重患者应予吸氧
   E. 精神异常者进行心理安抚

3. 下列不是灾难救治原则的是:　　　　　　　　　　　　　　　　　　　　(　　)
   A. 先救命,再治伤
   B. 先重伤,后轻伤
   C. 先抢后救,抢中有救,尽可能使重伤员尽快脱离事故现场
   D. 先分类,再后送
   E. 抢救的同时,要清点、保管好患者的个人物品

4. 怀疑脊髓损伤的患者,搬运法可以选用:　　　　　　　　　　　　　　　(　　)
   A. 二人搬运法　　　　　　　B. 拉车式搬运法　　　　　C. 扶持法
   D. 硬板担架搬运法　　　　　E. 抱持法

5. 现场急救的首要任务是:　　　　　　　　　　　　　　　　　　　　　　(　　)
   A. 立即止血　　　　　　　　B. 建立静脉通路　　　　　C. 保持呼吸道通畅
   D. 运送患者入院　　　　　　E. 心理护理

6. 以颅脑损伤为主的患者在院内急救中,应首先给予:　　　　　　　　　　(　　)
   A. X线检查　　　　　　　　B. 降低颅内压　　　　　　C. 抽血化验
   D. 建立静脉通路　　　　　　E. 术前准备

7. 以失血为主的患者在院内急救中,应首先给予:　　　　　　　　　　　　(　　)
   A. X线检查　　　　　　　　B. 降低颅内压　　　　　　C. 心电监护
   D. 建立静脉通路　　　　　　E. 抽血化验

8. 院内急救过程中,首选补液种类为:　　　　　　　　　　　　　　　　　(　　)
   A. 乳酸钠林格液　　　　　　B. 等渗氯化钠溶液　　　　C. 10%葡萄糖溶液
   D. 碳酸氢钠溶液　　　　　　E. 0.9%氯化钠

【填空题】

1. 灾难急救的特点包括_____、_____、_____和_____。

2. 灾难发生的原因主要有_____和_____。

3. 根据发生方式的不同,将灾难分为_____和_____。

4. 根据发生的时间不同,将灾难分为_____、_____和_____。

5. 根据发生的地点不同,将灾难分为_____、_____和_____。

6. 检伤分类的目的在于_____,使危重而有救治希望的患者得到优先处理。

7. 灾难的院前救治在救护时间上可分为3个阶段:_____、_____和_____。

8. 威胁生命的严重创伤主要是_____和_____。

9. 补液过程中要注意监测_____,有条件监测_____,观察循环功能。同时尽快完成_____和_____。

10. 对有低体温、酸中毒、凝血功能障碍的患者,手术后的首要任务是_____。

【名词解释】

灾难

【简答题】

1. 简述灾难急救的原则。
2. 试述灾难发生后,灾区救援的工作内容。
3. 试述灾难院前急救过程中患者搬运的注意事项。

第三章

急诊重症监护管理

导 学

内容及要求

急危重症监护管理包括3个部分内容：急诊重症监护的概念、设置和感染管理。

急诊重症监护的概念主要介绍加强医疗单元(ICU)的基本概念。在学习中应熟悉该概念。

急诊重症监护的设置主要介绍急诊重症监护室的结构、设施、功能、人员和管理的内容。在学习中应掌握重症监护室的管理。熟悉其功能。了解其结构、设施和人员。

急诊重症监护的感染管理主要介绍急诊重症监护室的基本设置要求、人员要求、空气及环境要求。学习中应掌握急诊重症监护室的空气及环境要求。了解基本设置要求和人员要求。

重点、难点

本章重点是急诊重症监护室的空气及环境要求。难点是急诊重症监护室的管理。

专科学生的要求

专科层次的学生应熟悉急诊重症监护室的空气及环境要求。其他内容一般了解。

第一节　急诊重症监护的概念

急危重症患者，需要用心肺复苏、气管插管、机械通气、置管、血液灌流及快速补液等抢救措施来挽救生命，保护肢体或器官功能，通过各种监护手段和方法对患者病情变化及时进行生命和器官功能监测，及时评估病情，提供生命和器官功能支持和细致的治疗与护理，是急诊重症监护的重要内容。

急危重症患者的救治基地应是在加强医疗单元(intensive care unit，ICU)。ICU 是应用现代医学理论，利用高科技现代化医疗设备，对急危重症患者进行集中监测、强化治疗与护理的一种特殊场所。受目前医疗条件的限制，无法在急诊各个医疗区对所有重症患者进行规范，及时有效地监护，通常是集中现代化监护设备和有救治经验的医护人员，组成急诊重症加强监护单元（emergency intensive care unit，EICU)集中对急危重症患者进行救治。

第二节　急诊重症监护的设置

一、结构

EICU 承担着急诊重症患者治疗、监护和观察等任务,所以 EICU 的选址、监护设备和功能配备都要适合急诊重症救治要求,EICU 应该与急诊抢救区相连接,而且要相对安静和独立,EICU 内部环境的设计和布局应兼顾患者和工作人员需要,通常划分为监护区、护士站、治疗室和医师工作室,并留置一定空间或房间安置备用的抢救监护设备。床单位间用通气移动隔帘,维护与尊重患者的隐私。床区之间留有足够间距,以便于救治工作,病床一般采用可以升降的四轮制动式,以便抢救和转送。

二、设施

EICU 的主要设备可分为监测和治疗两大类。常用的监护设备有各种监护仪、心电图机、快速血气和生化仪、心脏血流动力学监测设备、便携超声检查仪等。常用治疗设备有呼吸机(有创和无创)、除颤器、输液泵、注射泵、血液灌流仪、心排量监测仪、抢救药品、冰毯、气垫床和各种护理用具等。

中心监护站原则上应该设置在所有病床的中央地区,使工作人员能够直接观察到所有患者。围绕中心站周围,病床以扇形排列,每个病床床头应安置氧气插头 2 个(备吸氧和呼吸机转换用)、负压吸引插头、压缩空气插头、多功能电源插座数个、床头灯,每床最好设有单独照明灯开关。EICU 还应备有固定应急照明灯。

三、功能

EICU 不同于急诊抢救室,国内对急诊 ICU 的功能、收治范围还没有统一完善的标准。目前主要收治各种急危重症、急性中毒、慢性病急性发作、严重创伤及尚未确诊但存在高危因素等患者。留观时间原则上不超过 72 h。

四、人员

EICU 的工作人员主要包括:医师、护士、护工及其他辅助人员,由于工作繁忙、强度大,最好采用 8 h 值班制度。ICU 患者病情变化快,随时有生命危险,EICU 护士是病情变化的最早接触者,所以 EICU 护士应是技术全面、应变能力强的高素质护士。

五、管理

EICU 的医护人员应该能够熟练掌握各种重症的救治流程,并且不断学习新技术和新业务,了解和掌握国际、国内重症救治指南,不断提高对重症和病情危急患者的应急处理能力。不断完善EICU 各种工作制度,定期开展有针对性业务学习、业务考核等,增加患者在 EICU 救治过程中的安全性,规避风险,不断提高 EICU 的救治水平和医疗护理质量。

第三节　急诊重症监护的感染管理

EICU 的创建和不断完善提高了急危重症患者的抢救成功率。但随着院内感染机会的日益增

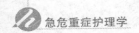

高,加之 EICU 患者病情危重、自身抵抗力较差,另外由于危重患者集中、工作强度大、人员短缺等,工作人员手卫生意识不强等原因都可能导致 EICU 发生感染,从而使预防和控制 EICU 感染显得十分重要。

一、基本设置要求

有条件的地方,EICU 应该设置缓冲间;房间门窗可随时开通换气;设备用具放置简洁规范;两床间距应在 1 m 以上;以降低灰尘和飞沫造成的交叉感染。房间按手术室要求安置空气消毒机,每日定时或持续空气消毒。在两床之间、护士站、医生办公室和治疗室等地方设置洗手盆、感应式水龙头、干手器等。

二、人员要求

EICU 工作人员要有较强的预防感染意识,了解和掌握预防感染及监测的各种知识和技术,并且能自觉遵守和执行各种消毒隔离制度及要求。特别是手卫生制度尤为重要。工作人员、探视人员等进入 EICU 时,都应更衣,穿专用隔离衣,戴工作帽,换工作鞋,限制感冒等患者进入 EICU,尽量减少人员流动。

三、空气及环境要求

1. 通风　通风是减少空气中致病微生物有效而又简便的方法,可通过下列方法进行通风。①自然通风:开窗换气,每日通风 2～3 次,每次 20～30 min。②机械通风:在使用的空调内装有过滤装置,空气经过过滤后送到病房,以达到减少空气中致病微生物的目的。

2. 空气消毒　室内按要求合理安放空气消毒机,根据具体情况,可以每日定时或持续进行空气净化消毒,设专人监管并记录。定期监测空气培养指标,对于不达标者及时查找原因。

3. 室内卫生　室内采用湿式清扫,防止灰尘飞扬。室内物体表面定期用消毒液擦拭,墙壁每周擦拭 1 次;门窗表面每日擦拭 1 次;地面每日擦拭 4 次;拖把、抹布等分区放置,分区使用,定期清洁消毒、定期更换。定期对室内进行彻底清洁、消毒。

4. 床单位及床上物品消毒　病床与床头柜每日用消毒液擦拭 1 次,每日湿式扫床 1～2 次,扫床毛巾一床一巾,床头柜毛巾一桌一巾,用后浸泡、清洗和消毒。患者出院、转科或死亡,床上物品用紫外线照射消毒,因紫外线穿透性差,消毒时被褥的内面都应照射到。传染病患者按传染病流程进行消毒。

5. 设备用物消毒　首先将感染患者使用的器具与非感染患者使用的器具分开处理。呼吸机管路、氧气面罩、各种管路等尽可能使用一次性的,非一次性的要进行严格消毒后备用,所使用物品要根据所在医院要求定期进行更换,应用中的医疗设备表面每日用消毒液清洁与擦拭。

复 习 题

【简答题】

1. 简述急诊监护的基本设备要求。

2. 为了做好重症监护室感染控制工作,对室内空气有何要求?

急 诊 分 诊

内容及要求

急诊分诊包括2个部分内容：急诊分诊的概述和急诊分诊程序。

急诊分诊的概述主要介绍分诊的概念、作用及分诊区的设置。在学习中应掌握分诊的概念，了解分诊的作用及分诊区的设置。

急诊分诊程序主要介绍分诊程序的内容、护理评估程序、评估技巧、病情严重程度分级、常见危重病情判断、分诊注意事项、成批伤的概念、成批伤院前、院内分诊、分诊预案的概念、分诊护士应具备的基本素质以及分诊质量控制。在学习中应掌握分诊程序的内容、成批伤和分诊预案的概念、病情严重程度分级。熟悉分诊中的评估技巧，分诊注意事项。了解成批伤院前、院内分诊，分诊护士应具备的基本素质以及分诊质量控制。

重点、难点

本章重点是急诊分诊程序中的疾病严重程度分级。难点是分诊程序的运用。

专科生的要求

专科层次的学生应熟悉分诊中的基本概念、分诊程序和疾病严重程度分级。其他内容一般了解。

第一节 急诊分诊的概述

一、分诊的概念

急诊护士对每一位来诊患者进行简单迅速的评估，了解患者的医疗需求，判断患者就诊的紧急程度，使患者在恰当的时机、恰当的治疗区获得恰当的治疗与护理的过程，称为分诊（triage）。急诊分诊制度是急救医疗服务体系中的重要环节，是抢救危急重症患者的关键。急诊患者往往具有数量多、病种繁杂、病情危重、变化迅速而多样的特点，有时甚至难以预料结果。作为一名急诊护士，能否对急诊患者的病情做出准确判断与及时有效的处理，对于争取时间挽救每一位患者生命，具有十分

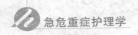

重要的意义。

二、分诊的作用

1. 患者登记　登记的内容包括患者医疗信息和挂号两方面。医疗信息包括其来诊时生命体征、意识状态等。挂号则需要登记患者的姓名、年龄、住址和电话等。

2. 治疗作用　这里提到的"治疗"指的是两种情况：一是指分诊护士对患者评估后，发现患者病情危重，危及生命，而采取的必要的初步急救措施，如患者心搏呼吸骤停时，立刻行心肺复苏术；患者呼吸道阻塞时，立即开放气道。二是指患者病情暂无生命危险但对随后的治疗有帮助的简单处置，如外伤出血部位给予无菌纱布覆盖，压迫止血等。分诊护士可根据院内规定或分诊预案为患者提供诸如此类治疗工作。

3. 建立公共关系　分诊护士通过准确、快速、有效的分诊，判断患者病情的严重程度，决定患者就诊的优先次序，合理的安排医疗资源，缩短患者就诊的时间，使危重患者尽快得到救治，增加患者对急诊工作的满意度，为下一步的急诊救治过程奠定和谐的护患关系基础。分诊护士亦有责任对急诊以外的患者提供力所能及的帮助，通过文明的语言和行为，向社会展示急诊科乃至医院的良好社会形象。

4. 统计数据的收集与分析　应用计算机对患者登记时录入的信息进行数据的整理、统计和分析，可全面掌握急诊科工作的运转情况。按要求上报日、月统计报告，如患者就诊总人数、各科系就诊人数、就诊患者平均年龄、各科患者病情危重程度等级、患者入院、出院、留观人数、新生和死亡人数等。根据要求，还可计算急诊就诊的主要病种和所占比例、就诊高峰时间和急诊平均停留时间等，为急诊科管理、科研和教学提供数据和决策证据。

三、分诊区的设置

1. 分诊区的位置和环境　分诊区需设置在急诊科位置明显的区域，一般在急诊科入口处，有明显标志，患者进入急诊科时就应立刻看到分诊区，分诊护士也能够首先清楚地看到每一位前来就诊的急诊患者，根据患者需要主动提供服务。分诊区应与挂号处相邻，面向候诊区，连接治疗区，患者经过分诊后可以就近进入相应的治疗区域。分诊区最好空间宽敞，光线充足，设有屏风，在护理体检时使患者隐蔽、舒适，便于交谈。

2. 分诊区的备品

(1) 基本评估用物：如体温计、血压计或血压、脉搏血氧饱和度监测仪、听诊器、体重计、手电和压舌板等。

(2) 简单急救用物：如无菌敷料、止血带、口咽通气导管等。

(3) 患者转运工具：如轮椅和平车。

(4) 办公用物：如计算机、电话、病志、常用检查表格、记录表格和笔等。

(5) 宣教资料：如就诊流程图、科室设置介绍及相关疾病健康教育信息等。

(6) 其他：有条件医院还可设置电子显示屏，显示正在就诊和准备就诊患者的情况，分配的诊室以及一些收费信息，方便患者了解就诊情况。亦有必要配备一些纸杯、手纸等简单便民物品。

3. 人员设置　分诊区是急诊科迎接急诊患者的第一道窗口，服务质量直接涉及患者生命的安危，疾病就治的急缓以及患者对医院服务水准的认可。因此，要合理的配备分诊区人员。

分诊区至少应设置分诊护士一名（3 年以上的工作经验），负责收集医疗护理相关信息，如患者的就诊原因、主诉、血压、脉搏、呼吸、体温、体重、既往史、过敏史、病情危重程度的判断等级等。

设置挂号员负责收集患者的自然情况、保险情况，为患者建立急诊就诊卡，并负责将相关信息录入到计算机内，提供急诊就诊病志。

护理辅助人员若干名,负责护送患者进入治疗区,陪同患者检查,入院等。

保安人员若干名,协助维持急诊科的正常工作秩序。分诊区工作人员数量是以急诊科日平均患者流量为参考而设置的,因此急诊量大的医院,可适当增加分诊工作人员的数量。

第二节 急诊分诊程序

一、分诊程序

可应用护理程序进行分诊,即 SOAPIE 程序进行分诊,其中 S(subjective data)为评估主观信息,收集患者或陪诊人员叙述患者的病因、诱因、主诉等有关资料;O(objective data)为患者客观信息的评估;A(analysis)是对收集的主观、客观信息进行整理分析,判断患者病情的严重程度,决定患者就诊的优先等级;P(planning)和 I(implementation)是计划与实施必要的检查与护理措施;E(evaluation)为分诊准确性的评价。

(一)护理评估

护理评估是收集患者主观与客观信息的过程。其目的是帮助护士对下列事宜做出迅速的判断:①病情急重危程度。②患者就诊的顺序。③恰当的治疗区。④即刻需要实施的护理措施。⑤根据分诊标准规定(protocols)需要开始的诊断性检查项目。⑥合适的治疗者。⑦患者可选择的其他医疗服务部门。

护理评估包括初步评估(primary survey)与进一步评估(secondary survey)两个步骤。

1. 初步评估(ABCs 程序)

(1) A(airway)——气道情况:分诊护士可采用询问的方式与患者对话,如患者答话清楚,可以判定气道畅通。昏迷患者可因舌后坠阻塞气道,急性过敏的患者可因喉头水肿阻塞气道,分诊护士应加以注意。

(2) B(breathing)——呼吸情况:观察呼吸的频率、节律、深度和形态等,决定是否存在呼吸异常,如呼吸困难、呼吸窘迫、呼吸急促及呼吸节律异常。

(3) C(circulation)——循环情况:评估内容主要包括血液循环和组织灌注量是否充足,有无需要即刻心肺复苏的指征;有无明显的活动性大出血;有无休克的早期表现;有无危及生命的胸痛症状等。

分诊护士在初步评估中发现任何 ABCs 方面的问题,均说明病情可能比较危急,应立即送入抢救区,迅速通知治疗区负责医师与护士,及时采取相应抢救措施,其他资料随后再收集补充。

(4) D(disability)——神经系统状况-意识水平:评估意识水平可应用 Glasgow 评分法对眼球运动、语言、肢体运动项目进行快速评价或应用 AVPU 法的简单描述来实现。

(5) E(environment control)——暴露和环境控制:包括评估皮肤黏膜色泽、创伤的部位和程度以及中毒后是否迅速脱离原环境等。

2. 进一步评估 初步评估后,如果没有即刻危及生命的情况存在时,则需要进行进一步评估。

(1) 一般评估内容:创伤和非创伤患者的进一步评估内容一般均应包括以下两点:①患者自然情况:如姓名、年龄、住址和医疗保险等情况。②生命体征信息:血压、脉搏、呼吸和体温等。以上评估应在 1~2 min 内完成,如有生命危险,应立即停止评估,先行抢救。

(2) 创伤评估顺序:主要包括从头到足收集患者的主观与客观信息。①询问病史和损伤机制。②头面部评估:有无出血、血肿、挫伤和熊猫眼征等。③颈部评估:有无压痛、畸形等,必要时予以颈托固定、制动。④胸部评估:呼吸运动是否对称,有无压痛、畸形等。⑤腹部评估:有无压痛、反跳痛和肌紧张等。⑥骨盆评估:有无压痛,要注意骨盆骨折是否伴有大量失血。⑦脊柱和四肢评估:有无

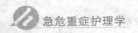

畸形肿胀、骨擦感。

（3）非创伤评估顺序：询问患者的主诉与现病史，进行护理体检。即用体格检查的方法（视诊、触诊、叩诊、听诊和嗅诊）来客观地了解和评估患者身体状况，进一步验证问诊中所获得的有临床意义的症状，发现患者存在的体征。如了解疼痛或不适的性质、部位与范围、程度、病程、持续时间、相关症状和体征等。

3. 评估的技巧　在评估中可借助一些技巧使评估简单、完整和迅速，体现分诊的专业性。如应用 PQRST 公式对疼痛患者进行评估，使用 AVPU 方法描述意识状态，使用 GCS 计分法确定脑外伤昏迷程度，使用 CRAMS 评分法进行创伤评估记录等。

（1）PQRST 公式评估疼痛：①P（provokes）——诱因：描述疼痛的诱因。②Q（quality）——性质：描述疼痛的性质，如剧痛、钝痛等。③R（radiation）——放射：描述疼痛有无放射及放射部位。④S（severity）——程度：把疼痛的程度由无疼痛到疼痛不能忍受按照 1～10 的数字排列，让患者指出对应于自己疼痛程度的数字。⑤T（time）——时间：描述疼痛的起止时间及持续时间。

（2）AVPU 方法描述意识状态：A（alert）——警觉；V（responds vocal stimuli）——对声音的反应；P（responds only painful stimuli）——对疼痛的反应；U（unresponsive）——无反应。

（3）GCS（Glasgow coma scale）评分标准：可帮助确定脑外伤昏迷程度。①睁眼反应：自动睁眼 4 分，呼唤睁眼 3 分，刺激睁眼 2 分，不能睁眼 1 分。②语言反应：回答正确 5 分，答非所问 4 分，胡言乱语 3 分，只能发音 2 分，不能发音 1 分。③运动反应：按吩咐运动 6 分，对疼痛有目的运动 5 分，疼痛刺激肢体回缩 4 分，疼痛刺激躯体屈曲 3 分，疼痛刺激躯体过伸 2 分，疼痛刺激无反应 1 分。总分为 15 分，13～15 分为轻型颅脑损伤，9～12 分为中型，3～8 分为重型。评分越低，预后越差。

（4）CRAMS 评分法评估创伤严重程度：包括循环（circulation）、呼吸（respiration）、腹部（abdomen）、运动（motor）和语言（speech），每项各 2 分，总分为 10 分，如果总得分≤6 分为重度创伤，总得分＝9 分为轻度创伤。

此外，还有创伤指数（TI）和危重伤员病情、受伤严重度指数（ⅡSI）等多种评分方法。分诊护士应掌握不同疾病的专科特点，在评估过程中熟练、恰当地应用各种评分方法。评估时分诊护士应注意不要将精力仅放在某一位患者身上，应该同时关注到每一位来诊患者，注意其病情的严重程度，善于高效灵活地安排患者就诊。

（二）分析、判断病情严重程度

1. 病情严重程度分类　根据评估所获得的信息，对病情进行全面分析，识别患者的危急状态，将患者病情按严重程度划分优先就诊等级，使那些有生命危险的患者，在现代化抢救仪器配备区域，获得快速、有效的救治。

目前，有多种根据病情严重程度的分类方法，如三级分类法、四级分类法、五级分类法及颜色分类法等。依据急诊科不同的设置，可以选用不同的分类方法。现将四级分类法和五级分类法作以简单介绍。

（1）四级（Ⅳ级）分类法

参照国外分诊标准的具体指标，遵循国内分诊的基本原则，国内部分专家经论证后，制定了急诊的四级分诊标准流程（表 4-1 和表 4-2）。

（2）五级（Ⅴ级）分类法

Ⅰ级——急危症（immediate）：生命体征不稳定，如不立即抢救，危及生命。

Ⅱ级——急重症（very urgent）：有潜在的生命危险，病情随时可能变化，需要紧急处理及密切观察。

Ⅲ级——重症（urgent）：生命体征目前稳定，但有可能病情恶化，紧急症状（如高热、呕吐等）持续不缓解的。

Ⅳ级——亚重症（stander）：病情稳定，可以等候一段时间再就诊。

表 4-1　四级急诊分诊标准流程

分诊级别	指　标	临床征象	响应时间(min)
Ⅰ级(急危)	危急征象情况指标	心搏/呼吸骤停	即刻
		气道阻塞/窒息需紧急气管插管/切开	
		急性大出血伴休克征象	
		突发意识丧失	
		胸痛/胸闷(疑急性心肌梗死/主动脉夹层/肺栓塞/张力性气胸/心脏压塞)	
		严重多发伤,血流动力学不稳定	
		特重度烧伤	
		急性中毒危及生命	
		脐带脱垂,可见胎先露部位,孕妇剧烈腹痛	
		其他:凡分诊护士认为患者存在危及生命,需紧急抢救的情况	
	单项客观指标	脉搏≤40 次/min 或≥180 次/min	
		收缩压<70 mmHg 或≥220 mmHg	
		呼吸频率≤8 次/min 或≥36 次/min	
		SpO_2<85%	
		体温>41℃或<32℃	
	综合指标	MEWS≥6 分	
Ⅱ级(急重)	高风险(不需即刻抢救)/潜在危险情况	活动性胸痛,怀疑急性冠脉综合征但不需要立即进行抢救	<10 min
		有脑梗死表现,但不符合 1 级标准	
		腹痛(疑绞窄性肠梗阻/消化道穿孔/急性腹膜炎等)	
		中毒患者(但不符合 1 级标准)	
		突发意识程度改变(嗜睡、定向障碍、晕厥)	
		糖尿病酮症酸中毒	
		阴道出血,宫外孕,血流动力学稳定	
		创伤患者,有高危险性受伤机制*	
		其他:凡分诊护士认为患者存在高风险,但不需紧急抢救或潜在危险情况	
	单项客观指标	脉搏 41～50 次/min 或 141～179 次/min	
		收缩压 70～80 mmHg 或 200～219 mmHg	
		SpO_2 85%～89%	
		疼痛评分 8～10 分	
	综合指标	MEWS 4～5 分	
Ⅲ级(急症)		MEWS 2～3 分或患者有急性症状和急诊问题	<30 min
Ⅳ级(亚急症) Ⅳa		MEWS 0～1 分或患者有轻微症状	<60 min
Ⅳb		没有急性发病情况或特殊门诊患者	<120 min

注:*高风险创伤机制:3 m 以上跌倒;乘客甩出车外;同乘人员严重受伤或死亡。

23

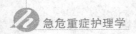

表 4 - 2　MEWS 评分

项　　目	3	2	1	0	1	2	3
呼吸(次/min)	≥30	21～29	15～20	9～14		<9	
体温(℃)		≥38.5		35～38.4		<35	
收缩压(mmHg)		≥200		101～199	81～100	71～80	≤70
心率(次/min)	≥130	111～129	101～110	51～100	41～50	≤40	
AVPU 反应				A	V	P	U

Ⅴ级——非重症(no-urgent):不属于急诊的患者,可以长时间等候或转到门诊就诊。

急诊科可根据自己医院的建制规模、院内规定、科室设置,选择和使用合适的分类方法,保障患者快速、安全地就诊。

2.常见危重病情判断

(1)生命体征:首先掌握患者的生命体征情况,因为突发的急症常导致生命体征的不稳定,甚至威胁生命。

(2)意识障碍及精神症状:意识障碍范围很广,包括嗜睡、昏睡、昏迷及精神障碍。一旦发生意识障碍,则意味着病情严重。

(3)胸痛:胸痛伴呼吸困难,常提示病变累及范围较大,如大叶性肺炎、自发性气胸等;胸痛伴咯血,提示为栓塞和支气管肺癌;胸痛伴面色苍白、大汗、血压下降等休克症状时提示心肌梗死、夹层动脉瘤、主动脉瘤破裂和大块肺栓塞等重症。

(4)呕血:呕血伴皮肤黏膜出血,常提示血液疾病加重;呕血伴头晕、黑矇、口渴、冷汗等提示血容量不足,应警惕出现休克。

(5)休克:休克是常见危重急症。表现为组织缺氧,如四肢厥冷、冷汗、指压痕、呼吸急促、心率加快、少尿、血压下降及脉压差缩小等症状。早期血压可正常。

(6)抽搐:常见的病因有脑血管病、肺源性心脏病、癫痫、颅内感染、尿毒症、中暑、肝性脑病、低血糖、高渗昏迷、颅内压增高、药物(氯丙嗪、三环类抗抑郁药)反应等。在炎热的夏季,若有高热、昏迷、抽搐患者,多考虑为中暑,尤其是有超高热的患者。

(7)脑干疾病征兆:眩晕是常见急症,老年患者多数是椎基底动脉供血不足。但少数可能是椎基底动脉闭塞,即脑干或小脑梗死,可引起呼吸骤停而致命。

(8)其他:如发绀,提示严重缺氧。

(三)计划与实施

此阶段是根据患者病情严重程度,或按照急诊科分诊预案,计划并实施必要的检查与护理措施,选择、护送患者到合适的治疗区,选择并通知合适级别的医师为患者治疗。

急诊患者来诊后,除了解患者的生命体征外,分诊护士还可根据部门的规定(或分诊预案)和患者的病情,提出相关辅助检查申请。①血液常规检验:白细胞计数及分类计数,必要时进行出血与凝血时间测定、血型鉴定以及血交叉配合试验等。②尿液常规检验:尿蛋白、尿糖和酮体等。③大便常规检验:粪便涂片镜检和隐血试验等。帮助医师快速判断病情,缩短患者就诊时间。

(四)评价

评价包括两部分,一是对已经就诊的急诊患者进行评价,判断分诊工作的准确性;二是对那些等待就诊的患者病情进行及时的评价,确定病情变化情况。必要时,可按需要对病情进行重新评估、分类和更改就诊次序。

(五)记录

在分诊过程中护士所获得的信息、实施的护理措施需要录入到计算机系统内或记录在病志的首页上。

（六）分诊注意事项

1. **临床分诊**　在临床分诊工作中,最需要引起重视的重点疾病或症状主要有:可能威胁生命的疾病、疼痛、出血、意识改变以及体温改变等。

2. **日常分诊**　在日常急诊分诊时,还要注意和综合考虑以下情况。

（1）优先分诊的人群:儿童、老人、身体有残疾或是有智力障碍的患者、频繁就诊的患者、再次就诊的患者和在其他地方就诊过的患者。

（2）需要注意的人群:文化程度低下或语言障碍、有攻击倾向以及受乙醇影响的患者。

（3）急诊部门的因素:急诊工作量、人员配备情况、空床床位数量及分诊业务水平等。

以上几个方面对分诊均有直接影响,尽量调节各个因素使其最有利于急诊救治工作的进行。

二、成批伤的分诊

成批伤是指同一致伤因素导致三人或三人以上同时受伤或中毒。

（一）成批伤院前分诊

成批伤由于具有突发性强、患者较多、损伤的种类和性质复杂、发生地点在院外以及环境条件差等特点,给急救工作造成很多困难。由于时间短促,要求快速进行,目的是决定转送先后顺序,所以比医院分诊简单,常用颜色分诊法,一般分为红、黄、绿、黑四种等级。具体见表4-3。

表4-3　颜色分诊法(院外)

颜色标识	病　　　情	严重程度	转运
红色	生命体征不稳定,随时危及生命,已出现呼吸、循环衰竭的征象。如窒息、大出血、严重中毒、休克和心室颤动等	病情危重	立即转运
黄色	生命体征不稳定,经及时处理与抢救,一般不危及生命,如单纯性骨折、外伤出血等	病情重	尽快转运
绿色	生命体征平稳,意识清醒,如一般扭伤、擦伤	病情轻	暂缓转运
黑色	意识丧失,颈动脉搏动消失,心搏呼吸停止,瞳孔散大	已死亡	不必转运

现场进行分诊时,还需处理好分诊与救治的关系,应用上述提到的初步评估法和进一步评估法,迅速做出分诊决定及处理。处理原则是"先救命,再救伤"。即首先应保证患者维持有效的呼吸和循环功能,视病(伤)情和条件进行分诊。

（二）成批伤现场分诊时需要采取的抢救措施

1. **体位安置**　对轻症或中重度患者在不影响急救处理的情况下,协助患者处于舒适卧位,对于危重患者应予平卧位,头偏向一侧(怀疑颈椎损伤者除外)。

2. **畅通呼吸道**　观察口腔或咽喉部有无异物、舌后坠,及时解除梗阻。开放气道的方法有两种:仰头举颏法和托颌法(怀疑颈椎损伤者首选后者,开放气道)。

3. **维持呼吸功能**　观察呼吸的频率、幅度和节律,有无呼吸困难,检查局部有无创伤。换气正常者给予鼻导管或面罩吸氧,若换气不佳或无呼吸者,可酌情选用口咽通气管、面罩、气管插管或气管切开予以呼吸支持,有条件者可行脉搏血氧饱和度(SpO_2)监测。

4. **建立有效循环**　观察脉搏、血压、皮肤色泽,无脉搏者,立即行基础生命支持。循环功能衰竭时,应立即建立快速有效的静脉通路,积极查找病因或出血来源,注意控制严重的外出血。

5. **简单的神经系统检查**　观察意识水平、瞳孔形状、大小、对光反射的变化及有无肢体活动。

6. **彻底暴露患者**　在不影响体温的情况下,可脱去或剪去患者衣服,以利全面检查与伤情评估。

在实施现场救治措施的同时,还要通过辅助人员以各种联络工具,向救护站或医院呼救,尽快得

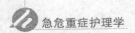

到外援,为患者争取最佳抢救时机。

(三)院内成批伤分诊任务

1. **检伤** 包括初步评估气道、呼吸、循环和出血情况。进一步评估意识、颈椎损伤的可能性、有无开放性伤口、骨折、烧伤或其他损伤。

2. **即刻稳定病情** 需即刻稳定伤者病情,但勿卷入费时的抢救当中。

3. **病情严重程度分级** 按照三级(Ⅲ级)分类法将患者进行分类。Ⅰ级(急危症)、Ⅱ级(急重症)和Ⅲ级(普通急诊),或颜色分诊法。

4. **分配治疗区** 急诊科内区域相对分区,决定Ⅰ类、Ⅱ类和Ⅲ类伤员放置区域。院内分流包括手术室、ICU及相关专科病房等。

5. **提供病志,无名氏者编号** 对于昏迷、休克等无法回答问话并且不知身源的患者,建立病志时,患者姓名可暂按无名处理,按阿拉伯数字编号,同时要在患者身上作出明显标记,并通知其他人员查找家属。

6. **向上级报告** 通知报告有关部门或领导。

7. **及时交流** 与医师及时交流,协调急救;与家属交流,需要时,简要告知伤员救治情况。

三、分诊管理

(一)制定分诊标准(或预案)

为了帮助护士对病情的严重程度做出准确的判断,防止延误治疗,可制定分诊标准或分诊预案(triage protocols)。分诊预案是急诊科医生与护士共同讨论制定的有关决定病情严重程度及安置患者到合适治疗区进行治疗的一系列文字与规定。它的作用在于既可以保证分诊过程的标准化,也有利于在紧急的情况下患者可以得到分诊标准或分诊预案允许的急救措施和检查。

例如,不同的疾病有不同的就诊优先等级、不同的就诊区域,现将分诊工作流程作以举例,见图4-1。

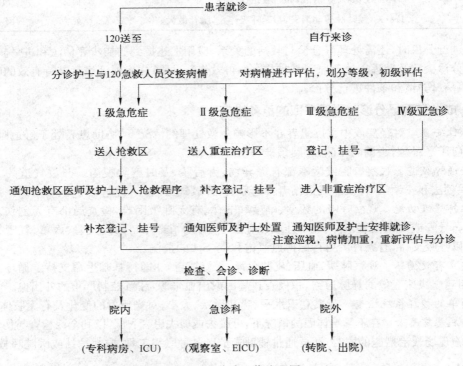

图4-1 分诊工作流程图

(二) 分诊护士应具备的基本素质

分诊作为急诊科工作的第一关,不仅可以反映整个急诊科甚至整个医院的工作作风和服务形象,还将关系到患者救治的及时性与准确性。因此,分诊护士需要具备较高的素质。

1. 道德素质要求 道德素质是医务人员全心全意为患者服务的基础,分诊护士要尊重患者,理解患者。把患者当作需要关怀的人而抛开其缺点或缺陷,愿意为患者服务。

2. 心理素质要求 心理素质是护士多种能力的综合表现,包括认知能力、思维反应能力、注意力、记忆力、应变力以及情态、意志、气质、性格等。护士良好的心理素质能减轻患者因患疾病而引发的烦躁与苦恼。

3. 专业素质要求 有一定的急诊工作经验,熟悉急诊科的规章制度、布局;拥有丰富的各专科疾病知识和病情综合判断能力。在复杂的环境中能够保持冷静,灵活运用知识与技巧,迅速准确地完成患者的评估与分诊。在工作中能不断地学习,完善自身专业知识。

4. 沟通能力 沟通能力是指分诊护士应善于运用语言和非语言沟通技巧与患者进行必要的沟通,使护患关系融洽,或能够迅速与患者建立和谐的护患关系,赢得患者的信任与尊重,及时而有效地获得病情相关信息,迅速准确地将患者分到相对应的科室,使患者在最短的时间内得到救治。

5. 协作能力 急诊科工作环境复杂,人员众多。分诊护士要有良好的组织管理、分派任务能力,迅速建立并保持和谐的医护、护患关系,使患者合理有序的就诊。能够指导或接受其他工作人员的建议,不断提高总体分诊水平。

(三) 分诊质量控制

分诊质量控制分为环节质控和终末质控。环节质控的内容包括分诊区管理,分诊与治疗区的衔接,患者及各部门医务人员对分诊护士的投诉等进行评价。终末质控指护士长每月就每位分诊护士的总分诊量,分诊准确率,登记填写准确率等环节内容进行综合质控与评价。针对存在的问题,及时培训或修订分诊预案。

总之,急诊分诊在较多人员同时需要急救时是非常必要的工作。只有正确的分诊,才能保证更多的患者合理、高效利用现代化急救医疗设施和治疗区域,让那些最需要救治的患者得到优先、有效地治疗,缩短患者就诊时间,保障急诊工作以最高效的方式顺畅运转。

复 习 题

【A 型题】

1. 王某,男,67 岁。反复心前区疼痛 2 年,今晨突然胸骨后持续疼痛,休息、含服硝酸甘油均无缓解,持续 3 h,伴有烦躁、出汗,家属搀扶其步入急诊室。查体:面色苍白,血压 96/64 mmHg,心率 90 次/min,心电图 $V_1 \sim V_5$ 导联 ST 段抬高 0.3~0.5 mV。分诊护士处理正确的是: ( )
   - A. 详细询问患者主述及发病的诱因
   - B. 立即将患者送入重症区进行抢救
   - C. 与患者交谈分散患者注意力
   - D. 对患者进行健康宣教
   - E. 安排患者先做超声等检查

2. 急诊分诊区必备的物品是: ( )
   - A. 体温计、血压计、听诊器、轮椅、平车
   - B. 心电血压监护、氧气袋、静脉输液物品
   - C. 骨折固定物品、无菌纱布等
   - D. 宣教资料、杂志、报纸、电视
   - E. 体重计、热水、座椅、生活必备品

3. 王某,24 岁,高热一天,最高体温 39.2℃,到急诊室就诊。查体:神清,胸前、耳后出现散在水痘,

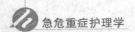

无鼻塞、咳嗽症状。分诊护士处理正确的是： （   ）

    A. 按高热患者分诊   B. 按急重患者分诊   C. 安排到隔离室就诊

    D. 按正常轻症患者分诊   E. 安排到皮肤科会诊

4. 急诊分诊初步评估 ABC 程序是指： （   ）

    A. 颈部、面部和胸部损伤   B. 气道、呼吸及循环

    C. 患者腹痛的部位、疼痛的性质与持续时间   D. 意识水平、语言与运动

    E. 面色、心率和血压

5. 下列常用颜色分诊法不正确的是： （   ）

    A. 患者已死亡——黑色   B. 患者休克——红色

    C. 患者心力衰竭急性发作——红色   D. 患者肺心病、上呼吸道感染——黄色

    E. 患者发热，T 39℃——绿色

6. 下列说法不正确的是： （   ）

    A. GCS 评分确定脑外伤昏迷程度   B. PQRST 公式进行疼痛评估

    C. AVPU 方法用来描述意识状态   D. CRAMS 评分法评估创伤严重程度

    E. SOAPIE 程序用于护理评估

7. 患者，男，60 岁，可以自动睁眼，护士询问问题，答非所问，刺痛能躲避。其 GCS 评分为： （   ）

    A. 14 分   B. 13 分   C. 12 分

    D. 11 分   E. 10 分

8. PQRST 公式中的 Q 是指： （   ）

    A. 疼痛的诱因   B. 疼痛的性质   C. 疼痛放射情况

    D. 疼痛的程度   E. 疼痛持续的时间

【填空题】

1. 急诊科内设置分诊，其主要的作用有_____、_____、_____和_____。

2. 分诊程序中的初步护理评估包括_____、_____、_____、_____和_____5 个部分。

3. CRAMS 评分法包括_____、_____、_____、_____和_____5 个项目。

【名词解释】

1. 分诊   **2.** 分诊预案

【简答题】

1. 请简述 SOAPIE 分诊程序的具体内容。

2. 在日常急诊分诊时，除疾病因素外，还需要注意和综合考虑的情况有哪些？

第 五 章

心搏骤停与心肺脑复苏

导 学

内容及要求

心搏骤停与心肺脑复苏包括两部分内容：心搏骤停与心肺脑复苏。

心搏骤停主要介绍心搏骤停的概念、心电图的表现类型、引起心搏骤停的常见病因，以及心搏骤停的临床表现。在学习中应掌握心搏骤停的概念和临床表现特点。熟悉引起心搏骤停的常见病因。了解心搏骤停时心电图的表现类型。

心肺脑复苏主要介绍心肺脑复苏的概念、基础生命支持、高级心血管生命支持和心搏骤停后治疗的流程。在学习中应掌握生存链的概念、院外与院内生存链的基本环节、高质量心肺复苏的技术要点以及心肺复苏效果的判断。熟悉高级心血管生命支持中开放气道的方法、药物治疗、心搏骤停的原因以及气道异物梗阻的识别和处理。了解心搏骤停后的主要治疗措施。

重点、难点

本章重点是心搏骤停时的心律失常、基础生命支持的基本步骤和高质量心肺复苏要点以及高级心血管生命支持和心搏骤停后的救治流程。难点是高质量心肺复苏要点的理论基础、高级心肺复苏给药和心搏骤停后监测的指标及其相应的处理。

专科生要求

专科层次的学生应掌握心搏骤停相关的基本理论和基础生命支持、高级心血管生命支持和心搏骤停后救治的流程。其他内容一般了解。

心搏骤停为临床中最危重的急症，是主要的致死原因，全球每年平均每日超过 1 000 人因为心搏骤停而死亡，死亡率超过了各类癌症。在我国，每年发生心搏骤停的人群中，幸存者的比例小于 20％。研究及临床实践表明，高质量的心肺复苏可提高患者存活的机会。经过几十年的实践，由美国心脏协会（American Heart Association，AHA）和其他一些西方发达国家复苏学会制订的每 5 年更新一次的《国际心肺复苏指南》对规范和指导全球范围内的心肺复苏具有重要的意义。2015 年 AHA 和国际复苏联盟（International Liaison Committee on Resuscitation，ILCOR）再一次更新了心肺复苏和心血管急救指南。

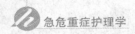

第一节 心 搏 骤 停

一、心搏骤停概述

心搏骤停（cardiac arrest，CA）是指心脏有效射血功能的突然终止。心搏骤停常是心脏性猝死的直接原因。心脏性猝死（sudden cardiac death，SCD）是指突发心脏症状 1 h 之内发生的以意识突然丧失为特征、由心脏原因引起的突然死亡。

心搏骤停时，心脏虽然丧失了有效的泵血功能，但并非心电或心脏活动完全停止，按其心电图表现可分为以下类型。

1. 心室颤动（ventricular fibrillation，VF） 是指心室肌发生快速而又不规则、不协调的颤动，心电图表现为 QRS 波群消失，代之以大小不等、形态各异的室颤波，频率为 200～500 次/min（图 5-1）。多发生于急性心肌梗死早期或严重心肌缺血时，为心搏骤停时最常见的心律失常，可达到 60%～80%。如及时给予电除颤，复苏的成功率较高。

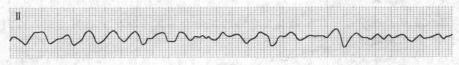

图 5-1 心 室 颤 动

2. 无脉性电活动（pulseless electrical activity，PEA） 过去称电-机械分离（electro-mechanical dissociation，EMD），为心脏有持续的电活动，但失去有效的机械收缩功能，或断续出现慢而极微弱且不完整的"收缩"情况。常规方法不能测出血压和脉搏。心电图可表现为任何类型的心律，如间断出现的宽而畸形、振幅较低的 QRS 波群，频率在 20～30 次/min 以下，但触及不到大动脉搏动。

3. 心室停顿（asystole） 是指心肌完全失去机械收缩能力，此时心电图基本呈一等电位线或偶有 P 波出现。

除以上 3 种类型外，部分患者还表现为无脉性室性心动过速（pulseless ventricular tachycardia，PVT），可为单形性或多形性表现，但大动脉没有搏动。

二、心搏骤停常见原因

（一）心源性原因

冠状动脉粥样硬化性心脏病（简称冠心病）是造成成人心搏骤停的主要病因，心脏性猝死中约80%由冠状动脉粥样硬化性心脏病及其并发症引起，而这些冠心病患者中约 75% 有急性心肌梗死病史。频发性与复杂性室性期前收缩的存在亦可预示心肌梗死存活者发生猝死的危险。各种心肌病引起的心脏性猝死占 5%～15%，如梗阻性肥厚型心肌病、致心律失常型心肌病等。严重缓慢性心律失常和心室停顿是心脏性猝死的另一重要原因。

（二）非心源性原因

各种原因所致呼吸停止，如气管异物、淹溺、窒息等引起的气道阻塞；巴比妥类等药物过量以及脑血管意外、颅脑外伤等均可导致呼吸停止，引起心肌严重缺氧而发生心搏骤停。严重的电解质与酸碱平衡失调，如严重低血钾、高血钾等电解质紊乱，严重酸中毒等可影响心脏的自律性和心肌的收缩性，最终可引发心搏骤停。突然意外事件，如严重创伤、电击伤等。手术及其他临床诊疗技术操作中的意外事件如心包穿刺等。其他原因如低血容量、各种药物中毒或过敏反应等。

不论是何种原因,最终都直接或间接影响心脏电活动和生理功能,或引起心肌收缩力减弱,或引起冠状动脉灌注不足,或引起心排血量降低,或导致心律失常,此四项可相互影响、相互转换,并可直接导致心搏骤停。

三、心搏骤停的临床表现

心搏骤停后,主要的临床表现如下:①意识突然丧失,患者昏倒于各种场合;或有短暂抽搐,随之全身肌肉松软,可出现大小便失禁。②心音或大动脉(颈动脉)搏动消失。③呼吸停止,或呼吸极度微弱,部分患者可有短暂叹息样或短促抽气样无效呼吸。④面色苍白或发绀。⑤瞳孔散大。

一般心搏骤停 3～5 s,患者即可出现头晕、黑蒙;停搏 5～10 s,由于脑部缺氧引起晕厥,即意识丧失;停搏 10～15 s,可发生阿-斯综合征,伴有全身性抽搐及大小便失禁等;停搏 20～30 s,呼吸断续或停止,同时伴有颜面苍白或发绀;停搏 60 s,可出现瞳孔散大;停搏 4～6 min,往往由于中枢神经系统缺氧过久而造成脑组织发生不可逆转的损害,随后经数分钟将从临床死亡过渡到生物学死亡。

辅助检查以心电图最为重要,心搏骤停 4 min 内部分患者可表现为心室颤动,4 min 后则多为心室静止。

第二节　心肺脑复苏

心搏骤停发生后,立即实施心肺复苏和尽早除颤是避免发生生物学死亡的关键。心肺脑复苏(cardio-pulmonary cerebral resuscitation, CPCR)是指促使心搏骤停患者恢复自主循环和自主呼吸,并尽早加强其脑保护的紧急医疗救治措施。完整的心肺脑复苏包括基础生命支持(basic life support, BLS)、高级心血管生命支持(advanced cardiovascular life support, ACLS)和心搏骤停后治疗(post-cardiac arrest care)。

为成功挽救心搏骤停患者的生命,美国心脏协会(American Heart Association, AHA)与国际复苏联络委员会一直致力于完善急救医疗服务体系和持续提高心肺复苏质量。1992 年 10 月,美国 AHA 正式提出"生存链"概念。成人生存链(adult chain of survival)是指对突然发生心搏骤停的成人患者所采取的一系列规律有序的步骤、规范有效的救护措施,将这些抢救环节以环链形式连接起来,就构成了一个挽救生命的"生存链"。生存链中各个环节必须环环相扣,中断任何一个环节,都可能影响患者的预后。《2015 AHA 心肺复苏及心血管急救指南更新》将成人生存链按院内和院外出现心搏骤停的患者进行划分,以明确患者获得救治的不同途径(图 5-2)。但不论心搏骤停在何处发

院内心搏骤停

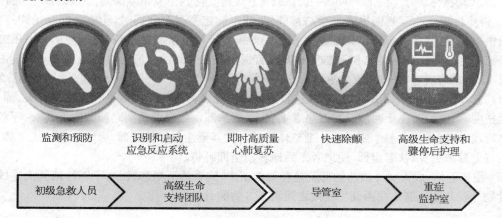

| 监测和预防 | 识别和启动应急反应系统 | 即时高质量心肺复苏 | 快速除颤 | 高级生命支持和骤停后护理 |

| 初级急救人员 | 高级生命支持团队 | 导管室 | 重症监护室 |

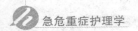

院外心搏骤停

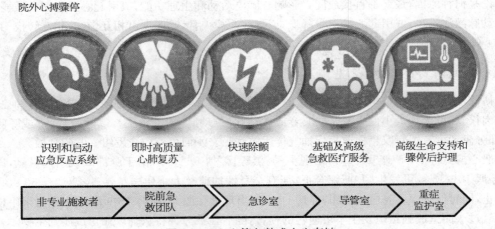

| 识别和启动
应急反应系统 | 即时高质量
心肺复苏 | 快速除颤 | 基础及高级
急救医疗服务 | 高级生命支持和
骤停后护理 |

| 非专业施救者 | 院前急
救团队 | 急诊室 | 导管室 | 重症
监护室 |

图 5-2　心血管急救成人生存链

(摘自《2015 AHA 心肺复苏及心血管急救指南更新》)

生,均应立即进行心肺复苏,尽快恢复自主循环,并达到良好的脑神经功能。

一、基础生命支持

基础生命支持(basic life support,BLS)是指采用徒手和(或)辅助设备来维持心搏骤停患者的循环和呼吸的最基本的抢救方法。其关键要点包括胸外心脏按压、开放气道、人工通气(即:C-A-B),有条件时,尽快实施电除颤(D)治疗等。

(一)BLS 的基本步骤

1. 识别与判断　在安全情况下,快速识别和判断心搏骤停,采取轻拍或摇动患者双肩的方法,并大声呼叫:"喂,你能听见我说话吗?"判断患者有无反应,同时立即检查呼吸和大动脉搏动。因颈动脉位置靠近心脏,容易反映心搏的情况,且颈动脉暴露便于触摸,所以检查成人和儿童脉搏时常触摸靠近施救者一侧的颈动脉。方法是示指和中指的指尖平齐并拢,从患者的气管正中部位向旁滑移 2~3 cm,在胸锁乳突肌内侧轻触颈动脉搏动。触摸颈动脉不能用力过大,以免颈动脉受压,妨碍头部血供。婴儿可检查其肱动脉。判断有无有效呼吸时,可观察患者面部、呼吸情形和胸廓有无呼吸起伏。检查脉搏和呼吸时间应至少 5 s,但不超过 10 s。

2. 启动急救反应系统　在院外,如果患者无反应,应立即呼叫帮助,可通过手机拨打"120"电话,或请他人协助启动急救反应系统,有条件同时获取自动体外除颤仪(AED)。在院内,判断患者无反应、无呼吸、无大动脉搏动时,应立即呼叫医护团队或紧急快速反应小组,获取除颤器、急救设备与药品。

3. 胸外按压　一旦判断患者发生心搏骤停,或不确定是否有脉搏时,均应立即开始胸外按压,尽快提供循环支持(circulation,C)。胸外按压是对胸骨下段有节律地按压,通过增加胸内压或直接挤压心脏产生血液流动,可为心脏和脑等重要器官提供一定含氧的血流。对倒地至第一次电击的时间超过 4 min 的患者,胸外按压更为重要。有效的胸外按压可产生 60~80 mmHg 的收缩期动脉峰压。

(1)患者体位:进行 CPR 时,正确的抢救体位是让患者仰卧在坚硬的平面上。患者头、颈、躯干平直无扭曲,双手放于躯干两侧。解开患者上衣,暴露胸部。如患者摔倒时面部向下,应在呼救的同时小心转动患者,使患者整个躯干成一个整体转动。尤其要注意保护颈部,可以一手托住颈部,另一手将患者上臂举过头,扶着肩部,使患者平稳地转动至仰卧位。

(2)按压部位:成人胸外按压的部位是在胸部正中,胸骨的下半部,相当于男性两乳头连线之间的胸骨处。婴儿按压部位在两乳头连线之间稍下方的胸骨处。

　　(3) 按压方法:抢救者双臂应绷紧伸直,双肩位于双手的正上方,以髋关节为支点,用上半身的力量垂直向下用力快速按压。按压时不要左右摆动,应平稳规律地进行,不能间断。每次按压后,应等待患者胸部完全回弹,两次的胸外按压之间的胸部完全回弹可以使更多的血液流回心脏。胸部的不完全回弹将减少由胸外按压产生的血液流动。放松时定位的手掌根部不要离开胸骨定位点,且应尽量放松,使胸骨不受任何压力(图 5-3)。下压及向上放松的时间应大致相等。

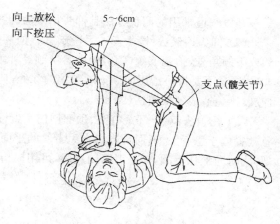

图 5-3　胸外按压

　　(4) 按压-通气比率:无论是单人还是双人进行心肺复苏,按压和通气的比率均为 30∶2,做 5 个循环,大约 2 min。但对青春期以前的儿童及婴儿,因为这一年龄段常因窒息引起心搏骤停,因此,双人进行心肺复苏时,按压-通气比率为 15∶2,做 8 个循环 CPR,大约 2 min。

　　(5) 按压者的轮换:如有两名或更多施救者,应当在 5 个循环的心肺复苏后更换按压者,并在 5 s 内完成转换。因为胸外按压时,急救者很快就会疲劳,可能导致胸外按压过浅或过慢,胸外按压质量(深度和速率)下降。

　　《2015 AHA 心肺复苏与心血管急救指南更新》继续强调对心搏骤停的患者应尽快实施高质量的 CPR,其关键技术要点包括:①快速按压,按压有力。按压的频率为 100～120 次/min(15～18 s 完成 30 次按压)。②足够深度的胸外心脏按压。按压深度至少为 5 cm,但不超过 6 cm,应避免过度按压和按压深度不够。8 岁以下儿童患者按压深度至少达到胸廓前后径的 1/3,婴儿大约 4 cm,儿童大约为 5 cm。当按压频率超过 120 次/min 时,按压深度会随着频率增加而减少。③保证胸廓完全回弹。按压放松时,手掌根部既不要离开胸壁,也不要倚靠在患者胸壁上施加任何压力。因为在心肺复苏的按压阶段,只有当胸骨回复到自然位置时,胸廓才可以完全回弹。胸壁回弹产生胸内负压,有利于静脉血回流到心脏,增加心脏的血流。④尽量减少胸外按压中断的次数及缩短每次中断的时间,或尽可能将中断控制在 10 s 以内,以增加胸外按压时间比,使其至少能达到 60%。胸外按压时间比(chest compression fraction, CCF)是指实施胸外按压的时间占总体复苏时间的比率。设置胸外按压时间比的目的是尽可能减少胸外按压的中断,增加在 CPR 过程中冠脉灌注与血流。⑤不要过度通气。在心肺复苏过程中,人工通气的目的是维持足够的氧合和充分清除二氧化碳,但不应给予过频过多的通气。

　　在以往的 CPR 中,按压频率和深度不足、按压间断过久或过于频繁、换气过度等几个因素综合,减少了心排血量、冠状动脉和脑及其他重要器官的血液灌注,从而降低了复苏的成功率。高质量、持续的、不间断的 CPR 将会增加主动脉平均压力,从而增加心、脑及其他重要脏器的血液灌注量。

　　4. 开放气道(airway, A)　开放气道是成功复苏的主要因素之一。患者心搏停止后,全身肌肉松弛,口腔内的舌肌和会厌会因松弛后坠而阻塞咽部。舌后坠是意识不清患者气道阻塞的最常见原因。吸气时,气道内产生负压,这时舌或会厌或两者均可能形成阀门式机制阻塞气管入口造成阻塞。由于舌连于下颌,将下颌前移后可使舌部抬起而离开咽后部并开放气道(图 5-4)。

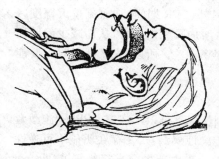

图 5-4　舌后坠致气道梗阻

开放气道常用的两种方法是仰头抬颏法和托颌法。

（1）仰头抬颏法：抢救者一手置于患者前额使头部后仰，另一手的示指与中指置于下颌骨近下颏或下颌角处，抬起下颏（颌），使患者下颏经耳垂连线与地面成一定角度，成人90°，儿童50°，婴幼儿30°。注意不要将手指压向颏下软组织的深处，口不要完全关闭，以免阻塞气道。亦不要使颈部过度伸展，避免造成颈椎损伤（图5-5）。

（2）托颌法：对于怀疑有头、颈部创伤患者，此法更安全，不会因抬高颈部动作而加重颈部损伤。急救者位于患者头侧，肘部支撑在患者躺的平面上，将双手放置患者头部，握紧下颌角，用力牵引头部，同时向上托下颌，如患者紧闭双唇，可用拇指把口唇分开（图5-6）。

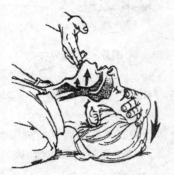

图5-5　仰头抬颏法

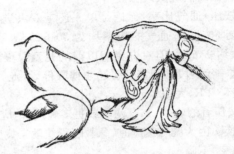

图5-6　托颌法

（3）清理口腔分泌物：如果患者口腔内存在血液、呕吐物以及脱落义齿，应及时清除，以免气道开放后进行通气时导致窒息。

5. 人工呼吸（breathing，B）　心肺复苏时常用的通气方法包括：口对口人工呼吸、口对通气防护装置呼吸、口对面罩呼吸、经面罩-球囊装置通气等。注意人工呼吸时应缓慢通气，每次通气应持续1 s以上，确保通气时胸廓起伏。若实施人工通气而无胸外按压（有脉搏无呼吸者），成人通气次数应保持在10～12次/min，婴儿和儿童的通气次数应保持在12～20次/min。

通过心肺复苏发生感染的危险性非常低。但美国职业安全与健康管理署（Occupational Safety and Health Administration，OSHA）要求，如果在工作场所只要有与血液或体液的任何接触，就应当采取标准的防护措施。标准的防护措施包括人工通气时使用防护装置，如口对面罩人工呼吸，其操作步骤为：①抢救者站在患者一侧，以鼻梁为参照，把面罩放在患者的面部。②用靠近患者头顶的手，将示指和拇指放在面罩的边缘，将另一只手的拇指放在面罩的下缘，其余手指提起下颌，进行仰头提颏开放气道。③提起下颌时，一定要用力完全按住面罩的外缘，使面罩封住患者面部。④用1 s时间通气，以使患者的胸廓抬起。实施人工呼吸前，正常吸气即可，无需深吸气。

实施人工呼吸时注意不可太快或太过用力，避免过度通气，每次通气量不要过大，通气量只要产生明显的胸廓起伏即可，因为通气量过大可造成胃大量充气。另外，CPR期间，肺血流量大幅度减少，所以在这个阶段不需要进行太多的通气。过多过深的呼吸将增加胸腔内压力，从而减少静脉回心血量，降低心排血量。过多过深的呼吸还可能与患者的低生存率有关。所以，人工呼吸时只要能看到胸廓的升起即可，避免过多过深的呼吸。

（二）不实施心肺复苏的情况

一般情况下，发现心搏骤停患者应立即实施CPR。但在下列情况下可以不实施CPR：①施救者施救时可能造成自身严重损伤或处于致命的危险境地（如感染传染性疾病）。②存在明显不可逆性死亡的临床特征（如尸体僵直、尸斑、斩首、身体横断、尸体腐烂）。③患者生前有拒绝复苏（do not attempt resuscitation，DNAR)遗愿，此项应根据具体情况谨慎决定。

(三) 除颤(defibrillation, D)

80%～90%的心搏骤停是由心室颤动所致。治疗心室颤动最有效的方法是电除颤。除颤越早，存活率越高。除颤每延迟 1 min，患者存活率下降 7%～10%。

1. 概念与机制　电除颤是用电能治疗异位性快速心律失常使之转复为窦性心律的方法。其机制是将一定强度的电流通过心脏，使全部或大部分心肌在瞬间除极，然后心脏自律性最高的起搏点(通常是窦房结)重新主导心脏节律。

2. 分类　除颤器一般设有同步装置，根据是否启用同步触发装置，可分为同步电复律与非同步电除颤。

(1) 同步电复律：启用同步触发装置用于转复心室颤动以外的任何异位快速型心律失常，放电时需要和心电图 R 波同步，以避开心室的易损期。心室易损期位于 T 波顶峰前 20～30 ms(约相当于心室的相对不应期)。如果电复律时在心室的易损期放电可能导致心室颤动。电复律前一定要检查仪器上的"同步"功能键是否处于开启状态。

(2) 非同步电除颤：不需启用同步触发装置可在任何时间放电，临床上用于救治心室颤动。

3. 非同步电除颤操作技术要点　除颤操作的主要步骤：选择能量、充电和放电。应用时应注意：①在除颤仪准备好之前，应持续进行胸外心脏按压。②早期除颤的定义是在 4 min 内完成除颤。医院内除颤应越早越好，应争取在 2 min 内进行；心搏骤停超过 4 min 应先给予 2 min 的 CPR 之后再除颤，否则心肌因缺氧由粗颤转为细颤则除颤不易成功。③选择能量：对于成人患者，单相波除颤仪为 360 J，双相波除颤以 120～200 J 为宜，或根据厂商建议的能量。婴儿与儿童除颤理想能量目前仍不清楚，但认为合理的除颤能量是 2～4 J/kg。首剂量可先考虑 2 J/kg，后续电击能量为 4 J/kg 或更高级别能量，但不能超过 10 J/kg 或成人剂量。④准备放电时，操作人员及其他人员不应再接触患者、病床以及同患者相连接的仪器，以免发生触电；电极板放置要与患者皮肤密切接触，并有一定压力，放电除颤时电极板不能离开胸壁。⑤除颤之后应立即进行 CPR。

一般除颤 1 次即可消除 90% 以上的室颤(即在电击后 5 s 内终止 VF)。如果除颤不能消除室颤，则此种 VF 可能属于低辐波类型，通常为心肌缺血缺氧所致。所以，应先进行 2 min 的 CPR，使心肌能够恢复供血供氧之后再行除颤。

4. 自动体外除颤(AED)　自动体外除颤仪为便携式、专为现场急救设计的急救设备。AED 可以经内置电脑分析和确定发病者是否需要予以电除颤。除颤过程中，自动体外除颤仪的语音提示和屏幕显示使操作更为简便易行。具体操作方法为：①检查患者是否有反应，如果没有反应，一名施救者留在患者身边并进行胸外按压，另一名施救者将 AED 置于与进行 CPR 的施救者相对的患者一侧。②开启 AED，并遵循语音提示。在打开 AED 盖子或携带箱时，有些 AED 会开启电源。③选择与患者体型和年龄相符的电极片，将电极片的衬背撕下，如果患者的胸部有水或汗，迅速擦拭，将黏性电极片贴到患者裸露的胸部。④一个电极片置于裸胸右上方，位于胸骨右缘、锁骨正下方；另一个电极片置于平左乳头的左胸外下侧部。两个电极之间距离不小于 10 cm。将电极电缆连接到 AED 上(如果未被预先连接)。⑤AED 将自动分析心律，不要触碰患者。⑥如果需要给予电击，在电击前应确保包括自己在内无人接触患者。按下"电击(SHOCK)"按钮。⑦AED 给予电击后，应立即开始胸外按压。进行 2 min 的心肺复苏后，AED 将自动再次分析心律，以确定是否需要再次电击。

AED 操作属于基础生命支持，但现行医院内应用的除颤仪操作则属于高级心血管生命支持范畴。

(四) 气道异物梗阻

气道异物梗阻(foreign body airway obstruction，FBAO)是导致窒息的紧急情况，如处理不及时，

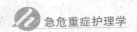

数分钟内即可导致死亡。患者可因内在因素(舌后坠)或外在因素(异物)在咽喉处堵塞气道,导致气道梗阻。及早识别与解除 FBAO 是挽救生命的关键。

1. FBAO 的识别

(1)轻度气道梗阻:异物可能造成轻度或严重气道梗阻,轻度气道梗阻时,患者气体交换良好,有反应,且患者能用力咳嗽,但在咳嗽停止时,出现喘息声。只要气体交换良好,就应鼓励患者继续自主咳嗽和呼吸。急救人员切勿干扰患者自己尝试排除异物,但应与患者在一起,并监测患者的状况,如果轻度气道梗阻持续存在,就应启动 EMS 系统。

(2)严重气道梗阻:FBAO 患者可能一开始就表现为气体交换不良,也可开始气体交换好,但逐渐发生恶化。严重的气道梗阻的患者表现为乏力而无效的咳嗽,或完全没有咳嗽,吸气时有高调嗓音或完全没有嗓音,呼吸困难加重,可能发绀,不能讲话,用拇指和其他手指抓住颈部,形成通用的窒息信号。救护人员包括公众必须对此能明确识别。如患者出现严重气道梗阻的征象,急救者要马上询问患者是否被异物噎住,如果患者点头且不能说话,就说明存在严重气道梗阻。严重气道梗阻时,由于气体不能进入肺内,患者的血氧饱和度很快下降,如果不能很快解除梗阻,患者将丧失意识,甚至很快发生死亡。如遇患者意识已丧失、猝然倒地,则应立即实施 CPR。

2. FBAO 的解除　对于有反应的成人或儿童可以尝试腹部快速按压,即 Heimlich(海姆里克)手法,排出异物:①施救者站在或跪在患者身后,双手环绕在患者腰部。②一手握拳,将拇指侧形成的平面紧抵在患者的上腹部,即脐上和胸骨下的腹中线上。③另一只手放在握拳的手上,向上快速反复按压患者腹部及膈肌下软组织,从而驱使肺部残留气体形成一股气流,直到将异物从气道内排出体外,或者患者失去反应。待把食物挤压到口腔时,可鼓励患者咳嗽吐出。或施救者可用指套或纱布保护手指以清除异物。操作时,可用一手拇指和示指向下分开患者的舌和下颌,另一手的示指沿患者颊内,探入患者咽部,直达舌根,把噎住的异物钩出来。取异物时避免用力过猛,以免将异物直接推入气道。如果患者仍有反应或正处于抽搐时,则不应用手指清除异物。

如 FBAO 已取出,气道已清理干净,则应检查呼吸,如果患者仍无呼吸,应给予缓慢的通气。对于无反应的 FBAO 成人患者,应启动急救反应系统、开放气道、清除口腔内异物,并按照 30∶2 的按压/通气比率开始心肺复苏。开放气道给予人工呼吸时,应尽量张开患者的口,并检查有无异物,如果有异物立即清除。

对于有反应的 FBAO 婴儿患者,使用拍背和胸部快速按压来解除气道梗阻。如果婴儿患者变为无反应,立即停止拍背,开始心肺复苏,切勿盲目地用手指清除婴儿口腔内的异物以防将异物推入气道,加重梗阻。

(五) 心肺复苏效果的判断

CPR 有效的指标:①瞳孔:复苏有效时,可见瞳孔由大变小。如瞳孔由小变大、固定,则说明复苏无效。②面色及口唇:复苏有效时,可见面色由发绀转为红润。如若变为灰白,则说明复苏无效。③颈动脉搏动:按压有效时,每一次按压可以摸到一次搏动,若停止按压,搏动亦消失,应继续进行心脏按压。若停止按压后,脉搏仍然跳动,则说明患者心跳已恢复。④神志:复苏有效,可见患者有眼球活动,睫毛反射与对光反射出现,甚至手脚开始抽动,肌张力增加。⑤自主呼吸出现:并不意味着可以停止人工呼吸,如果自主呼吸微弱,仍应坚持口对口等人工呼吸。

二、高级心血管生命支持

高级心血管生命支持(advanced cardiovascular life support,ACLS)是在基础生命支持的基础上,应用辅助设备、特殊技术和复苏药物,建立更为有效的通气和维持血液循环的进一步救治措施。主要包括:气管插管、机械通气、建立有效的静脉通路、识别及治疗各种类型的心律失常、改善并保持心肺功能及治疗原发疾病,也可归纳为 ABCD。同时,也是心搏骤停后 5～10 min 的第二个处理阶段,一般在医疗单位中进行。ACLS 应尽可能早地开始,如可能,BLS 与 ACLS 应同时进行,以取得较高的疗效。

(一)开放气道(airway,A)

1. 口咽通气道(oropharyngeal airway,OPA)　主要应用于意识消失而不需要气管插管的患者。使用 OPA 时一定要评估患者是否存在正常的咳嗽和咽反射,如果存在,可能诱发呕吐和喉痉挛,切勿使用。一定要选择合适大小的口咽通气道,将口咽通气道在口腔一侧放置,置入时先反方向置入,到达咽后壁时,请将其旋转 180°以达到适当的位置。置入后立即检查患者有无自主呼吸,如果无自主呼吸或呼吸不足,应使用其他装置立即开始正压通气。操作中动作应轻柔,避免损伤唇和舌等软组织。

2. 鼻咽通气道(nasopharyngeal airway,NPA)　与 OPA 不同,NPA 可用于清醒或半清醒患者。适用于有强烈的咽反射、牙关紧闭、口周大范围创伤或行下颌固定术的患者。NPA 还可用于神经受损并伴有咽部张力降低或协调差从而造成上呼吸道梗阻的患者。

3. 其他可选择的辅助气道　包括联合导管、食管气管导管和喉罩气道等。

4. 气管插管　是建立人工气道的主要手段,优点在于能保持呼吸道通畅,防止肺部吸入异物和胃内容物,便于清除气道分泌物,并可与简易呼吸器或呼吸机相接行机械辅助通气。根据气管插管的路径不同,可分为经口和经鼻气管插管两种形式。经口气管插管是临床上常用的方法。

5. 环甲膜穿刺　用于插管困难而严重窒息的患者,可用 16 号粗针头刺入环甲膜,接上 T 型管输氧,可立即缓解严重缺氧情况。

6. 气管切开　主要用于心肺复苏后仍然长期昏迷的患者,可较长期保持气道通畅,易于清除气道分泌物,减少呼吸阻力和呼吸道解剖无效腔。

(二)氧疗和人工通气(breathing,B)

1. 简易呼吸器通气法　简易呼吸器,亦称面罩-球囊装置,是由一个呼吸囊、三通阀门、连接管和面罩组成。在呼吸囊舒张时空气能单向进入,其侧方有一氧气入口,徒手挤压呼吸囊,保持适当的频率、深度和时间,可使吸入氧浓度增至 60%~80%。

简易呼吸器通气法的具体用法是:①评估患者呼吸状况。②连接面罩、呼吸囊及氧气,调节氧流量 10~15 L/min(供氧浓度为 60%~80%)。③开放气道,清除口腔分泌物,松解患者衣领等,操作者站在患者头部的正上方位置,托起下颌保持呼吸道通畅,使用 EC 手法将面罩紧盖在患者口鼻。④如果气管插管或气管切开患者使用简易呼吸器,应先将痰液吸净,气囊充气后再使用。⑤挤压球囊给予人工呼吸(每次 1 s),呼吸频率为 10~12 次/min。如胸外按压在进行中,则每 6 s 给予通气 1次。应尽量在患者吸气时挤压呼吸囊。一般潮气量为 600 ml 左右,避免过度通气。⑥通气过程中,密切观察患者对简易呼吸器通气的适应性,注意胸腹起伏、皮肤颜色、听诊呼吸音、生命体征及氧饱和度读数等。

2. 机械通气　经气管插管给予机械通气可减少呼吸道死腔,保证足够供氧,呼吸参数易于控制,是最有效的人工呼吸,是院内复苏的主要通气措施之一。

(三)循环支持(circulation,C)

1. 心电、血压监测　可以应用心电监护仪或除颤器心电示波装置以及心电图机做持续心电监测,及时发现心律失常,准确辨认心律失常,以采取相应的急救措施,如室颤,立即给予除颤。监测中还应注意任何心电图表现均应与患者的临床情况紧密联系。

2. 建立给药途径

(1) 静脉给药(IV):外周静脉是给予药物和液体的首选途径,对已建立中心静脉通路者,优选经中心静脉给药。但大部分复苏情况下,通常不需要建立中心静脉通路。应在不中断 CPR 的前提下

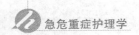

建立外周静脉通路。常选用肘前静脉(如肘正中静脉或贵要静脉)、颈外静脉,尽量不用手部或下肢静脉。外周静脉给药到达大循环比中心静脉给药时慢 1～2 min,给药时应在 10～20 s 内快速推注 20 ml 液体,给药后抬高肢体 10～20 s 的时间有助于药物更快到达中心循环。

(2) 骨内给药(IO):骨内给药途径优于气管内途径,当无法建立静脉通路时,可选择建立骨内通路给药。

(3) 气管内给药(ET):某些药物可经气管插管或环甲膜穿刺注入气管。常用药物有肾上腺素、阿托品、利多卡因、纳洛酮等。其剂量应为静脉给药的 2～2.5 倍,使用 5～10 ml 生理盐水或蒸馏水稀释后,可将药物直接注入气管。

3. **常用药物** 在不中断 CPR 和除颤的前提下,在胸外按压过程中和检查心律后,尽快遵医嘱给予下列复苏药物:

(1) 肾上腺素(adrenaline):是 CPR 的首选药物,可用于电击无效的室颤及无脉性室速、心室停搏或无脉性电活动。肾上腺素主要能兴奋 α、β 肾上腺素受体。兴奋 α 受体,使外周血管收缩,提高血压,增加冠状动脉和其他重要脏器灌注压。兴奋 β 受体,可使外周血管扩张,改善心肌供血、供氧,提高心脏复苏成功率。用法是 1 mg 静脉或骨内推注,可每 3～5 min 重复给药 1 次。

(2) 胺碘酮(amiodarone):当给予除颤加 CPR 及给予肾上腺素之后仍然是室颤或无脉性室速时,应准备给予胺碘酮。胺碘酮是一种抗心律失常药物,可影响钠、钾和钙多通道的合成,具有阻滞 α、β-肾上腺素受体的特性。对于心搏骤停患者,其用法是首次 300 mg 静脉缓慢(10 min 以上)注射,需要时可再注射 150 mg。继之以 1 mg/min 剂量维持滴注 6 h,再以 0.5 mg/min 静脉滴注。24 h 总剂量不应超过 2.2 g。使用过程中应注意监测心电、血压的变化。

(3) 阿托品(atropine):是副交感神经拮抗剂,可以解除迷走神经对心脏的抑制,从而提高窦房结的自律性,促进心房和房室结的传导,加快心率。可作为救治血流动力学不稳定的心动过缓的措施之一。首次静脉推注 0.5 mg,每隔 3～5 min 可重复 1 次,最大总剂量为 3 mg。

(4) 利多卡因(lidocaine):室颤或无脉性室速导致的心搏骤停,在出现自主循环恢复(ROSC)后,应准备立即开始或继续使用利多卡因。利多卡因可有助于恢复窦性心律和自主循环。静脉注射后 15～30 s 即起效,药理作用持续 10～20 min。初始剂量为 1.0～1.5 mg/kg 静脉注射,继续用 1～4 mg/min 静脉滴注,总剂量不超过 3 mg/kg。

(5) 硫酸镁(magnesium sulfate):能有效中止无脉搏性尖端扭转型室速。硫酸镁 1～2 g 稀释后缓慢静脉推注,注射时间为 15 min 以上。

(6) 碳酸氢钠(sodium bicarbonate):复苏初期(15～20 min 内)不应过分积极补充碳酸氢钠。心搏骤停或复苏时间过长者,或早已存在代谢性酸中毒、高钾血症患者可适当补充碳酸氢钠。最好根据动脉血气分析结果调整补给量,防止发生碱中毒。

(7) 类固醇(steroids):在治疗院内心搏骤停时,尽管不建议常规使用类固醇,但类固醇与肾上腺素一起使用可能有益于治疗院内心搏骤停。

(四) 明确诊断(differential diagnose, D)

在救治心搏骤停过程中,应尽可能迅速明确引起心搏骤停的病因,以便及时对可逆性病因采取相应的救治措施。引起心搏骤停的原因可用英文单词的头一个字母归纳为"5H's"和"5T's"。5H's 为低氧血症(hypoxia)、低血容量(hypovolemia)、氢离子(酸中毒)[hydrogenion (acidosis)]、低钾血症/高钾血症(hypo-/hyperkalemia)和低温(hypothermia)。5T's 为张力性气胸(tension pneumothorax)、心脏压塞[tamponade (cardiac)]、毒素(toxins)、肺动脉血栓形成(thrombosis, pulmonary)和冠状动脉血栓形成(thrombosis, coronary)。应通过尽早描记 12 导联心电图、及时采集静脉血标本检验相关生化指标、放射线检查等措施明确心搏骤停原因。

（五）终止心肺复苏与器官捐献

经过 20 min 的心肺复苏后，患者对任何刺激仍无反应、无自主呼吸、无自主循环征象，心电图为一直线（3 个以上导联），可以考虑终止心肺复苏。对于气管插管患者，二氧化碳波形图检测 $ETCO_2$ 仍不能达到 10 mmHg 以上时，其复苏的可能性将很低，综合其他相关因素，可有助于决定终止复苏。

所有心搏骤停患者接受复苏治疗，但继而死亡或脑死亡的患者都可被评估为可能的器官捐献者。

三、心搏骤停后治疗

大部分死亡发生在心搏骤停后 24 h 之内。一旦心搏骤停患者出现恢复自主循环，应立即开始心搏骤停后的系统性综合治疗，防止再次发生心搏骤停，提高入院后长期生存的机会。成人心搏骤停后自主循环恢复即时治疗流程见图 5-7。

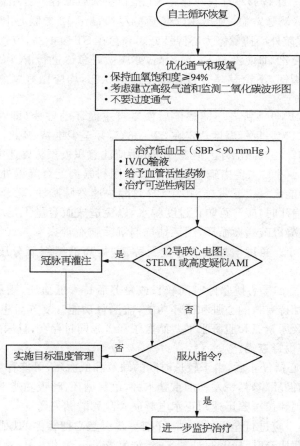

图 5-7　成人心搏骤停后自主循环恢复即时治疗流程

（译自《2015 AHA 心肺复苏及心血管急救指南更新》）

1. **维持有效的循环功能**　自主循环恢复（ROSC）后，患者往往伴有血压不稳定或低血压、血容量不足或过多、周围血管阻力增加或降低、心功能衰竭，心律亦常不稳定，且原发的心脏疾患、酸碱失衡及电解质紊乱等均可引起心律失常，引起心脑血管灌注不足以及急性肺水肿等临床问题。在缺氧状态下，脑血流的自主调节功能丧失，主要靠脑灌注压来维持脑血流。所以，维持正常的或稍高于正

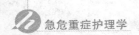

常水平的血压,对降低增高的颅内压,确保良好的脑灌注至关重要。

应注意密切监测患者的血压、心率和心律,及时识别心律失常,如室性早搏、室速等。如果患者低血压(收缩压<90 mmHg),需要按医嘱及时给予输液。为保证血压和全身灌注,亦应及时按医嘱使用血管活性药、正性肌力药和增强心肌收缩力药物等。一般应至少维持收缩压≥90 mmHg,或维持平均动脉压≥65 mmHg。

2. 维持呼吸 自主循环恢复后,患者可有不同程度的呼吸系统功能障碍,在继续进行有效的呼吸支持、及时监测血气分析结果和促进自主呼吸的同时,应加强气道管理,保持气道通畅,注意防治肺部并发症,如肺炎、肺水肿导致的急性呼吸衰竭。应用机械通气时,选择合适的通气模式和通气参数,并密切注意监测呼吸频率与节律、血氧饱和度等呼吸功能。为避免心搏骤停后 ROSC 的患者发生低氧血症,应使用最高浓度的氧直到可以检测到动脉血氧饱和度的指标。维持 $PaCO_2$ 在正常高值(40~45 mmHg)或 $ETCO_2$ 在 35~40 mmHg 范围。当血氧饱和度达到 100% 时,应降低氧浓度,维持血氧饱和度在 94% 或以上。注意观察血流动力学参数,避免过度通气。

3. 及时做好行冠状动脉造影与冠状动脉介入(PCI)手术的准备 因引起心搏骤停的最常见的原因是心血管疾病和冠状动脉缺血,因此,ROSC 后应尽快描记 12 导联心电图,以确定是否存在急性 ST 段抬高。如果疑似院外心搏骤停为心源性原因和存在 ST 段抬高,应急诊进行冠状动脉造影。如果高度怀疑急性心肌梗死,即使没有 ST 段抬高,亦应做好急诊进行 PCI 的准备。如果心搏骤停后患者有冠状动脉造影指征,不论其是否昏迷或呈清醒状态,均应做好紧急进行冠状动脉造影的准备。

4. 目标温度管理(TTM) 所有心搏骤停后恢复自主循环的昏迷(即对语言缺乏有意义的反应)成年患者都应采用 TTM。目标温度选定在 32~36℃,并至少维持 24 h。常用物理降温法,如冰袋、冰毯、冰帽降温,或诱导性低温治疗。但在 TTM 后应注意积极预防昏迷患者的发热。

5. 防治脑缺氧和脑水肿 主要措施包括应用渗透性利尿剂配合降温处理,以减轻脑组织水肿和降低颅压,有助于脑功能恢复。通常选用 20% 甘露醇快速静脉滴注,联合使用呋塞米、25% 白蛋白或地塞米松。在脱水治疗时,应注意防止过度脱水,以免造成血容量不足,难以维持血压的稳定。促进早期脑血流灌注,抗凝以疏通微循环,用钙拮抗剂解除脑血管痉挛。有条件者,并且病情允许,可进行高压氧(HBO)治疗。通过增加血氧含量及弥散,提高脑组织氧分压,改善脑缺氧,降低颅内压。

6. 防治急性肾衰竭 如果心搏骤停时间较长或复苏后持续低血压,则易发生急性肾衰竭。防治急性肾衰竭时应注意维持有效的心脏和循环功能,监测肾功能。复苏后患者应留置导尿管,监测每小时尿量和尿比重以及尿素氮和肌酐水平。如血尿和少尿同时存在,且尿的比重>1.010,或尿素氮和肌酐水平升高,应警惕肾衰竭。

7. 维持酸碱平衡 心搏停止后,由于较长时间的缺氧和低血压,可能存在代谢性酸中毒。酸中毒破坏血脑屏障,加重脑循环障碍,诱发和加重脑水肿,也是循环、呼吸功能不稳定,导致心肺复苏失败的原因。必须及时发现和按医嘱迅速纠正水电解质紊乱和酸碱失衡。

8. 积极治疗原发病 应进行全面的评估,仔细寻找引起心搏骤停的原因,积极治疗原发病,尤其是急性心肌梗死及电解质紊乱,应及时处理,防治继发感染。

复 习 题

【A 型题】

1. 当心搏骤停 3~5 s 时,患者会出现: ( )

A. 头晕、黑矇　　　　　　　　　B. 晕厥、意识丧失　　　　　　　C. 阿-斯综合征

D. 全身抽搐　　　　　　　　　　E. 大小便失禁

2. 患者,男性,55 岁,参加 2 h 会议后,到洗手间返回会议室途中突然晕倒在地,意识不清,疑似心搏骤停。如果有 3 人在现场,其最佳分工是:　　　　　　　　　　　　　　　　　　（　　）

A. 1 人拨打"120"电话,第 2 人按压人中,第 3 人高声呼喊患者

B. 1 人拨打"120"电话,第 2 人判断患者意识,第 3 人置患者于舒适体位

C. 1 人拨打"120"电话,第 2 人判断患者意识,第 3 人为患者捶胸叩背

D. 1 人拨打"120"电话,第 2 人判断患者意识,第 3 人给患者人工呼吸

E. 1 人呼喊患者、判断呼吸和脉搏,第 2 人拨打"120"电话,第 3 人准备 CPR

3. 进行心肺复苏时应将患者放置适当体位,下列陈述正确的是:　　　　　　　　　　（　　）

A. 仰卧在平整而坚实的地面上　　　　　　B. 头、颈、躯干放在自然舒适位置

C. 双手放于躯干胸前　　　　　　　　　　D. 解开上衣及裤带,暴露胸腹部

E. 采取头高脚低位

4. 如果患者疑似发生心搏骤停,判断心搏骤停的最重要指标是:　　　　　　　　　（　　）

A. 意识丧失、一侧瞳孔散大,口吐白沫

B. 意识丧失、牙关紧闭、抽搐

C. 意识丧失、没有呼吸或仅是喘息、颈动脉搏动消失

D. 意识淡漠、全身湿冷、触摸不到桡动脉搏动

E. 意识丧失、尿便失禁

5. 根据 2015 年心肺复苏指南更新精神,成人心肺复苏胸外按压的深度应为:　　　（　　）

A. 2～3 cm　　　　　　　　　　B. 3～4 cm　　　　　　　　　　C. 4～5 cm

D. 5～6 cm　　　　　　　　　　E. 6～7 cm

6. 使用仰头抬颏法开放气道,抬起患者下颏(颌),使下颌经耳垂连线与地面成一定角度,成人应为:　　　　　　　　　　　　　　　　　　　　　　　　　　　　　　　　　　　（　　）

A. 30°～45°　　　　　　　　　　B. 45°　　　　　　　　　　　　C. 45°～60°

D. 60°　　　　　　　　　　　　E. 90°

7. 无脉性室性心动过速的心电图特征是:　　　　　　　　　　　　　　　　　　　（　　）

A. QRS 波群消失,代之以大小不等、形态各异的颤动波,大动脉没有搏动

B. P 波消失,代之大小不等的 f 波,R-R 间期绝对不等

C. 任何种类或节律的电活动律,测不到脉搏

D. 心电图呈一条直线,或偶有 P 波

E. 可为单形性或多形性室速表现,但大动脉没有搏动

8. 心搏骤停最常见的原因是:　　　　　　　　　　　　　　　　　　　　　　　　（　　）

A. 急性心肌梗死　　　　　　　B. 肥厚型心肌病　　　　　　　C. 急性心肌炎

D. 窒息　　　　　　　　　　　E. 药物中毒

9. 在抢救心搏骤停患者时,最常出现的错误且有时会导致生命危险的是:　　　　　（　　）

A. 未能建立血管通路　　　　　B. 长时间未建立通气　　　　　C. 未能进行气管插管

D. 胸外按压中断时间过长　　　E. 通气量不足

10. 患者,男性,49 岁,冠心病病史 5 年,以"胸闷、剧烈胸痛半小时,伴大汗"为主诉来诊,进入抢救室后,心电监护示波显示"QRS 波群消失,代之以大小不等、形态各异的颤动波,频率为 300 次/min"。此时应立即采取的最恰当的急救措施是:　　　　　　　　　　　　　　　　　　　（　　）

A. 按压人中,同时立即给予气管插管

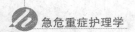

    B. 应用单相波除颤器连续除颤 3 次,能量 150 J、200 J 和 360 J

    C. 应用双相波除颤器进行除颤,能量 150 J

    D. 立即给予气管插管,胸外按压

    E. 立即建立静脉通路,给予肾上腺素 0.5～1 mg 静脉注射

11. 对于心搏骤停恢复自主循环的患者,首要的治疗措施是: ( )

    A. 冠脉再灌注　　　　　　　B. 低温治疗　　　　　　　C. 保持血糖<185 mg/dl

    D. 优化通气和氧合　　　　　E. 维持血压

12. 在下列判断心肺复苏有效的指标中,应除外: ( )

    A. 瞳孔由大变小　　　　　　　　B. 每次按压可触及颈动脉搏动

    C. 尿量增加　　　　　　　　　　D. 出现睫毛反射　　　　　E. 面色由发绀转为红润

13. 在下列防治脑缺氧和脑水肿的治疗措施中,不包括: ( )

    A. 维持血压　　　　　　　　B. 应用脑复苏药物　　　　C. 降温

    D. 防治感染　　　　　　　　E. 高压氧治疗

14. 在抢救一位 50 岁男性心搏骤停患者时,如果双人进行心肺复苏,胸外心脏按压与球囊-面罩装置通气的正确比率是: ( )

    A. 5 次按压后给予 1 次通气　　　　　　　　B. 15 次按压后给予 2 次通气

    C. 30 次按压后给予 1 次通气　　　　　　　　D. 30 次按压后给予 2 次通气

    E. 持续胸外按压,每 6 s 给予一次通气

15. 患者,男性,55 岁,开会中突然晕倒,意识不清。8 min 后急救人员赶到现场触摸其颈动脉搏动消失。此时应立即采取的最恰当的急救措施是: ( )

    A. 气管插管,人工呼吸　　　　　　　　B. 按压人中,人工呼吸

    C. 立即气管插管,然后除颤　　　　　　D. 胸外按压 2 min,然后准备除颤

    E. 开放静脉通路,给予肾上腺素 1 mg 静脉注射

16. 下列成人基础生命支持措施中,不包括: ( )

    A. 人工循环　　　　　　　　B. 自动体外除颤　　　　　C. 畅通呼吸道

    D. 给予药物治疗　　　　　　E. 人工呼吸

17. 对于室颤的患者,如果应用双相波除颤器进行除颤,其能量应选择: ( )

    A. 50～100 J　　　　　　　B. 100～150 J　　　　　　C. 150～200 J

    D. 200～300 J　　　　　　E. 360 J

18. CPR 过程中胸外按压必须达到充分的按压深度,其理由是: ( )

    A. 以产生足够的血流　　　　B. 以产生足够的气体进入肺部

    C. 以延长心搏停止时间　　　D. 以激发自主呼吸　　　　E. 以促进血液循环

19. 单人徒手心肺复苏,胸外按压与人工呼吸之比是: ( )

    A. 5∶1　　　　　　　　　B. 5∶2　　　　　　　　　C. 15∶1

    D. 15∶2　　　　　　　　E. 30∶2

20. 对于有脉搏无呼吸的成人患者,为其通气的频率是: ( )

    A. 8～10 次/min　　　　　B. 10～12 次/min　　　　C. 12～16 次/min

    D. 16～20 次/min　　　　E. 20 次/min 以上

21. 在使用球囊-面罩通气时,可尽量减少空气进入患者胃内的做法是: ( )

    A. 增加通气频率,减少通气量　　　　　B. 减少每分钟通气次数

    C. 尽可能延长每次通气时间　　　　　　D. 用尽全力给予最大量的通气

    E. 通气量能使患者胸廓明显隆起即可

22. 患者,男性,60 岁,急性心肌梗死,反复发作性室颤,已静脉给予肾上腺素 1 mg,电击除颤 3 次后,心律转为宽波群心律,但仍无脉搏。接下来应准备给予的药物是: （　　）

    A. 继续静脉推注 1 mg 肾上腺素

    B. 静脉推注 300 mg 胺碘酮

    C. 静脉推注 150 mg 利多卡因

    D. 将 3 g 镁盐溶解在 10 ml 5% 葡萄糖溶液中,静脉推注

    E. 普鲁卡因胺,20 mg/min,静脉输注

23. 终止室颤最有效的治疗方法是: （　　）

    A. 心前区叩击   B. 非同步电复律   C. 静脉注射胺碘酮

    D. 静脉注射肾上腺素   E. 同步电复律

24. 在抢救心搏骤停患者时,首选的静脉通路是: （　　）

    A. 锁骨下静脉   B. 肘前静脉   C. 骨内通路

    D. 颈内静脉   E. 手背静脉

25. 对于心搏骤停后自主循环恢复但意识不清的患者,体温宜维持在: （　　）

    A. 30℃以下   B. 31～32℃   C. 32～36℃

    D. 36～40℃   E. 40℃以上

26. 关于成人胸外按压的陈述,正确的是: （　　）

    A. 按压频率每分钟 100～120 次

    B. 胸骨尽量下陷

    C. 随时停止胸外按压,及时查看心电监护

    D. 按压放松时,手掌根部要倚靠在患者胸壁上

    E. 双人心肺复苏时,按压与通气之比为 15：2

27. 下列有关胸外按压的陈述,不正确的是: （　　）

    A. 胸外按压的部位在胸骨,两乳头连线中央处

    B. 胸外按压时,下压及放松的时间应大致相等

    C. 胸外按压时,手掌应倚靠在胸壁上

    D. 胸外按压频率为 100～120 次/min

    E. 成人心肺复苏时,胸外按压的深度为 5～6 cm

28. 在高级心血管生命支持中,开放气道时,临床上最常应用且最有效的方法是: （　　）

    A. 口咽通气道   B. 鼻咽通气道   C. 环甲膜穿刺

    D. 经口气管插管   E. 气管切开

29. 在抢救心搏骤停患者时,医生已完成气管插管,气囊充气并确认插管位置正确,胸外按压持续进行中。在接下来的通气操作中,下列描述正确的是: （　　）

    A. 避免高浓度给氧

    B. 每次通气可见胸廓隆起,通气频率越快越好

    C. 每次通气可见胸廓隆起,通气频率越慢越好

    D. 30 次胸外按压后,给予 2 次通气

    E. 每 6 s 给予 1 次通气,胸外按压不停歇

30. 在高级心血管生命支持中,关于阿托品的使用,正确的说法是: （　　）

    A. 首次剂量 1 mg 静脉推注

    B. 若疑为持续性心脏停搏,可在 1～2 min 内重复给药

    C. 用于治疗心室静止或心室停顿的患者

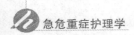

    D. 用于血流动力学不稳定的心动过缓

    E. 用于心电机械分离的患者

31. 应用口咽通气道开放气道,主要适用于: ( )

    A. 分泌物过多的清醒患者   B. 分泌物过多的意识不清患者

    C. 存在正常的咳嗽和咽反射的患者   D. 意识不清有舌后坠的患者

    E. 清醒或半清醒的患者

32. 有关除颤的注意事项,正确的陈述是: ( )

    A. 提前开启同步电复律按钮

    B. 任何人不得在电击时接触患者及病床

    C. 电极板不应与患者皮肤密切接触

    D. 除颤之后,电极板应立即离开胸壁

    E. 除颤时迅速给予复苏药物

33. 当疑似急性心肌梗死患者发生心搏骤停时,医生的首次口头医嘱最有可能的是立即静脉注射: ( )

    A. 阿托品 1 mg   B. 胺碘酮 300 mg   C. 利多卡因 100 mg

    D. 肾上腺素 1 mg   E. 异丙肾上腺素 1 mg

34. 成人意识不清时气道堵塞的最常见原因是: ( )

    A. 胃内呕吐物反流   B. 舌后坠   C. 气道分泌物

    D. 脱落的义齿或异物   E. 卧位不舒适

35. 在心肺复苏过程中,持续监测呼气末 CO_2 波形图,可具有下列作用,但应除外: ( )

    A. 监测呼气末 CO_2 分压   B. 判断胸外按压质量   C. 监测自主循环是否恢复

    D. 监测意识是否恢复   E. 确认气管插管位置是否正确

36. 应用单相波除颤仪对室颤进行除颤,应选择的能量为: ( )

    A. 120 J   B. 150 J   C. 200 J

    D. 300 J   E. 360 J

37. 如果患者存在舌后坠,拟置入口咽气道管,下列叙述正确的是: ( )

    A. 可用于清醒或半清醒的患者

    B. 适用于意识丧失、无咳嗽和咽反射的患者

    C. 应用的目的是将舌推至咽后部

    D. 可置于舌侧方,从而将舌推向一侧

    E. 不能与球囊-面罩装置一起应用

38. 准备为室颤患者除颤时,在除颤仪准备好之前,应给予: ( )

    A. 静脉推注阿托品   B. 静脉滴注利多卡因   C. 静脉推注肾上腺素

    D. 气管插管   E. 持续胸外按压

39. 终止室颤最有效的方法是: ( )

    A. 应用利多卡因   B. 应用异丙肾上腺素   C. 同步电复律

    D. 非同步电复律   E. 人工心脏起搏

40. 引起心搏骤停的"5H's"病因中不包括: ( )

    A. 低血钠症   B. 低血容量   C. 低氧血症

    D. 酸中毒   E. 低体温

41. 为心搏骤停患者进行心肺复苏时,首选的药物是: ( )

    A. 阿托品   B. 胺碘酮   C. 利多卡因

D. 肾上腺素   E. 异丙肾上腺素

42. 胸外心脏按压的正确部位是： （ ）

A. 胸骨上部   B. 胸骨中部   C. 胸骨中上部

D. 胸骨中下部   E. 胸骨下部

43. 某冠心病患者因胸痛到医院急诊,在接受检查过程中,突然发生心搏骤停,经积极有效抢救现已恢复自主循环。心电监护示:窦性心律,心率 120 次/min,血压 90/60 mmHg,呼吸 26 次/min,血氧饱和度 92%。给予下列的救治措施中,可除外： （ ）

A. 维持收缩压在 90 mmHg 以上   B. 准备配合气管插管

C. 昏迷者给予目标温度管理   D. 尽快描记 12 导联心电图

E. 做好急诊进行 PCI 的准备

44. 复苏期给予药品和液体的首选途径是： （ ）

A. 经心腔内注射   B. 肌内注射   C. 经外周静脉注射

D. 经皮下注射   E. 经气管给药

45. 在 CPR 过程中,静脉给药最恰当的时机是： （ ）

A. 在胸外按压过程中迅速给药   B. 在检查脉搏的间隙缓慢给药

C. 在判断心肺复苏效果时给药   D. 在除颤过程中同时给药

E. 随时尽快给药

46. 心搏骤停时可表现为下列心律,但应除外： （ ）

A. 室颤   B. 心室停顿   C. 无脉性电活动节律

D. 无脉性室速   E. 室上性心动过速

47. 在严重气道梗阻患者的下列临床表现中,应除外： （ ）

A. 乏力而无效的咳嗽   B. 完全没有咳嗽   C. 吸气时有高调噪音

D. 吸气时完全没有噪音   E. 呼吸困难加重,但能讲话

48. 急救人员解除清醒患者的气道异物梗阻常用的方法是： （ ）

A. 叩击背部   B. 应用 Heimlich 手法   C. 使用气管镜

D. 应用止血钳夹取异物   E. 应用仰头举颏法开放气道

49. 当发生尖端扭转型室速时,在下列药物中,最有可能被选用的是： （ ）

A. 利多卡因   B. 硫酸镁   C. 胺碘酮

D. 肾上腺素   E. 维拉帕米

50. 当发现心搏骤停患者时,判断患者有无意识、呼吸和颈动脉搏动的时间不应超过： （ ）

A. 5 s   B. 10 s   C. 15 s

D. 20 s   E. 25 s

【填空题】

1. 心搏骤停患者的心电图可表现为_____、_____或_____。

2. 完整的心肺脑复苏包括_____、_____和_____。

3. 基础生命支持的关键要点包括 CABD,即:_____、_____、_____,有条件时,尽快实施_____治疗等。

4. 开放气道常用的两种方法是_____和_____。

5. 当发生室颤时,应用单相波除颤仪选择能量为_____J,应用双相波除颤仪选择能量为_____J 为宜,或根据厂商建议的能量。

6. 高质量心肺复苏的关键要点是:胸外心脏按压频率为每分钟_____次、按压深度是_____cm,

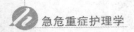

_____、_____和_____。

7. 除颤操作的主要步骤是_____、_____和_____。

【名词解释】

1. 心搏骤停　　**2.** 基础生命支持　　**3.** 电除颤

【简答题】

1. 简述心搏骤停的临床表现。

2. 简述基础生命支持的步骤。

3. 简述《2015 AHA 心肺复苏及心血管急救指南更新》中"生存链"的内容。

4. 何谓高级心血管生命支持？高级心血管生命支持的主要内容是什么？

5. 列举高级心血管生命支持中开放气道的方法。

6. 心肺复苏有效的指标有哪些？

7. 简述心搏骤停的病因。

8. 心肺复苏过程中常用药物有哪些？（列举 5 种以上）

第六章

创 伤

导 学

内容及要求

创伤救护包括6个部分内容：创伤的概述、颅脑损伤、胸部创伤、腹部创伤、四肢、骨盆和脊柱损伤以及多发伤。

创伤的概述主要介绍创伤的分类和评分。在学习中应熟悉创伤的评分。了解创伤的分类方法。

颅脑损伤主要介绍头皮损伤、颅骨损伤、脑挫裂伤、颅内血肿和颅脑损伤的急救护理措施。每种颅脑损伤包括概述、临床表现、急救处理原则及辅助检查。在学习中应掌握每种颅脑损伤的概述，临床表现及颅脑损伤的急救护理措施。熟悉颅脑损伤的辅助检查及急救原则。

胸部创伤主要介绍胸部创伤的病因、分类、病情评估与判断、胸部创伤的救治与护理。在学习中应掌握胸部创伤的临床表现和几种严重胸部创伤的急救处理措施。了解胸部创伤的病因及分类。

腹部创伤主要介绍腹部创伤的病因、分类、病情评估与判断、腹部创伤的救治与护理。在学习中应掌握腹部创伤的临床表现和急救护理措施。熟悉几种常见的腹部创伤的特点和急救原则。了解腹部创伤的病因和辅助检查。

四肢、骨盆和脊柱损伤主要介绍四肢损伤、骨盆骨折和脊柱损伤的临床表现，急救处理原则和护理措施。在学习中应掌握临床表现和急救护理措施。熟悉各种损伤的急救处理原则。

多发伤主要介绍多发伤的概念、特点、伤情评估、救治与护理。在学习中应掌握多发伤的救治优先顺序和主要的急救护理措施。熟悉多发伤的特点和辅助检查措施。

重点、难点

本章重点是各种创伤的临床表现和急救护理措施。难点是创伤的评分、硬膜外血肿和硬膜下血肿的不同临床表现、各种颅脑损伤的处理原则、胸部创伤的判断及处理、腹部创伤的判断和多发伤的救治优先顺序。

专科生的要求

专科层次的学生应掌握各种创伤的临床表现和急救护理措施。其他内容一般了解。

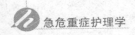

<h1 style="text-align:center">第一节 概 述</h1>

创伤(trauma)是指机械性致伤因素作用于人体所造成的组织结构完整性的损害或功能障碍。随着社会生活现代化的进程,创伤已经成为继心脏疾病、恶性肿瘤和脑血管疾病之后的第四位死亡原因。我国每年道路交通事故死亡约10万人,占世界各国交通事故死亡人数的第一位。创伤发生率高,危害大,如不能及时救治,将导致严重后果。

一、创伤分类

为尽快对伤员作出正确的诊断和及时有效的救治,同时有利于对日后的资料进行分析和经验总结,对创伤按如下方法进行分类。

1. **按致伤因素分类** 可分为烧伤、冻伤、挤压伤、刃器伤、火器伤、冲击伤、化学伤、核放射伤及复合伤等。

2. **按受伤部位分类** 分为颅脑伤、颌面部伤、颈部伤、胸部伤、腹部伤、骨盆伤、脊柱脊髓伤、四肢伤和多发伤等。

3. **按伤后皮肤完整性分类** 皮肤保持完整无开放性伤口者称闭合伤,如挫伤、挤压伤、扭伤、震荡伤、关节脱位和半脱位、闭合性骨折和闭合性内脏伤等。有皮肤破损者称开放伤,如擦伤、撕裂伤、切割伤、砍伤和刺伤等。

4. **按伤情轻重分类** 一般分为轻、中、重伤。轻伤主要指局部软组织伤,暂时失去作业能力,但仍可坚持工作,无生命危险,或只需小手术者;中等伤主要是指广泛软组织伤、上下肢开放骨折、肢体挤压伤、机械性呼吸道阻塞、创伤性截肢及一般的腹腔脏器伤等,丧失作业能力和生活能力,需手术,但一般无生命危险;重伤指危及生命或治愈后有严重残疾者。

二、创伤评分

创伤评分是一种相对量化的分类方法,是以计分的形式估计创伤的严重程度,指导合理的治疗,评价治疗效果。创伤评分系统使得工作相对容易和允许在标准化下进行比较。使用评分的方法包括 CRAMS 评分、修正创伤评分(revised trauma score, RTS)和损伤严重度评分(injury severity score, ISS)等。CRAMS 评分和 RTS 检测生理指标,包括血压、呼吸和 GCS 评分。ISS 基于解剖部位损伤进行评分,从 1~75 分,分数越高,损伤越重。

1. **生理学评分**(physiologic scores)

(1) CRAMS 评分:C=循环,R=呼吸,A=胸腹部,M=运动,S=语言,总分为 10 分,其中 9~10 为轻伤,7~8 为重伤,6 分为极重度伤(表 6-1)。

表 6-1 CRAMS 评分

项目	标 准	记分
C	毛细血管充盈正常和收缩压>100 mmHg	2
	毛细血管充盈延迟和收缩压85~100 mmHg	1
	毛细血管充盈消失和收缩压<85 mmHg	0

（续表）

项目	标　准	记分
R	正常	2
	异常（急促，浅或>35 次/min）	1
	无	0
A	无压痛	2
	有压痛	1
	连枷胸、肌紧张或穿通伤	0
M	正常，运动自由	2
	对疼痛有反应	1
	无反应或不能动	0
S	自动讲话	2
	谵妄	1
	完整词语表达不清楚	0

（2）修正创伤评分（RTS）：RTS 总分为 0～12 分，RTS>11 分诊断为轻伤，RTS<11 分诊断为重伤（表 6-2）。

表 6-2　修正创伤评分（RTS）

GCS	收缩压（mmHg）	呼吸（次/min）	分值
13～15	>89	10～29	4
9～12	76～89	>29	3
6～8	50～75	6～9	2
4～5	1～49	1～5	1
3	0	0	0

2. **解剖学评分**（anatomic scores）　损伤严重度评分（ISS），将 3 个最严重损伤部位的最高简明损伤评分（abbreviated injury scale，AIS）编码平方值相加所得记分。ISS 的有效范围为 1～75 分，一般将 ISS<16 分定为轻伤，死亡率较小；ISS=16 分作为重伤的解剖标准，死亡率约 10%；ISS>16 分为重伤；ISS>25 分为严重伤。ISS 增加时死亡率也增加（表 6-3）。

表 6-3　损伤严重度评分（ISS）

部位	描　述	AIS 得分
体表	全身疼痛，小裂伤，挫伤，擦伤；撕脱伤（<10%体表面积）；Ⅰ 或小面积Ⅱ、Ⅲ烧伤	1 轻度
	广泛挫伤擦伤；大裂伤；<19%体表面积撕脱伤；10%～20%Ⅱ、Ⅲ烧伤	2 中度
	广泛挫伤擦伤；两处以上的肢体大裂伤或超过 7.5 cm 的撕裂伤；20%～30%Ⅱ、Ⅲ烧伤或撕脱伤	3 重度 a
	严重裂伤，伴有出血的危险；30%～50%Ⅱ、Ⅲ烧伤或撕脱伤>50%面积的Ⅱ、Ⅲ烧伤或撕脱伤	4 重度 b

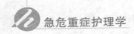

（续表）

部位	描　述	AIS 得分
头颈	头痛、头晕、无意识丧失;有挥鞭伤主述但无体征或 X 线异常	1 轻度
	昏迷<15 min;伤后无记忆丧失;面骨骨折无移位;单纯颅骨骨折;颈椎轻度骨折	2 中度
	昏迷<1 h,无严重神经系统体征;伤后记忆丧失<3 h,颅骨凹陷骨折;颈椎骨折但无神经损伤	3 重度 a
	昏迷 1～6 h,有神经系统体征;伤后记忆丧失 3～12 h;颅骨开放性骨折	4 重度 b
	昏迷>24 h,颅内出血>100 ml;颅内压增高;颈 4 以下损伤,四肢截瘫;主要呼吸道阻塞	5 重度 c
面部	眼角膜擦挫伤;眼玻璃体视网膜出血;牙折断或脱位;鼻骨或下颌骨骨折	1 轻度
	无移动的面骨骨折或开放性鼻骨骨折;面部变形的裂伤;眼裂伤;视网膜剥离	2 中度
	失去一眼或视神经撕脱伤;有移位的面骨骨折或涉及鼻旁窦和眼眶的骨折	3 重度
胸部	单根肋骨骨折;胸壁挫伤	1 轻度
	单纯 2～3 根肋骨骨折或胸骨骨折;胸壁重度挫伤;无血气胸或呼吸困难;胸骨轻度压缩骨折	2 中度
	4 根以下多发肋骨骨折;血胸或和气胸;膈肌破裂;肺挫伤,无呼吸困难;胸骨骨折无神经损伤	3 重度 a
	开放性创伤;连枷胸;纵隔气肿;心肌挫伤,心包损伤,无循环障碍;血胸>1 000 ml;胸椎骨折截瘫	4 重度 b
	胸外伤伴重度呼吸困难(气管损伤);主动脉破裂;张力性气胸;心肌挫伤伴循环障碍	5 重度 c
腹部	肌肉痛,擦伤挫伤,腰扭伤	1 轻度
	腹壁重度挫伤;腹腔内脏器挫伤,无穿孔;腰椎压缩骨折	2 中度
	腹腔脏器挫伤;腹膜后脏器损伤,伴出血;腰椎骨折,不伴神经损伤	3 重度 a
	腹腔脏器小裂伤,包括脾肾破裂胰尾损伤;膀胱破裂;外生殖器损伤;腰椎骨折合并截瘫	4 重度 b
	腹腔脏器破裂;血管损伤;撕脱或严重破裂伤,如肝胆胰脾,空腔脏器损伤	5 重度 c
四肢和骨盆	轻度扭伤和指趾骨折或脱位	1 轻度
	指趾开放骨折;无移位长骨或骨盆骨折;肩肘关节脱位,肌腱肌肉裂伤	2 中度
	长骨移位骨折,或多发手足骨折;开放骨折;骨盆粉碎骨折;关节脱位;四肢主要神经血管损伤或血栓形成	3 重度 a
	多发长骨闭合性骨折;创伤性肢体离断	4 重度 b
	多发性开放性四肢骨折,严重软组织损伤	5 重度 c

三、创伤患者救治与护理

(一) 院前阶段

1. **现场快速评估危重病情**　包括对意识、气道、呼吸和循环等几方面进行快速评估。

(1) 意识:先判断伤病员神志是否清醒,如呼唤患者、轻拍面颊、推动肩部时,患者可睁眼或有肢体运动等反应,表明尚有一定意识存在。如对上述刺激无反应,则表明意识丧失或患者处于危重状态。

(2) 气道:如患者能说话,表明气道通畅。如患者有反应但不能说话和咳嗽,出现呼吸困难,可能存在气道梗阻,必须立即检查原因并予清除。

(3) 呼吸:判断患者自主呼吸是否存在。如呼吸存在,评估呼吸活动情况,即呼吸频率、深浅度、节律有无改变,有无呼吸困难、发绀。如出现呼吸变快、变慢、变浅乃至不规则,呈叹息样提示病情危重,应立即准备抢救。

(4) 循环:测量患者脉率(律),如可触及桡动脉,说明收缩压>80 mmHg;如未触及,说明收缩压<80 mmHg,应触摸颈动脉或股动脉。收缩压>70 mmHg 时,可触及股动脉搏动。如触及不到颈动脉,说明收缩压已<60 mmHg,应立即进行心肺复苏。缺氧、失血、疼痛、心衰和休克时脉率可加快、变弱。也可通过触摸患者肢体皮肤,了解皮肤有无湿冷以及观察有无发绀、花纹出现,了解末梢循环来判断血液循环情况。

2. **紧急呼救** 经过现场快速评估和病情判断后,立即对危重患者进行现场救护,同时及时向专业急救机构、医疗部门求救。120是我国统一实施的医疗急救电话号码。电话呼救时应清楚说明:①呼救人电话号码与姓名。②患者所在的确切地点。③患者目前最危急的情况。④灾害事故、突发事件,要说明伤病员的人数及存在的危险,请求速来急救。

3. **检伤与分类**

(1)检伤:在快速完成现场危重病情评估和求救后,应根据实际情况,对患者的头部、颈部、胸部、腹部、骨盆、脊柱及四肢进行从头到足全身系统有针对性地重点检查伤情。在检伤中尽量少移动或不移动患者。注意倾听患者和目击者的主诉以及与发病或创伤有关的细节。

(2)分类:成批伤员出现时,为使各类伤员得到及时、恰当的处理,应进行现场分类。按伤员出现的临床症状和体征可分为四类,用红、黄、绿、黑不同颜色分别标记。①轻度:标记为绿色,患者意识清醒,生命体征正常,病情较轻,如一般挫伤、擦伤,一般对症处理即可。②中度:标记为黄色,此类伤病情介于轻伤与重伤之间,只要短时间内得到及时处理,一般不危及生命,否则伤情很快恶化。③重度:标记为红色,此类伤员随时有生命危险,即危及呼吸,循环,意识者。④死亡:标记为黑色,此类伤病员意识丧失、颈动脉搏动消失、心跳呼吸停止、瞳孔散大。

4. **快速、安全地转运** 为及时使伤病员得到进一步救治,应快速、安全地转运。一般应根据不同的病情选用合理的搬运方法,结合运输工具的特点与实际情况选用合适的转运工具。但要避免无视病情而一味强调迅速转运,导致严重的不良后果。

5. **转运中监测与救治** 转运中要做到医疗监护下运输,用先进的监测、治疗手段维持生命,要随时观察监测患者呼吸、血压、脉搏、体温等生命体征以及意识、面色变化、出血等情况。途中要加强生命支持性措施,如输液、吸氧、吸痰、气管插管和心肺复苏等措施。

(二)急诊科(室)阶段

1. **急诊科创伤管理任务** 组织救治小组;评估优选法;最严重损伤评价;治疗先于诊断;全面检查;连续评估;持续监护。

2. **创伤优先评估顺序** ①最优先评估:气道/呼吸、休克/出血、脑疝危险和颈髓损伤。②次优先评估:神经系统、腹部脏器、心胸脏器、肌肉骨骼和软组织。

3. **生理状态不稳定创伤患者的救治原则** 实施高级创伤生命支持(ATLS)强调最优先评估脏器(系统)、损害定位和确切止血治疗。复苏和损害控制,强调简化或损害控制的方法,达到迅速逆转休克和恢复生理稳定,直到恢复内环境稳定状态后再进行重建手术的原则。

在急诊室抢救创伤患者的具体主要原则是:①把握呼吸、血压、心率、意识和瞳孔等生命体征,迅速评估伤情。②生命体征有重要改变时须优先、及时处理,如心肺复苏、抗休克及外出血的紧急止血等。③重点询问受伤史,分析受伤情况,仔细体格检查。④实施各种诊断性检查。⑤给予或准备施行决定性治疗,如各种手术等。

4. **生理状态不稳定创伤患者的管理** 优先评估和紧急治疗、全面检查、损害定位、危及生命损害行控制治疗。

(1)评估呼吸、气道管理、处理影响呼吸的胸外伤

1)气道:①开放阻塞气道是损伤处理最优先的策略,早期气道管理适于没有气道损伤的不稳定的伤员;气管插管有禁忌证者,如闭合性颅脑损伤、气管或脊髓损伤,可采取气管切开措施。②插管成功后,确定导管位置是否正确,可采用通气时视诊双侧肺部有无起伏,听诊肺部有无呼吸音,有条件可持续监测呼气末CO_2波形图,或通过胸部X线检查等方法确定气管插管的位置。

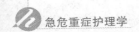

2) 呼吸：胸部损伤常伴有通气或氧合功能不全。因此，气道通畅后，应维持呼吸功能和救治危及生命的胸外伤（25%的死亡率）。危及生命的胸外伤包括：张力性气胸、大量血胸、心脏压塞和连枷胸。检查包括观察伤口、气体、胸壁畸形、捻发感、不对称呼吸运动和双肺听诊。肋骨骨折是最常见的胸外伤，气胸是最常见的胸内损伤，可能导致严重的心肺功能紊乱，是可预防的创伤后致死原因之一。多数患者可通过胸腔闭式引流进行治疗，但生理指标紊乱的患者需要紧急开胸探查术以控制严重气体渗漏或出血，特别是贯通伤。

（2）循环不稳定时，寻找、评估外出血：成人有几个解剖部位出血可能足以引起休克，为长管状骨多发骨折（股骨闭合骨折出血可达到2 L或3单位血）、胸腔、盆腹腔和腹膜后。止血和预防休克是创伤救治的最重要任务。当推断患者存在低血容量时，即应开始救治而不能延迟等到确定诊断时才开始救治。另外，严重损伤患者的病情是动态变化的，不同的时间可能显示不止一种病因。因此，必须有很高的警觉性并且注意连续重复评价患者。

（3）评估颅脑损伤、防止和治疗脑疝：损伤引起脑内一部分的出血或肿胀，可导致另一部分压力的升高。为平衡这种压力，脑内容物会移动，这就是跨幕压力锥。如果不采取有效措施降低颅内压，就可能出现一系列不可预测的病理改变，最终导致患者死亡。

（4）评估颈椎和颈髓损伤以及稳定脊柱、制动

1) 评估颈椎损伤：当创伤患者伴有如下情况时，应怀疑脊柱损伤的可能：①意识障碍。②主诉颈部、背部或肢体疼痛。③明显头面部创伤。④脊柱局部有压痛、畸形或椎旁肌肉痉挛。⑤局部神经损害体征。⑥无法解释的低血压。

2) 稳定脊柱：部分患者，脊柱创伤后出现的永久性神经损伤不是由于最初的创伤，而是由于在转运、移动患者过程中不谨慎的手法操作引起的。另外，还可能由于很多伤员因药物、乙醇、头外伤或休克出现意识改变，导致不配合、躁动等原因所致。应该高度警惕和怀疑精神状态异常、创伤特别是机动车肇事、坠落和运动的伤员有脊柱损伤的可能，注意保护性稳定脊柱。

3) 呼吸道管理：颈椎损伤患者的气道管理是非常重要的复苏策略。C3以上的损伤能导致立即呼吸肌麻痹，低位脊髓损伤由于水肿向上发展也可能引起迟发性膈神经麻痹。颈部损伤也可能由于咽后部出血或水肿以及颌面部创伤导致气道阻塞。面部损伤出血和分泌物存留经常是气道阻塞的原因。

5. 液体复苏 尽管早期输入晶体溶液对稳定患者状态是重要的，但是在大量失血时持续大量输入晶体溶液会导致患者体温降低、酸中毒和凝血机制障碍。在损伤控制复苏中，强调早期纠正酸中毒和大量应用血浆和新鲜全血以预防凝血机制障碍，避免过度液体复苏逆转损伤收缩的血管，驱除凝血块，稀释凝血因子以及导致患者体温降低和诱发内脏水肿的可能性。在迅速外科治疗有保证的前提下，倾向低血压状态的复苏作为减少过多液体复苏的一种策略。如果发现明确出血部位，按计划实施紧急手术治疗时，可启动静脉输液复苏，但不进行大量液体输入，除非有确切证据表明脑灌注不足。液体复苏的目标是使血压达到100 mmHg，因为90 mmHg的收缩压可能代表的不是循环衰竭的开始，而是严重的生理失代偿的表现。

输液亦可作为判断血液动力学是否稳定的试验，从而对患者进行管理分类：①对静脉输液反应有效者，提示没有进行性出血，通常不需急诊手术治疗。②在输液开始阶段反应有效，之后衰退，则患者需要监护、治疗和观察。③对积极输液无反应者，意味持续休克并有进行性大量血液丢失，需要紧急手术。

第二节 颅脑损伤

颅脑损伤（craniocerebral trauma，head injury）多见于交通、工矿等事故，自然灾害，爆炸、火器

伤、坠落、跌倒以及各种锐器、钝器对头部的伤害。其发生率占全身损伤的 15%～20%，仅次于四肢损伤，常与身体其他部位的损伤复合存在，其致残率和致死率均居首位。

颅脑损伤可分为头皮损伤（scalp injury）、颅骨损伤（skull injury）与脑损伤（brain injury），三者可单独发生，也可合并存在。脑损伤又可分为原发性脑损伤和继发性脑损伤。原发性脑损伤指暴力作用于头部时立即发生的脑损伤，主要有脑震荡、脑挫裂伤及原发性脑干损伤等。继发性脑损伤指受伤一定时间后出现的脑受损病变，主要有脑水肿和颅内血肿。

一、病情评估与判断

（一）头皮损伤

头皮损伤可分为头皮血肿、头皮裂伤和头皮撕脱伤。其中，头皮血肿按血肿出现于头皮内的具体层次可分为皮下血肿、帽状腱膜下血肿和骨膜下血肿 3 种。皮下血肿体积小、压痛明显，有时因血肿周围组织肿胀隆起，中央凹陷，误认为颅骨凹陷骨折。帽状腱膜下血肿因该层组织疏松可蔓延至全头部。骨膜下血肿多局限于某一颅骨范围内，以骨缝为界。头皮裂伤时，由于头皮血管丰富，出血较多，可引起失血性休克。头皮撕脱伤多因发辫受机械力牵扯，使大块头皮自帽状腱膜下层或连同颅骨骨膜被撕脱所致，可导致失血性或疼痛性休克。

（二）颅骨损伤

颅骨骨折指颅骨受暴力作用所致颅骨结构改变。颅骨骨折的伤者，不一定都合并严重的脑损伤；没有颅骨骨折的伤者，也可能存在严重的脑损伤。颅骨骨折按骨折部位分为颅盖骨折与颅底骨折；按骨折形态分为线形骨折与凹陷骨折；按骨折与外界是否相通，分为开放性骨折与闭合性骨折。其临床表现如下。

1. 线形骨折 颅前窝骨折有鼻出血、眶周广泛淤血斑（"熊猫眼"征）以及广泛球结膜下淤血斑等表现，也可累及嗅神经或视神经；颅中窝骨折有鼻出血或脑脊液鼻漏、耳漏，常合并面神经和听神经的损伤；颅后窝骨折多在伤后 1～2 d 出现乳突部皮下淤血斑（Battle 征）。

2. 凹陷骨折 成人凹陷骨折多为粉碎性骨折，婴幼儿可呈"乒乓球"凹陷样骨折。如骨折片压迫脑重要部位可引起神经功能障碍，如偏瘫、癫痫等；合并脑损伤可导致颅内压增高；开放性骨折的碎骨片易导致感染，硬脑膜破裂可有脑脊液溢出。

（三）脑震荡

主要症状是受伤当时立即出现短暂的意识障碍，可为神志不清或完全昏迷，常为数秒或数分钟，一般不超过半小时。清醒后大多不能回忆受伤当时乃至伤前一段时间内的情况，可有头痛、头昏、恶心、呕吐等症状，短期内可自行好转。神经系统检查无阳性体征，CT 检查无异常发现。

（四）脑挫裂伤

1. 概述 脑挫裂伤指主要发生于大脑皮质的损伤。脑挫伤指脑组织遭受破坏较轻，软脑膜尚完整者；脑裂伤指软脑膜、血管和脑组织同时有破裂，伴有外伤性蛛网膜下腔出血，两者常同时并存，合成为脑挫裂伤。脑挫裂伤的继发性改变脑水肿和血肿形成具有重要的临床意义。

2. 临床表现 伤后立即出现意识障碍，绝大多数在半小时以上，重症者可长期持续昏迷。少数患者可不出现早期意识障碍。运动区损伤出现锥体束征、肢体抽搐或偏瘫，语言中枢损伤出现失语等。继发脑水肿或颅内血肿出现颅内压增高与脑疝，表现为头痛、恶心、呕吐，意识障碍或瘫痪程度加重，血压升高、心率减慢、瞳孔不等大以及锥体束征等。

3. 辅助检查

(1) 颅骨 X 线平片：可有颅骨骨折，其中凹陷骨折常合并有脑挫裂伤。

(2) 脑脊液动力学检查：颅内压正常或增高，伴有蛛网膜下腔出血的患者脑脊液多呈血性。

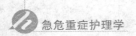

（3）CT检查：不仅可了解脑挫裂伤的具体部位、范围及周围脑水肿的程度，还可了解脑室受压及中线结构移位的情况。

（五）原发性脑干损伤

单独的原发性脑干损伤较少见，常与弥散性脑损伤并存。主要表现为受伤当时立即昏迷，昏迷程度较深，持续时间较长。瞳孔不等、大小多变，对光反射无常；出现病理反射、中枢性瘫痪及去大脑强直等。累及延髓时，可出现严重的呼吸循环功能紊乱。

（六）颅内血肿

外伤性颅内血肿是颅脑损伤中最多见、最危险的继发性病变，其严重性在于可引起颅内压增高而导致脑疝。早期及时处理，在很大程度上可改善预后。

按血肿的来源和部位可分为硬脑膜外血肿、硬脑膜下血肿和脑内血肿。按血肿引起颅内压增高或早期脑疝症状所需时间分为：3 d 以内者为急性型，3～21 d 以内为亚急性型，超过 21 d 为慢性型。

1. 硬膜外血肿临床表现

（1）意识障碍：由原发性脑损伤和血肿引起的脑疝所致。典型的意识障碍是当原发性脑损伤很轻导致昏迷时间较短，而后经过一段意识清楚时期，又称为"中间清醒期"，之后由于脑疝再次出现意识障碍，并逐渐加重。如果原发性脑损伤较重，或血肿形成较迅速，也可能不出现中间清醒期。少数患者可无原发性昏迷，只是在血肿引起脑疝时才出现意识障碍。

（2）颅内压增高：逐渐加重的头痛、恶心和呕吐。

（3）锥体束征：一侧肢体肌力减退并出现进行性加重，考虑为血肿引起脑疝或血肿压迫运动区所致。去大脑强直为脑疝晚期表现。

（4）瞳孔改变：小脑幕切迹疝时患侧瞳孔可表现为进行性扩大、对光反射消失、眼睑下垂以及对侧瞳孔随之扩大。

（5）生命体征：进行性的血压升高、心率减慢和体温升高。

2. 硬脑膜下血肿临床表现　急性硬脑膜下血肿如脑挫裂伤较重或血肿形成速度较快，表现为意识障碍进行性加重，无中间清醒期或意识好转期表现，颅内压增高与脑疝的其他征象也多在 1～3 d 内进行性加重。慢性硬脑膜下血肿患者可有慢性颅内压增高的症状，如头痛、恶心、呕吐和视神经乳头水肿等；并有局灶神经症状和体征，如偏瘫、失语和癫痫等；一些患者还可有智力障碍、记忆力减退和精神失常的表现。

3. 脑内血肿临床表现　以进行性意识障碍加重为主，若血肿累及重要脑功能区，可出现相应的神经系统表现。

二、救治与护理

（一）急救处理原则

脑损伤的处理需要涉及的问题很多，重点是颅内血肿的早期发现和处理，脑疝的预防和早期发现。对原发性脑损伤的处理除了病情观察以外，主要是对症治疗昏迷、高热等病症，预防并发症，防止对脑组织和机体的进一步损害。

1. 头皮损伤　较小的头皮血肿可在 1～2 周左右自行吸收，巨大的血肿可能需 4～6 周才能吸收。采用局部适当加压包扎，防止血肿的扩大。一般不采用穿刺抽吸，防止发生感染。

处理头皮裂伤时着重检查有无颅骨和脑损伤，对头皮裂伤本身除按照压迫止血、清创缝合原则外，尚应注意以下两点：①需检查伤口深处有无骨折或碎骨片，如果发现有脑脊液或脑组织外溢，须按开放性脑损伤处理。②头皮血供丰富，其一期缝合的时限可放宽至 24 h。

头皮撕脱伤的治疗应在压迫止血、防治休克、清创、抗感染的前提下，行植皮术。

2. 颅骨损伤 颅底骨折本身不需要特殊治疗,应着重观察有无脑损伤及处理脑脊液漏、脑神经损伤等并发症。对凹陷骨折如有脑损伤导致颅内压增高,有脑疝可能者;骨折片压迫引起神经功能障碍者应考虑手术治疗。开放性骨折应及时手术清创,并给予预防性抗感染治疗。

3. 脑损伤 原发性脑损伤以非手术治疗为主,减轻脑损伤后的病理生理反应,营养对症处理,积极预防治疗脑水肿,促进脑功能康复。对于重度脑挫裂伤经上述治疗无效或出现脑疝时,应作脑减压术或局部血肿清除术。

对于一部分颅内血肿的患者,需要在严格观察及监测下,应用脱水等非手术治疗。并作好随时手术的准备,如备皮、备血等,一旦有手术指征,须尽早手术。颅内血肿的手术指征为:①意识障碍程度逐渐加深。②有局灶性脑损害体征。③虽无明显意识障碍或颅内压增高症状,但 CT 示血肿较大(幕上者>40 ml,幕下者>10 ml),或中线结构有明显移位(移位>1 cm)、脑室或脑池受压明显者。常用的手术方式有血肿清除术、去骨瓣减压术、钻孔冲洗术和脑室引流术。

(二)急救护理措施

1. 即刻处理措施 ①保持呼吸道通畅,及时清除呼吸道分泌物,呕吐时将头偏向一侧以免误吸。必要时安置口咽通气管或气管插管。②遵医嘱给予吸氧。③迅速建立静脉通路,遵医嘱给予脱水治疗。④注意保证安全,躁动的患者给予适当的肢体约束。⑤需要时,置患者于心电、血压、呼吸、血氧饱和度监护下。⑥配合医师妥善处理伤口,迅速止血,加压包扎,防止伤口感染。⑦如需进行手术治疗,应迅速做好备皮、备血、导尿等术前准备。

2. 遵医嘱给予药物治疗

(1)脱水疗法:常用的药物为甘露醇、呋塞米及白蛋白等。20%甘露醇成人每次 250 ml 静脉快速滴注,于 15~30 min 内滴完,依病情轻重每 6、8 或 12 h 重复一次。与呋塞米联合应用可增强疗效,两者可同时或交替使用。白蛋白与呋塞米联合应用,可保持正常血容量,不引起血液浓缩。在应用脱水疗法的过程中,注意补充液体与电解质,观察尿液的颜色及量,监测血电解质及肾功能。

(2)激素:皮质激素用于重型脑损伤,其防止脑水肿的作用不甚确定。一般使用地塞米松 5 mg 肌注,6 h 一次,或 20 mg/d 静脉滴注。用药期间可能发生消化道出血或加重感染,宜同时使用 H_2 受体拮抗剂及抗生素。

3. 严密观察病情变化 早期发现脑疝,判断疗效和及时改变治疗方法。

(1)意识:意识障碍的程度可视为脑损伤的轻重。传统意识分为 5 个阶段,即意识清楚、模糊、浅昏迷、昏迷和深昏迷。近年来多采用国际通用的格拉斯哥昏迷量表评分法(Glasgow coma scale,GCS)从睁眼、语言和运动 3 个方面来评判患者的意识情况。GCS 最高为 15 分,表示意识清楚;8 分以下为昏迷;最低为 3 分(表 6-4)。

表 6-4 格拉斯哥昏迷量表评分

睁眼	得分	语言反应	得分	运动反应	得分
				遵嘱运动肢体	6
		回答切题	5	对疼痛有目的的运动	5
自动睁眼	4	回答不切题	4	疼痛刺激肢体回缩	4
遵嘱睁眼	3	胡言乱语,不能对答	3	疼痛刺激躯体屈曲	3
疼痛刺激睁眼	2	只能发音	2	疼痛刺激躯体过伸	2
不能睁眼	1	不能发音	1	疼痛刺激无反应	1

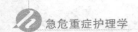

（2）瞳孔变化：小脑幕切迹疝早期患侧动眼神经因牵扯受到刺激，患侧瞳孔可先缩小，对光反射迟钝；随着动眼神经和中脑受压，该侧瞳孔旋即表现进行性扩大、对光反射消失、睑下垂及对侧瞳孔亦随之扩大。原发性动眼神经损伤，在受伤当时瞳孔即扩大，且无进行性恶化表现。

（3）锥体束征：早期出现的一侧肢体肌力减退，如无进行性加重表现，可能是脑挫裂伤的局灶体征；如果是稍晚出现或早期出现而有进行性加重，考虑为血肿引起脑疝或压迫运动区所致。去大脑强直为脑疝晚期表现。

（4）生命体征：进行性的血压升高、心率减慢和体温升高。颞区的血肿大多先经历小脑幕切迹疝，然后合并枕骨大孔疝，故严重的呼吸循环障碍常在经过一段时间的意识障碍和瞳孔改变后发生；额区或枕区的血肿可不经历小脑幕切迹疝而直接发生枕骨大孔疝，一旦有了意识障碍，瞳孔变化和呼吸骤停几乎同时发生。

（5）颅内压增高三主征：患者出现剧烈头痛或烦躁不安症状，可能为颅内压增高或脑疝先兆；颅内压增高患者的呕吐呈喷射状；视神经乳头水肿为颅内压增高的重要体征。

4. 脑脊液漏的护理　①取头高位，将头抬高 15°～30°。②于鼻孔后及外耳道口放置干棉球，浸透后及时更换。根据棉球数估计脑脊液漏液量。③及时清除鼻前或外耳道内血迹及污垢，防止液体引流受阻而逆流。④禁忌作耳鼻道填塞、冲洗、滴药，严禁经鼻插胃管或行鼻腔气管插管。⑤避免打喷嚏、剧烈咳嗽或用力排便，以免脑脊液压力突然升高后又降低而使脑脊液发生逆流。

5. 并发症的预防和护理

（1）压疮：保持皮肤清洁，定时翻身，预防性地使用气垫床，严格地进行交接班。

（2）感染：长期留置尿管是引起泌尿系感染的主要原因。留置尿管的过程中，加强会阴部护理，夹闭导尿管并定时放尿以训练膀胱功能。加强呼吸道护理，定期翻身拍背，保持呼吸道通畅，防止呕吐物误吸引起窒息和呼吸道感染。

（3）消化道出血：因创伤应激或大量使用皮质激素引起的应激性溃疡所致。遵医嘱给予留置胃肠减压，使用 H_2 受体阻滞剂，局部使用正肾冰盐水和凝血酶。

（4）暴露性角膜炎：眼睑闭合不全者，给予眼药膏、眼罩覆盖保护角膜。

第三节　胸部创伤

胸部创伤是临床常见的外科急症，在严重创伤和多发伤中，胸部创伤的发生率仅次于四肢和颅脑创伤，约占 52.3%。胸部创伤在医院中只占伤员的 8%，是因为创伤后的严重病理生理改变使许多伤员未送到医院就已经死亡。因胸部创伤而死亡的占创伤的 1/4。胸腔为心脏、大血管、气管及肺等重要器官所在处，严重的胸部创伤将导致呼吸、循环功能障碍，若延误诊治或处理不当，可引起病情恶化，导致死亡。迅速正确的救护是提高严重胸部创伤抢救成功率的关键。

一、病因和分类

根据损伤是否造成胸膜腔与外界沟通，胸部创伤可分为开放性和闭合性损伤，开放性损伤包括穿入伤以及贯穿伤；根据暴力性质不同，胸部创伤可分为钝性伤和穿透伤；钝性伤多由挤压性、撞击性、冲击性等暴力所致，损伤机制复杂，多有肋骨骨折或胸骨骨折，常合并其他部位损伤。心肺组织广泛钝挫伤后激发的组织水肿常导致急性呼吸窘迫综合征、心力衰竭和心律失常。钝性伤患者多数不需要开胸手术。穿透伤多由火器或锐器暴力所致。损伤范围直接与伤道有关，器官组织裂伤所致的进行性出血是造成患者死亡的主要原因。

1. 肋骨骨折　常因外来暴力引起，有直接暴力（打击部位引起骨折）以及间接暴力（前后挤压胸部,骨折发生在侧肋)。常为闭合性损伤,第 4～7 肋骨长而薄,最易折断。多根肋骨骨折时,局部胸壁失去完整肋骨支撑,出现胸壁软化,称为"外伤性浮动胸壁",或称为"连枷胸"。浮动胸壁在呼吸时与其他部位的正常胸壁运动相反,即吸气时软化区胸壁内陷,呼气时外突,此种呼吸称为"反常呼吸"。

2. 气胸 气胸的形成多由于肺组织、气管、支气管、食管破裂,空气逸入胸膜腔,或因胸壁伤口穿破胸膜,胸膜腔与外界沟通,外界空气进入所致。

(1) 闭合性气胸:胸腔内压力低于大气压,伤口伤道已经闭合,胸膜腔与大气不相通,空气进入胸膜腔后使伤侧肺萎陷,伤侧胸内压增加可引起纵隔向健侧移位,使健侧肺也受到压缩;伤侧胸膜腔内负压消失使回心血量减少,导致不同程度的呼吸、循环障碍。

(2) 开放性气胸:外界空气经胸壁伤口或软组织缺损处,随呼吸自由地出入胸膜腔,导致伤侧胸腔负压消失,肺组织受压萎缩。在吸气时,空气经伤口进入胸腔,伤侧胸腔为正压,而健侧仍为负压,使得纵隔被推向健侧而压迫健侧肺组织,减少了通气量和换气面积。呼气时,伤侧胸腔内的空气经伤口逸出体外,纵隔又向伤侧移动,从而随着呼吸运动发生了纵隔的左右摆动,称为"纵隔扑动"。纵隔扑动或移位影响心脏功能和静脉回流,导致循环功能迅速发生严重紊乱。

(3) 张力性气胸:气管、支气管或肺损伤处形成活瓣,气体随每次吸气进入胸膜腔并积累增多,导致胸膜腔压力高于大气压,称为"张力性气胸",又称为"高压性气胸"。多见于胸壁闭合伤,常由肺裂伤以及气管、大支气管破裂所引起。伤侧肺严重萎陷,纵隔被明显推向健侧,健侧肺受压,腔静脉回流障碍,肺血流减少,引起严重的呼吸功能不全、低氧血症。张力性气胸是可迅速致死的危急重症。

3. 血胸 血胸是由于锐器损伤胸部或骨折断端刺破心脏、肺组织、肺内大血管及其分支引起胸膜腔内出血。按积血量多少可分为:①少量血胸:血量≤500 ml,一般无明显临床症状,X 线仅见肋膈角消失。②中等量血胸:血量达 500～1 000 ml,上界可达肺门平面。③大量血胸:血量＞1 500 ml,上界可达胸膜腔顶,严重的压缩肺可造成通气和换气功能的障碍,导致呼吸、循环障碍以及严重缺氧。

4. 创伤性窒息 当胸部与上腹部受到暴力挤压时,患者声门紧闭,胸腔内压力骤然剧增,右心房血液经无静脉瓣的上腔静脉系统逆流,造成末梢静脉及毛细血管过度充盈扩张并破裂出血。

5. 心脏损伤 可分为钝性心脏损伤与穿透性心脏损伤。钝性损伤多由胸部撞击、减速、挤压、高处坠落、冲击等暴力所致。钝性心脏损伤的严重程度与钝性暴力的撞击速度、质量、作用时间、心脏受力面积等有关。轻者为无症状的心肌挫伤。重者可发生心脏破裂,钝性心脏破裂伤员大多数死于事故现场。临床上最常见的是心肌挫伤;穿透伤多由锐器、刃器或火器所致。当致伤物和致伤动能较小时,心包与心脏裂口较小,心包裂口易被血凝块阻塞而引流不畅,导致心脏压塞,引起严重的循环障碍。如胸部创伤的患者处于休克状态,而无明显的失血指征时,应怀疑并发心包压塞。钝性或穿透性胸部创伤均可引起心脏及其冠状动脉破裂出血,急性挤压心脏,一般积血 150～250 ml 就可出现一系列病理生理改变和临床病征。如不及时处理,患者将在短期内死亡。

二、病情评估与判断

(一) 临床表现

1. 胸痛 是主要症状,疼痛多位于受伤部位,并有压痛,与呼吸运动、咳嗽、转换体位有关。

2. 呼吸困难 胸痛使呼吸运动受限,呼吸变浅、咳嗽无力,呼吸道分泌物增多、潴留,导致肺不张和肺部感染;肺挫伤导致的出血、淤血或大量血胸、气胸压迫引起肺萎缩;肋骨骨折产生反常呼吸运动影响肺功能。临床上表现为鼻翼煽动、烦躁不安、呼吸急促而浅、口唇发绀、"三凹征"等。严重者可发生呼吸窘迫综合征。

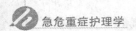

3. 咯血　胸部创伤患者出现咯血提示有肺与支气管损伤,肺爆震伤常咳出泡沫样血痰。伤后大量咯血伴气胸或皮下气肿时,应警惕气管和大支气管破裂的可能。

4. 皮下气肿和纵隔气肿　闭合性胸部创伤损伤气管、支气管、肺导致高压性气胸,高于大气压的胸内压,驱使气体经支气管、气管周围疏松结缔组织或胸膜裂口处,进入纵隔或胸壁软组织,形成纵隔气肿或面、颈、胸部的皮下气肿。压力越大,则与其相关的皮下气肿就越广泛,蔓延越快,表现程度越重。

5. 休克　胸腔内大出血引起的血容量骤降、胸腔内大量积气、心包内出血所致的急性心脏压塞、张力性气胸时阻碍静脉血回流等都可导致休克。患者表现为萎靡不振、烦躁不安、出冷汗、面色苍白、脉搏细速及血压下降等。

(二)辅助检查

1. 影像学检查

(1) X线检查:可明确有无肋骨骨折及骨折的部位、程度;对血气胸患者,可判断胸腔内气体、血液聚积情况和肺萎缩程度。

(2) CT扫描:可明确胸部创伤情况。

(3) 超声波检查:可探明胸腔内气体、液体的部位和范围,胸腔穿刺定位。超声心动图可检查出心包腔和心脏、大血管情况。

2. 诊断性穿刺　行胸腔穿刺或心包穿刺,抽出气体或不凝固血液,可明确诊断。

3. 纤维支气管镜和食管镜　可排除气管、支气管断裂和食管损伤。

4. 心血管造影　在高度怀疑有心脏大血管损伤而病情许可时,可行心血管造影检查,以明确相应诊断,为决定手术提供准确依据。

三、救治与护理

(一)急救处理原则

胸部创伤的救治原则是尽早纠正呼吸系统和循环系统功能紊乱,保持呼吸道通畅,给氧,控制外出血,补充血容量,镇痛,预防感染,适时进行胸腔穿刺、引流或开胸手术。严重胸部损伤时,以抢救生命为首要原则。

1. 连枷胸　多根或多处肋骨骨折形成连枷胸的患者,应尽快消除或减轻反常呼吸运动,以纠正低氧血症。可选用胸壁加压包扎固定法、牵引固定法、手术复位内固定或呼吸机内固定法。尽早纠正呼吸系统和循环系统功能紊乱。

2. 开放性气胸　尽快闭合伤口,把开放性气胸变为闭合性气胸,可选用大块多层无菌敷料或干净的衣物在患者深吸气末覆盖伤口,包扎固定牢靠,并进行胸穿,抽出积气或积血,安置胸腔闭式引流,使肺复张,防止呼吸、循环系统功能紊乱。保持呼吸通畅、给氧,清除呼吸道分泌物。

3. 张力性气胸　应迅速排气减压,在患侧锁骨中线第2肋间,用粗针头穿刺胸膜腔排气减压,有条件者应迅速行胸腔闭式引流术。闭合伤口,对开放性或吸吮性气胸的胸壁伤口,必须马上用大块敷料填压包扎,把开放性气胸变为闭合性气胸并进行胸穿,抽出积气或积血,安置胸腔闭式引流,使肺复张,防止呼吸、循环系统功能紊乱。

4. 胸部伤伴有出血休克　及时输血、止血。

5. 疼痛　镇痛、预防感染。

6. 血胸　少量血胸可暂时观察;中等量血胸应补充血容量,尽早行胸腔闭式引流;进行性血胸应及早剖胸探查止血;凝固性血胸可开胸清除血块。

7. 适时进行开胸手术　多发伤胸外伤手术指征:①大量血胸伴有休克,第一次闭式引流排空积血后,仍持续不断出血,1 h 超过 200 ml 以上,休克持续加重者。②胸壁有较明显通向胸腔的伤口。③持续大量漏气怀疑有气管支气管断裂者。④急性心包压塞。

(二)急救护理措施

1. **保持气道通畅,改善通气功能** ①如有窒息,首先清除口腔及气道的分泌物,给予氧气吸入,争取在短时间内使动脉氧分压达到 80 mmHg 以上。②如患者心脏停搏,应立即进行心肺复苏术。③如有反常呼吸影响呼吸功能时,可用大棉垫迅速固定伤处胸壁,减轻反常呼吸。④开放性、张力性气胸可迅速引起呼吸和循环功能紊乱,应及时进行处理,如一时找不到消毒敷料,应随手取物,甚至用手掌封堵伤口,等待进一步处理,如胸腔穿刺术、安置胸腔闭式引流等。⑤鼓励并协助患者进行有效咳嗽排痰,有气道分泌物潴留、误吸、呼吸衰竭的患者,必要时给予吸痰。⑥条件允许者,取半卧位,有利于呼吸、引流并减轻疼痛。

2. **纠正休克,快速补充血容量** ①建立两条静脉通路,及时抽血配血,遵医嘱尽早输血,必要时加压输血、输液;如果条件允许可做中心静脉压测定,作为指导输液的客观指标。②了解导致休克的原因,加强护理。③注意晶体液输入的量和速度,因挫伤的肺组织对晶体液输入量和输注速度十分敏感,过量过快易产生肺间质、肺泡水肿,而发生肺水肿甚至呼吸窘迫综合征。

3. **严密观察病情** ①根据病情,每 15～30 min 测 P、R、BP 一次,并详细记录。②注意患者面色、湿冷及神志等休克症状,如患者输液、输血后血压仍不回升,反而下降,应注意胸腔内有活动性出血或合并其他脏器破裂的可能,应及时报告医师迅速查明原因,对症处理。③严密观察呼吸频率、幅度以及缺氧症状,观察有无胸闷、气促、发绀、呼吸困难等症状;给予吸氧,血压平稳者取半卧位,以利于呼吸、排痰及胸腔引流。④观察胸部和腹部体征以及肢体活动情况,警惕复合伤。⑤密切观察尿量、尿色,给患者留置导尿管,每小时测量尿量,观察尿色,如尿量每小时<25 ml,尿色变深呈酱油色,说明有效循环血量仍不足,需加速输液、输血,并及时报告医师。

4. **迅速排出胸腔积血积气** 当患者胸腔内大量积血、积气,使气管移位,引起呼吸、循环衰竭,应在抢救休克同时立即给胸腔闭式引流并加强引流管的护理。

5. **观察胸腔内气体排出情况** 如 24 h 以后的时间内,平静呼吸时,引流管内仍有大量气体逸出,则考虑有支气管断裂或肺组织破裂的可能,如咳嗽或深呼吸时有大量气泡逸出,且水柱波动大,应考虑有肺泡破裂或胸腔内有大量残留气体的可能,如咳嗽时无气泡逸出,水柱波动不明显,听诊伤侧呼吸音清,表明伤侧肺组织膨胀良好,可考虑拔管。

6. **鼓励患者咳嗽、排痰** 经常变换体位,并轻叩患者背部,以利咳痰。亦可轻压患者气管,反射性地促使患者用力咳痰。咳嗽时可用双手按住患者的胸部两侧,使伤处固定,减少咳嗽时的疼痛。

7. **胸腔闭式引流的护理** 气胸引流胸管一般放置在锁骨中线第 2 肋间隙,血胸引流胸管放置在腋中线与腋后线间第 6 或第 7 肋间隙。引流管的侧孔应深入胸腔 2～3 cm。引流管外接闭式引流装置,保证胸腔内的气体、液体能通畅引流出胸腔,而外界的空气、液体不会吸入胸腔。

(1)保持引流管通畅、密闭:观察引流管是否通畅的最简单的方法是观察有无气体、液体排出,以及水封瓶中水柱的波动情况,一般水柱随着呼吸运动,水柱上下波动 4～6 cm。需要时,每 2 h 挤压引流管一次,以防血凝块阻塞。更换引流装置时,必须先双重夹闭引流管,以防空气进入胸膜腔。

(2)严格执行无菌操作规程,防止感染发生。

(3)观察和记录:观察胸腔内气体排出情况,引流液的量、颜色、性状和水柱波动范围,并准确记录。如引流量超过 200 ml/h,持续 3 h 以上或引流的血液很快凝固,应考虑有活动性出血的可能,应及时报告医师,采取相应措施。每次引流量不得超过 800 ml,以免纵隔移位。

(4)妥善固定引流管:引流管应妥善固定于床旁,运送患者时应双重夹管。

(5)促进肺扩张:鼓励患者进行有效咳嗽和深呼吸运动,利于积液排出,恢复胸膜腔负压,使肺扩张。

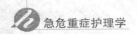

(6) 脱管处理：若引流管从胸腔滑脱，应立即用手捏闭伤口处皮肤，消毒处理后，用凡士林纱布封闭伤口，待医师进一步处理。

8. 术前准备　对需要紧急手术的患者，做好术前的皮肤准备，配血备血，备好心肺复苏的必要仪器和药品。

第四节　腹部创伤

腹部创伤是指由于各种原因所致的腹壁和(或)腹腔内器官损伤。多见于平时和战时，其发生仅次于肢体和头颈部创伤，其发生率在平时占各种损伤的 0.4%～2.0%。

造成腹部创伤死亡的主要原因是腹腔实质性脏器或大血管损伤引起的大出血，以及脏器破裂造成的腹腔感染。因此，早期正确的诊断和及时适当的处理，是降低腹部创伤死亡率的关键。由于诊治水平的不断提高，其死亡率已经逐渐下降至 3%～5%。伤后 2 h 内获得正确治疗者，90% 可望治愈，随着时间的延迟，死亡率明显增加。故要降低死亡率，首先要尽力缩短伤后至确定性手术时间，同时要提高抢救及诊治技术，防止漏诊。

一、病因

腹部损失的严重程度很大程度上取决于暴力的强度、速度、着力部位和作用方向等因素。它们还受到解剖特点、内脏原有病理情况和功能状态等内在因素的影响。当直接暴力作用于前腹壁，将腹部脏器向脊柱强烈挤压，可引起胃、小肠的损伤、系膜的撕裂伤、胰腺的挤压伤。作用于肋部时，可引起肋骨骨折、膈下的肝脾等实质性脏器失去胸廓的保护，受到挤压而破裂，或受骨折端穿入而发生损伤。由于肋弓具有一定的弹性，有时只随暴力方向内陷，可不发生折断，暴力作用消失后又恢复原位，外观可显示正常，但肝、脾等脏器可因挤压发生损伤。创伤也可因间接外力而发生，如从高处跳下两足落地时可发生腹内脏器撕裂伤。举重、搬运重物时，动作突然或过猛也可引起这种类型的损伤。

二、分类

腹部损伤根据腹壁有无伤口可分为开放性损伤和闭合性损伤两大类。开放性损伤多由锐器或火器所引起；根据腹膜是否破损，开放性损伤可分为为穿透伤(多伴有内脏损伤)和非穿透伤(偶伴内脏损伤)；闭合性损伤常因坠落、撞击、冲击、挤压、拳击等钝性暴力所致，损伤可仅局限于腹壁，也可同时兼有内脏损伤，但体表无伤口。开放性损失即使涉及内脏，其诊断常较明确，闭合性损伤体表无伤口，要确定有无内脏损伤，有时很困难。如果不能在早期确定内脏受损，很可能贻误手术时机而导致严重后果。

根据损伤的腹内器官性质可分为实质性脏器损伤和空腔脏器损伤。

1. 脾破裂　脾脏是实质性器官，是腹部内脏最容易受损伤的器官，占腹部损伤的 40%～50%。合并有血吸虫、疟疾等慢性病理改变时更易发生破裂。脾脏破裂 80% 由闭合性损伤造成，20% 由开放性损伤引起。临床上出现左下腹或左下胸疼痛伴呼吸时加重、恶心呕吐、脾浊音界扩大、腹内出血，严重者有休克表现。腹穿有不凝血、X 线、B 超、CT 检查可确诊。

2. 肝破裂　肝脏是体内最大的实质性脏器，含有丰富和重要的血管及肝管，组织脆弱，易受损伤而发生破裂。损伤后可引起严重出血，肝破裂占腹部损伤的 15%～20%，肝破裂无论在致伤因素和临床表现方面都和脾破裂极为相似，但因肝破裂后有胆汁流入腹腔，故腹痛和腹膜刺激征常较脾破裂伤者更为明显。一般病情凶险，常需要紧急手术。

3. 胰腺损伤　占腹部损伤的 1%～2%，胰腺损伤常为上腹部强力挤压暴力直接作用于脊柱所致。血淀粉酶和腹腔穿刺液的淀粉酶升高，有一定的诊断参考价值，B 超和 CT 检查可确定诊断。

4. 胃和十二指肠损伤　上腹或下腹部的穿透伤常导致胃损伤。若损伤未波及胃壁全层，可无明显症状。若全层破裂，立即出现剧烈腹痛及腹膜刺激征。肝浊音界消失，膈下有游离气体，胃管引流出血性物。十二指肠大部分位于腹膜后，与脊柱紧邻，位置深，周围有较多重要器官，解剖关系复杂。损伤后的诊断和治疗较为困难，手术中也易发生漏诊，术后并发症及死亡率较高。十二指肠损伤占腹部损伤的 3.7%～5%，伤后即刻发生右上腹或腰部持续痛且进行性加重，可向右肾、右肩、右会阴部放射痛。

5. 小肠破裂　小肠占据着中、下腹的大部分空间，易于损伤。小肠破裂后可在早起即产生明显的腹膜炎，腹腔穿刺可作出诊断。

6. 结肠破裂　结肠损伤发病率较小肠为低，绝大多数为开放性损伤，闭合性较少见，大多数伴有其他脏器损伤、腹膜炎表现，X 线检查提示游离气腹、腰大肌阴影消失。

7. 腹膜后血肿　80% 的腹膜后血肿是由于闭合性腹部损伤，如高空坠落、挤压伤所致，其中一半伴有骨盆骨折，CT 检查可以直接观察腹腔后血肿。

三、病情评估与判断

(一)临床表现

由于致伤原因及伤情不同，腹部损伤后的临床表现可有很大差异，从无明显症状体征到出现重度休克甚至处于濒死状态。单纯腹壁损伤的症状和体征一般较轻，可表现为局部压痛，皮下淤血、血肿。如果伤及内脏，可出现腹腔内出血和腹膜炎。

1. 腹痛　是腹部创伤后的最主要症状。疼痛最早最明显的部位常是损伤的部位，伤后患者出现持续性、剧烈腹痛，说明腹腔内有严重损伤。

2. 恶心、呕吐　空腔脏器，实质性脏器创伤均可刺激腹膜，引起反射性恶心、呕吐。细菌性腹膜炎发生后，呕吐是肠麻痹的表现，多为持续性；腹部损伤也可因胃肠道变位、扭转而引起呕吐。

3. 腹胀　腹胀常为较晚期表现，由于腹膜炎所致肠麻痹引起，腹膜后血肿由于刺激腹膜后内脏神经丛，也可反射性引起肠麻痹，腹胀和腰痛等症状。

4. 腹部压痛、反跳痛、腹肌紧张　除单纯脾破裂对腹膜刺激轻外，其他腹内脏器损伤有较明显的腹膜刺激征。压痛最明显处，往往是损伤脏器所在部位。

5. 肝浊音界消失　肝浊音界消失对闭合伤有诊断意义，多表示空腔脏器破裂，气体进入腹腔形成膈下积气。

6. 移动性浊音　腹腔内出血或膀胱破裂时叩诊有移动性浊音，破裂出血的脏器部位常可出现固定性浊音，为脏器附近积存凝血块所致。

7. 肠鸣音减弱或消失　早期由于反射性肠蠕动受抑制，晚期由于腹膜炎肠麻痹至肠鸣音减弱或消失。

8. 出血　肛门出血及便血是直肠肛管损伤的重要标志。出现血尿提示泌尿系统损伤。

9. 某些特殊的临床表现　右侧腹痛并伴有右侧大腿放射性疼痛以及睾丸剧痛、阴茎异常勃起，为腹膜后十二指肠损伤后肠内容物流入腹膜后间隙刺激腰神经或生殖神经所致。

(二)辅助检查

1. 实验室检查　红细胞、血红蛋白与血细胞比容下降，表示有腹腔内脏器破裂大量出血。空腔脏器破裂时，由于机体对创伤的应激反应，血白细胞总数及中性粒细胞升高。血尿是诊断泌尿系损伤的重要标志。胰腺损伤时，血、尿淀粉酶值升高。

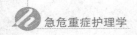

2. 影像学检查

(1)超声波检查：主要用于诊断肝、脾、胰、肾的损伤，在实质性脏器损伤尚无腹腔内出血的早期诊断优于腹腔穿刺。

(2)X线、CT、MRI检查：腹部X线检查胃肠道穿孔可发现膈下游离气体，CT扫描对实质性脏器损伤、腹膜后血肿、腹腔内游离气液体等准确性较高；MRI比CT有更高的诊断准确性。

3. 诊断性腹腔穿刺及灌洗　适用于闭合伤怀疑有腹腔内出血或空腔脏器穿孔者，其阳性率一般在90%以上。腹腔穿刺的穿刺点最多选于脐和髂前上棘连线的中、外1/3交界处或经脐水平线与腋前线相交处，穿刺部位选定后，让患者先排空膀胱并向穿刺侧侧卧5 min，用7～9号注射针头进行穿刺，穿刺时使患者向患侧卧位，吸出0.1 ml以上不凝血液为阳性，阳性结果有肯定的诊断价值，阴性结果则不能完全排除内脏损伤，必要时可变换部位再行穿刺。腹腔穿刺抽出的血液、胃肠内容物、胆汁、腹水、尿液等可判断是哪个脏器损伤，以协助诊断。对严重腹胀、晚期妊娠、广泛性肠粘连及躁动不能合作者，不宜做腹腔穿刺。腹腔灌洗适用于腹穿阴性而又怀疑腹内脏器损伤者。

4. 腹腔镜检查　能直接发现腹内脏器损伤情况、部位以及与周围脏器的关系，对早期诊断及鉴别诊断或治疗有较高价值。

5. 血管造影　腹腔动脉选择性造影能帮助确定脏器损伤、血管出血的部位。

四、救治与护理

(一)急救处理原则

1. 积极处理威胁生命的合并伤　维持呼吸循环功能，保持气道通畅。腹部有伤口时，应立即予以包扎。有内脏脱出者，不可随意回纳以免污染腹腔，可用消毒或清洁器皿或干净纱布覆盖保护，防止受压。

2. 迅速做好手术准备　一旦确定手术，应尽快施行。积极抗休克，快速输血、输液。实质性脏器破裂与腹膜后大血管损伤大出血休克患者，应在扩容抗休克同时进行手术，如等待血压回升后再行手术常延误抢救时机。

3. 抗感染　联合应用广谱抗菌药物，预防或治疗可能存在的腹腔内感染。

4. 禁食、胃肠减压　不给饮食以免有胃肠道穿孔而加重腹腔感染。抽吸胃内容物，观察有无出血，评价是否存在胃肠损伤。

5. 止血　采取有效的止血措施，如结扎出血血管等。

6. 剖腹探查术　剖腹探查手术包括探查、止血、修补、切除、清除腹腔内残留液和引流。对有明显的腹膜刺激征、腹腔灌洗阳性、膈下有游离气体、腹腔有移动性浊音怀疑有腹腔内出血、胃肠道有出血或胃管内抽出血液者，以及腹腔穿刺出气体、不凝血液、胆汁、胃肠道内容物者，一般主张尽早行剖腹探查术。

7. 其他　诊断未明确者禁止使用止痛剂，不随意搬动患者，以免加重病情。

(二)急救护理措施

1. 保持气道通畅　给予有效的呼吸支持，给予氧气吸入4～6 L/min。

2. 维持体液平衡，补充血容量　对有休克早期症状或休克者，快速建立两条以上静脉通路进行输液，根据医嘱快速输入平衡盐液，中等程度的腹部创伤，要较好地维持血压，在最初30～45 min内应输入1 000～2 000 ml晶体液，力争使收缩压维持在90 mmHg以上。做好输血准备，如失血达到1 000 ml或应用晶体液3～4 L后，必须输入一定数量的血液或血细胞。如持续大量快速输液仍不能维持血压，提示存在活动性出血，在纠正休克的同时应做好手术准备。输入的静脉最好先用上肢，因为在腹部创伤中，可能有下肢静脉系统的血管损伤，用下肢静脉输血有增加内出血的可能。

经静脉采血完成简单的血液检查,如全血细胞计数、血肌酐、电解质、淀粉酶、血糖以及血型和交叉配型试验。

3. 严密观察病情变化 注意观察脉搏、呼吸、血压、体温、神志、面色和末梢循环情况;观察腹部症状和体征;腹部疼痛的性质与持续时间;肝浊音界有无缩小或消失,有无移动性浊音,有无肠鸣音、排便及排气等;有无恶心、呕吐,呕吐物的性状、量及气味等。若患者腹痛缓解后又突然加剧,同时出现烦躁、面色苍白、肢端温度下降、呼吸及脉搏增快,血压不稳或下降等表现;腹腔引流管间断或持续引出鲜红血液;血常规检查示红细胞计数、血红蛋白和血细胞比容等降低;常提示腹腔内有活动性出血,应立即通知医师并协助处理。

4. 完成术前准备 如备血、备皮、放置胃管及留置尿管、各种药物过敏试验等。

5. 心理护理 腹部患者多表现为紧张、焦虑或恐慌,不知如何应对并担忧预后。护士在接诊时应主动给患者以关切、同情、加强与患者的交流和沟通,介绍辅助检查的目的以及手术治疗的必要性,取得患者的配合,使患者消除对手术及愈后的恐惧感,增强疾病治疗的信心。对病情危重者,应立即通知医师,优先就诊。

第五节 四肢、骨盆和脊柱损伤

外伤过程中,四肢受到各种超负荷的外力容易造成外伤性骨折,常伴有骨折周围软组织、血管和神经损伤。骨盆受到较大直接暴力创伤可发生骨盆骨折或脱位,多伴有并发症和多发伤。随着建筑业和交通运输业的不断发展,脊柱损伤的发生率也不断增加。脊柱损伤包括脊柱骨折和椎体脱位,占全身骨折的5%～6%。脊柱损伤后多数合并有脊髓损伤导致截瘫,使患者丧失全部或部分生活自理能力,并继发严重并发症甚至死亡,给家庭和社会带来沉重负担。

一、病情评估与判断

(一) 临床表现

1. 四肢损伤 根据受损的组织,分为软组织损伤与骨关节损伤。软组织损伤主要表现为局部肿胀、疼痛、压痛。骨关节损伤可有骨折、关节脱位、关节扭伤,可表现为疼痛、压痛、肿胀、肢体畸形、假关节活动、骨擦音或骨摩擦感等。

2. 骨盆骨折 局部肿胀、压痛、畸形、会阴部瘀斑、髋关节活动受限。骨盆骨折常伴有严重并发症,常较骨折本身更为严重,应引起重视。骨盆骨折后往往合并大出血,严重者可发生休克。可合并腹膜后血肿和腹腔内器官的损伤。实质脏器损伤为肝、肾与脾破裂,表现为腹痛与失血性休克;空腔脏器损伤指充气的肠曲穿孔或断裂,表现为急性弥漫性腹膜炎。尿道和膀胱损伤可出现血尿。直肠损伤较少见。

3. 脊柱损伤

(1) 单纯性脊柱骨折和椎体脱位:疼痛是主要表现,骨折椎体的棘突压痛,椎体压缩骨折或骨折脱位时常有后突畸形,有棘上韧带撕裂者该棘突间隙加宽并有压痛。脊柱骨折或脱位可因并发腹膜后的巨大血肿而表现出自主神经刺激征,肠蠕动减慢,出现腹痛、腹胀和胃肠功能紊乱等症状。由于颈椎骨折或脱位可导致高位截瘫,甚至影响呼吸中枢而死亡。

(2) 合并脊髓神经完全、不完全性损伤:①脊髓休克:损伤平面以下立即发生的完全性弛缓性瘫痪,各种反射、感觉、括约肌功能消失。一般在数小时内开始恢复,2～6周完全恢复,不留后遗症。②感觉障碍:脊髓完全性损伤在早期即出现损伤平面以下各种感觉如痛觉、温度觉、触觉及本体感觉消失;不完全性损伤如伤后不发生脊髓休克,视损伤程度在平面之下将保留部分感觉。③运动障碍:

脊髓完全性损伤在损伤平面以下的运动功能完全消失,但肌张力增高、反射亢进出现髌阵挛、踝阵挛及病理反射。④括约肌功能障碍:脊髓休克期表现为尿潴留。之后,若脊髓损伤在骶髓平面以上,形成自动反射膀胱,残余尿<100 ml,但不能随意排尿。若脊髓损伤平面在圆锥部骶髓或骶神经根损伤,则出现尿失禁、便秘和大便失禁。⑤反射活动:脊髓休克期过去后,瘫痪肢体的反射由消失逐渐转为亢进,两下肢张力弛缓转为痉挛。⑥自主神经功能紊乱:胸段以上的脊髓完全性损伤可出现损伤平面以下不出汗,患者可有高热现象;颈段脊髓完全性损伤者,由于周围血管的收缩功能丧失,可出现血压下降;胸中段以下的脊髓损伤患者,由于肠蠕动抑制,出现麻痹性肠梗阻症状,并可有肛门括约肌的痉挛性收缩或松弛。

(二)辅助检查

1. X线检查　可作为骨折的诊断性检查。X线片可了解骨折的类型和骨折端移位情况,对于骨折治疗具有重要指导意义。

2. CT检查　适用于细微骨折、可疑的骨折、X线平片不易显示的骨折,如寰椎骨折。增强造影能很好地了解脊髓与椎管的关系,了解骨折移位方向及与椎管相互关系,判定移位骨折块侵犯椎管程度和发现突入椎管的骨块或椎间盘。

3. MRI检查　能清晰显示关节内软组织结构如关节软骨、半月板、韧带、肌腱等。对判定脊髓损伤状况极有价值,可显示脊髓损伤早期的血肿、出血等,还可看到因脊髓损伤所表现的异常高信号。

4. 造影检查　尿道造影检查判断骨盆骨折有无尿道损伤和损伤的部位。

二、救治与护理

(一)急诊处理

对于四肢开放性损伤、血管神经损伤、脊柱骨折、脊髓损伤应在患者生命体征稳定后早期进行手术处理。生命体征稳定,最好于24 h内进行手术固定。

(二)急救护理措施

1. 即刻护理措施

(1) 如患者发生休克时,应迅速建立两条静脉通路,积极地抗休克治疗,补充血容量,改善血循环。输液途径不宜建立于下肢,应建立于上肢或颈部。

(2) 根据创伤的严重程度、骨折的部位和类型以及治疗方案选择合适的体位和患肢的固定位,尽可能减少不必要的搬动。凡怀疑有脊柱、脊髓损伤的患者,搬运前先固定,搬运时将伤者身体以长轴方向拖动,不可从侧面横向拖动。

(3) 遵医嘱给予吸氧、保持气道通畅。骨盆骨折休克的患者均有不同程度的低氧血症,因此,应给予低流量吸氧,以改善机体缺氧状态,提高抢救成功率。

(4) 需要时,置患者于心电、血压、呼吸和血氧监护下。

(5) 如需进行手术治疗,应迅速做好备皮、备血、导尿等术前准备。

2. 包扎　剪开骨折处衣物,观察伤情;发现伤口可用无菌敷料或当时认为最清洁的布类包扎,以免伤口进一步污染;若发现骨折断端外露,并已污染又未压迫重要血管、神经者,不应回纳,以免将污物带到伤口深处。应清创处理后,再行复位。若在包扎时,骨折端自行滑入伤口内,应作好记录,以便在清创时进一步处理。

3. 止血　开放性骨折,伤口出血绝大多数可用加压包扎止血,用绷带压迫包扎或压迫骨折最近的近端动脉即可止血。若为大血管出血,加压包扎不能止血时,可采用止血带止血。最好使用充气止血带止血,并应记录所用压力和时间。

4. 固定 固定是骨折急救的重要措施。凡疑有骨折者,均应按骨折处理。闭合性骨折者,急救时不必脱去患肢的衣裤和鞋袜,以免过多地搬动患肢,增加疼痛。若患肢肿胀严重,可用剪刀将患肢衣袖和裤脚剪开,减轻压迫。骨折有明显畸形时,并有穿破软组织或损伤附近重要血管、神经的危险时,可适当牵引患肢,使之变直后再行固定。

骨折急救固定的目的:①避免骨折端在搬运过程中对周围重要组织如血管、神经、内脏的损伤。②减少骨折端的活动,减轻患者疼痛。③便于运送。固定可用特制的夹板,或就地取材用木板、木棍或树枝等。若无任何可用的材料时,上肢骨折可将患肢固定于上胸部,下肢骨折可将患肢与对侧健肢捆绑固定。

5. 伤员搬运 搬运时应采用滚动法,将伤员移上担架。如考虑可能合并脊髓损伤应固定头颈部,保持其与身体纵轴成一直线,再搬运。

6. 病情观察

(1) 根据创伤的情况,估计患者的出血量,监测患者的生命体征变化,观察患者有无脉搏加快、细弱、皮肤湿冷、呼吸浅快、血压下降、毛细血管充盈缓慢、尿少、意识障碍等血容量减少的症状。

(2) 观察末梢血运:评估伤肢有无骨折远端脉搏减弱或消失,毛细血管充盈缓慢或消失,局部发凉、肿胀、发绀、皮肤感觉异常和运动障碍等。

(3) 对于骨盆骨折的患者应注意观察腹部情况,注意腹肌紧张度、腹部有无压痛、反跳痛、腹胀和肠鸣音减弱等。

(4) 如放置牵引,观察牵引的目的是否达到、牵引部位的皮肤是否出现破溃和压疮、牵引的重量是否合适。

7. 镇痛 创伤、骨折、手术、神经血管损伤、伤口感染、组织受压缺血等都会引起疼痛。一般骨折引起的疼痛在整复固定后可明显减轻,如固定不确切,则在移动肢体时疼痛加剧。根据疼痛程度,给予止痛药物,观察药物的效果及副作用。

8. 预防感染 按医嘱使用抗生素,严格按无菌操作原则更换敷料、清创伤口;每日监测体温。

9. 心理护理 四肢、骨盆和脊柱损伤常为意外创伤,剧烈疼痛刺激、活动受限和担心日后的恢复情况都会使患者出现焦虑、紧张甚至恐惧的心理。护士应关心患者,了解患者的心理活动,耐心解释,安慰并稳定患者,使其更好地配合治疗。

第六节 多 发 伤

多发伤是指在同一机械致伤因素(直接、间接暴力或混合性暴力)作用下,机体同时或相继遭受两种以上解剖部位或器官的较严重的损伤,至少一处损伤危及生命或并发创伤性休克。常见于车祸、坠落、碾压等,这类患者多数病情危重,需要医护人员紧密合作,及时予以治疗。复合伤是指两种或两种以上致伤因素同时或相继作用于人体所造成的损伤,所致机体病理生理紊乱常较多发伤更加严重和复杂,是引起死亡的重要原因。

一、多发伤的特点

多发伤伤情严重,可在短时间内致机体内生理失衡、微循环紊乱及严重缺氧等一系列影响组织细胞功能的循环和氧代谢障碍,处理不当可能迅速危及伤员生命。

1. 损伤机制复杂 同一患者可能有不同机制所致的损伤同时存在,如一交通事故患者可由撞击、挤压等多种机制致伤;高处坠落可同时发生多个部位多种损伤。

2. 伤情重、变化快 多发伤具有加重效应,总伤情重于各种脏器伤相加。伤情发展迅速、变化

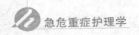

快,需要及时准确地判断与处理。

3. **生理紊乱严重**　由于多发伤伤情复杂,常累及多个重要脏器,可直接造成组织器官及功能损害。同时由于急性血容量减少,组织低灌注状态与缺氧等病理生理变化,多伴发一系列复杂的全身应激反应,以及脓毒症等引起组织器官的继发性损害,并相互影响,可导致多器官功能障碍综合征(MODS)。

4. **诊断困难,易漏诊、误诊**　因多发伤患者损伤部位多、伤情复杂、伤势重、病史收集困难,很容易造成漏诊与误诊。

5. **处理顺序与原则的矛盾**　严重多发伤常需手术治疗,由于创伤的严重程度、部位和累及脏器不同,对危及生命的创伤处理重点和先后次序也不一样。有时几个部位的创伤都很严重,多个损伤都需要处理,其先后顺序可能发生矛盾。

6. **并发症**　多发伤由于组织器官广泛损伤及破坏,失血量大,生理紊乱严重,容易发生各种并发症。同时机体免疫、防御系统功能下降,容易导致严重感染和脓毒症。

二、病情评估与判断

多发伤可发生在身体的任何部位,因此,在不耽误必要抢救时机前提下,要求以简便的诊断方法,在最短的时间内明确脑、胸、腹等部位是否存在致命性损伤。

1. **迅速判断伤员有无威胁生命的征象**　在抢救现场或伤员刚送到急诊室时,应首先对伤员进行快速全面的初步评估。注意患者的神志、面色、呼吸、血压、脉搏及出血情况,排除患者呼吸道梗阻、休克、大出血等致命征象。心搏呼吸骤停者,应立即进行心肺复苏。

(1) 确定气道是否通畅:气道阻塞的常见原因如下:①舌后坠。②脱落牙齿或异物。③面部或口腔出血。④呕吐物。⑤颌骨骨折。要特别注意,开放气道时,伤员有无颈椎损伤的可能性,避免过度伸屈颈部以免造成或加重脊髓损伤。

(2) 注意有无异常呼吸的存在:即张力性气胸、开放性气胸及有肺挫伤的连枷胸。回答下列问题:①伤员有无呼吸停止及气道阻塞的可能?②有无呼吸困难,程度如何?③是否清醒,有无误吸的可能?④两侧胸壁对称否,有无胸壁活动受限和反常呼吸?⑤胸部有无伤口、擦伤、瘀斑及范围,有无吸吮性伤口?

(3) 估计循环情况:有时时间不允许测量血压,要注意依据脉搏、肤色、毛细血管再充盈试验来估计血压和组织灌注情况。评估患者脉搏的强弱、部位、频率。判断血容量情况,脉搏比血压更敏感,如脉率>120 次/min,应考虑有血容量不足,但要除外情绪、疼痛和环境的影响。

(4) 迅速评估伤员的意识水平、瞳孔大小及对光反射:人体对休克的代偿首先是保证心脑灌注。因此,直到血压降至 30～50 mmHg 时,才出现脑灌注不足。如伤员出现烦躁不安或躁动不合作,这是血容量不足的早期表现。注意评估伤者双侧瞳孔的大小、是否等大及对光反射。瞳孔的变化是判断损伤后颅内压增高和脑疝形成的简单、迅速而可靠的指标之一。意识障碍的程度代表脑损伤的严重程度。如果伤者的清醒程度较低、瞳孔大小不一、对光反射迟钝,提示伤者出现脑部损伤,如脑出血或脑水肿。可应用 AVPU 法评估意识,即先迅速回答以下 4 个问题:A(alert):伤员是否完全清醒? V(vocal):伤员对语言是否有反应? P(pain):伤员对疼痛刺激有无反应? U(unresponsive):伤员是否对任何刺激都无反应?

2. **病史采集**　可询问患者、护送人员或事故目击者,必须问清受伤时间、受伤方式、撞击部位、落地位置、处理经过、上止血带时间、有否昏迷史等。不要遗漏有意义的细节。可先采集一些简单的但却非常有用的病史,如 AMPLE 病史:A=allergies(过敏反应);M=medications currently used(现时所服药物);P=past illness/pregnancy(既往史/怀孕);L=last meal(最后进食时间);E=events/environment related to the injury(与受伤有关的事故或环境)。

3. 体格检查　按照"CRASH PLAN"顺序检查,以免漏诊。其含义为 C＝心脏(cardiac)、R＝呼吸(respiration)、A＝腹部(abdomen)、S＝脊柱(spine)、H＝头部(head)、P＝骨盆(pelvic)、L＝四肢(limb)、A＝动脉(arteries)、N＝神经(nerves)。

4. 必要的辅助检查

(1) 穿刺:简单、快速、经济、安全,准确率达 90％,可反复进行,为胸腹创伤的首选方法。

(2) 诊断性腹腔灌洗:简便,可在床边进行,阳性率达 95％,可反复进行,用于腹部创伤。

(3) X 线:简便,无创,费用低。为骨与关节损伤的首选方法。

(4) B 超:简便,可在床边进行。对腹腔积血、实质性脏器损伤和心脏压塞准确性高,空腔脏器和腹膜后损伤准确性差。主要用于腹部创伤。

(5) CT:实质性脏器损伤可以定性,颅脑、胸腹创伤意义较大。但费用高、费时,用于血流动力学稳定患者。

(6) MRI:多角度、多层面成像,软组织分辨率极高。但操作复杂,费用高,金属异物影响检查。主要用于脑和脊髓伤。

(7) 血管造影:可以同时用于诊断和治疗,能够判定出血来源。在特定情况下有意义,用于腹部及盆腔创伤。

(8) 内镜技术:可以同时进行诊断和治疗,用于胸腹创伤。

三、救治与护理

(一)院外救护

多发伤的救治始于现场救护,包括防止进一步损伤、现场立即实施治疗、快速转运和对伤情进行评估四部分。

1. 防止进一步损伤　通过仔细处理和固定现存和潜在的损伤,达到预防再损伤及继发损伤的目的。对疑有骨折的患者,可利用夹板、木板、自身肢体等固定受伤的肢体,以减少伤肢血管和神经损伤,防止闭合性损伤转变为开放性损伤,同时减轻骨折断端的出血。对疑有脊柱骨折的患者应尽量避免移动,搬运时应采取滚动法或平托法,将伤员移上担架、木板或门板,以防造成继发性脊髓损伤。

2. 立即实施治疗　现场急救包括脊柱固定、气道管理、控制外出血。维持有效通气,必要时气管插管,吸氧应在转运前完成。对于张力性气胸,可用针头行胸腔穿刺排气以挽救生命。最有效的紧急止血法是加压于出血处。

3. 快速转运　多发伤伤员通常需手术处理,应尽量缩短转运途中时间,争分夺秒,在转运同时联系医院,以便医院急救人员、手术室、血库和重症监护室做好相应准备。

4. 伤情评估　运用修正创伤评分法(RTS)和 CRAMS 评分法迅速判断伤情严重程度,尽可能地将伤员分类,保证危重伤员的紧急救治。

(二)院内急救

急诊科抢救多发伤患者一般可按照 VPIC 程序进行,即维持有效气体交换(ventilation)、支持心泵(pulsation,搏动)、改善循环(infusion,灌注)、控制出血(control bleeding)等。

1. 维持有效气体交换

(1) 保持呼吸道通畅:开放阻塞气道是损伤处理最优先的策略。颅脑损伤后昏迷,舌根可下坠阻塞咽喉入口;颈部、面颊部损伤,血凝块和移位肿胀的软组织可阻塞气道;咽喉或气管的软骨骨折可引起气道狭窄;痰、呕吐物、泥土、义齿可阻塞气道。上述情况均可导致窒息,如不及时解除,会立即致死。因此,急救时应迅速除去阻塞气道的各种因素,保持气道通畅。昏迷患者放置口咽通气管,

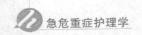

紧急情况下先行环甲膜穿刺术,在急诊科,建立人工气道最可靠的方法是气管插管,它能完全控制气道、防止误吸、保证供氧并便于给药。

(2)维持胸腔生理功能:及时处理开放性气胸、张力性气胸以及连枷胸等,以维持胸腔内负压和回心血量等。

(3)呼吸机控制呼吸:根据缺氧情况,及时调整呼吸机参数,以纠正缺氧,保障有效气体交换,改善呼吸功能。

2. 支持心泵 监测血压变化,若血压不稳定,在抗休克的同时,针对具体情况进行处理。

3. 输液、输血改善循环 低血容量性休克是多发伤的严重、潜在致死性并发症。为确保补液效果,应建立两条以上静脉通道,补充有效循环血量。小剂量高渗液(7.5%氯化钠200 ml)能迅速扩张血浆容量,直接扩张血管,改善心血管功能,在休克早期有较好的复苏效果。全血是抗休克最好的胶体液。其他胶体液如血浆、白蛋白、右旋糖酐等均可使用。晶体:胶体比例一般为2:1,严重大出血时可为1:1。

4. 止血 包括外出血、大量渗血以及胸、腹腔内大出血的止血等。当有明显外出血,如动脉出血时,应立即加压于出血处,压住出血伤口或近端的主要血管,必要时运用止血带或抗休克裤,抬高出血肢体。对于闭合性或开放性损伤造成的内出血,在大量输血、输液的同时,最重要的是应仔细寻找出血原因、出血点和判断出血量,可通过 CT 和诊断性腹腔灌洗实现。一旦出血点确定,应立即实施止血措施,必要时进行手术处理。

5. 进一步处理 多发伤患者在得到初步的复苏和生命支持后,生命体征相对平稳,再对颅脑损伤、胸部损伤、腹部损伤以及四肢、骨盆和脊柱损伤做进一步的检查,并进行相应的处理。

6. 持续监测 密切观察记录生命体征如呼吸、心率、脉搏、血压、瞳孔及意识状态,通常伤后 1 h 内至少每 15 min 监测一次,对于伤情不稳定者,需每几分钟就监测一次。出现生命体征的改变应及时通知医师。准确记录并报告液体摄入和排出量,尤其是出血量。定期检测实验室检查,如血红蛋白、动脉血气分析等。对于年老及伤前合并心肺系统疾病的患者,应进行中心静脉压监测,必要时安置 Swan-Ganz 导管以提高病情监测的针对性。

(三)急救护理措施

1. 创伤患者的评估 评估创伤患者可按 A~I 的顺序进行。A:评估气道同时保护颈椎(airway with simultaneous cervical spine protection);B:评估呼吸(breathing);C:评估循环(circulation);D:评估神经体征(disability);E:暴露伤者(exposure)、环境控制(environmental controls);F:测量生命体征(full set of vital signs)、辅助检查(focused adjuncts)、家属陪同(family presence);G:给予舒适措施(give comfort measures);H:评估病史(history)、由头至脚评估(head-to-toe assessment);I:检查背部(inspect posterior surfaces)。

2. 创伤患者的具体急救护理措施

(1)保持呼吸道通畅及充分供氧:在开放气道的基础之上,保证伤员有充足的氧气吸入,以改善气体交换,必要时上呼吸机辅助通气。吸除口腔异物。如患者呼吸频率>30 次/min,或有呼吸困难,应尽快行气管内插管的准备。如气管插管后呼吸困难仍不缓解,则可能有严重气胸、血胸或血气胸,应做好胸腔穿刺的准备与配合。

(2)配合迅速止血:开放性出血伤口用无菌敷料敷盖,加压包扎,压迫止血,变开放伤口为闭合伤口。抬高伤肢,增加回心血量。体内脏器大出血,在抗休克的同时,做好术前准备。备好各种夹板,固定骨折,控制休克,防止继发性损伤,如血管损伤。

(3)输液、输血扩充血容量及细胞外液:迅速建立 2~3 条静脉通道,以防患者休克失代偿后血压下降,静脉萎缩,而导致穿刺困难。静脉通道应选择上肢静脉、颈外静脉、锁骨下静脉等较大的静脉,以利于提高静脉输液速度。疑有骨盆骨折、腹部内脏出血损伤时不能从下肢静脉输液;不能在受伤肢体的远端输液。

（4）配血：静脉穿刺成功后，应立即常规采集血液标本，以便及时配血及进行生化、肾功能、血常规等检验。

（5）留置尿管、胃管与胸腔引流管的护理：抢救中一般均需留置尿管，观察尿液颜色、性质和量，目的是了解有效循环血量情况及有无泌尿系统损伤和损伤程度。疑有空腔脏器损伤需留置胃管做胃肠减压，并观察胃液颜色、性质和量。对合并气胸伤员，应及时协助医师行胸腔闭式引流术，减轻胸腔压力，改善肺气体交换功能，并严密观察引流液颜色及量。置管后要妥善固定，确保通畅。

（6）术前准备：在创伤急救中，一个关键的抢救阶段，是在伤后 1 h 内对伤员实施手术。因此，在抢救中应同时进行术前准备，如皮试、备血、备皮等，以赢得时间，减少并发症及后遗症的发生。

（7）重要脏器的功能监测：①循环系统的监测。②呼吸系统的监测：包括观察呼吸的频率、节律、幅度、口唇、末梢有无发绀，连续监测血氧饱和度，定时做动脉血气分析；如休克纠正，循环稳定，即使增加给氧浓度，但呼吸困难仍持续加重，应怀疑并发急性呼吸窘迫综合征（ARDS）；骨盆或长骨骨折后 24～48 h，患者出现呼吸困难、发绀，伴有氧分压下降和二氧化碳分压升高，意识模糊、嗜睡、发热、脉快，则应高度重视发生脂肪栓塞综合征（FES）。③神经系统的监测：合并颅脑损伤时，伤员意识由安静转为躁动，或由躁动转为沉睡，结合瞳孔变化，多考虑有继发颅内血肿、脑疝的可能。④肾功能监测：创伤后可能发生急性肾功能衰竭，应严密观察尿量及尿比重；24 h 尿量＜400 ml 或每小时尿量＜17 ml，尿比重低且固定在 1.010～1.020，如果静脉输入 5％葡萄糖或 5％右旋糖酐溶液 500 ml 后，尿量增加，比重降低，则提示肾功能尚无器质性病变，反之尿量不增，尿比重仍在 1.010，再加上肾功能检查异常和高钾、低钠、低钙等离子改变，则提示肾功能不全。

（8）心理护理：在抢救中，几乎所有患者均有不同程度的恐惧心理，迫切要求得到最佳治疗和护理。多发伤事件对患者是一种负性刺激，外伤、出血、疼痛和呼吸困难等症状以及各种监护和抢救仪器的使用都会导致患者恐惧和焦虑不安。因此，对意识清醒的患者，心理护理应贯穿在整个急救护理中。

复 习 题

【A 型题】

1. 患者，女性，36 岁，不慎从二楼窗口摔下，头先着地。体检发现：患者意识模糊，眶周青紫淤血，体温正常，最有可能发生：　（　）
　A. 颅前窝骨折　　　　B. 颅中窝骨折　　　　C. 颅后窝骨折
　D. 蛛网膜下腔出血　　E. 头皮损伤

2. 病情危重，最需紧急处理的颅脑损伤类型是：　（　）
　A. 脑震荡　　　　　　　　　B. 顶部的凹陷骨折，深度达 1.5 cm
　C. 颅底骨折引起外耳道出血　D. 头皮撕脱伤
　E. 颅内血肿并脑疝形成

3. 患者，男性，38 岁，诊断为外伤性颅内血肿，查体见右侧瞳孔散大，应立即给予：　（　）
　A. 头颅 CT 扫描，明确血肿部位　B. 快速静点甘露醇
　C. 尽快钻孔探查血肿　　　　　　D. 气管切开防止脑缺氧
　E. 脑室穿刺放脑脊液

4. 关于脑脊液漏的护理措施不正确的是：　（　）
　A. 清除外耳道内血迹　　B. 防止便秘及上呼吸道感染　　C. 禁止腰穿

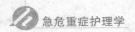

D. 床头抬高 15°～30°　　　　　　E. 鼻孔填塞压迫止血

5. 多根多处肋骨骨折患者发生胸壁软化,急救方法正确的是: 　　　　　　(　)

 A. 止痛　　　　　　　　　　B. 吸氧　　　　　　　　　C. 肋骨牵引固定

 D. 加压包扎固定胸壁　　　　E. 止血治疗

6. 开放性气胸患者现场急救措施正确的是: 　　　　　　　　　　　　　(　)

 A. 立即清创　　　　　　　　B. 迅速封闭伤口　　　　　C. 应用抗生素

 D. 吸氧　　　　　　　　　　E. 迅速补液

7. 若胸腔闭式引流管从胸腔脱出后,应首先: 　　　　　　　　　　　　(　)

 A. 捏紧导管　　　　　　　　　　　　　B. 将引流导管重新放入胸腔

 C. 双手捏紧放置引流导管皮肤处　　　D. 更换引流导管

 E. 不需处理

8. 张力性气胸患者的急救处理措施正确的是: 　　　　　　　　　　　　(　)

 A. 吸氧　　　　　　　　　　B. 输液　　　　　　　　　C. 排气、减压

 D. 抗休克治疗　　　　　　　E. 气管插管

9. 提示胸腔内有进行性出血的临床表现是: 　　　　　　　　　　　　　(　)

 A. 患者血压为 120/80 mmHg　　B. 中心静脉压为 10 cmH$_2$O

 C. 尿量每小时 50 ml　　　　　　D. 术后每小时引出血性液体>200 ml,连续 3 h

 E. 患者面色苍白、脉搏细速

10. 患者,男性,28 岁,右胸部受伤后 3 h,心率 133 次/min,血压 85/50 mmHg,听诊右肺呼吸音减弱,胸片示右侧胸膜腔大量积液,纵隔向左移位,胸膜腔穿刺抽出血液,但很快凝固,红细胞计数明显降低。此时应采取的主要治疗措施为: 　　　　　　　　　　　　　　(　)

 A. 应用止血药　　　　　　　B. 应用大量抗生素　　　　C. 剖胸探查

 D. 继续观察　　　　　　　　E. 补液治疗

11. 胸部损伤的主要症状是: 　　　　　　　　　　　　　　　　　　　(　)

 A. 呼吸困难　　　　　　　　B. 咳痰带血　　　　　　　C. 胸痛

 D. 发热　　　　　　　　　　E. 心率增快

12. 最常见的胸部损伤是: 　　　　　　　　　　　　　　　　　　　　(　)

 A. 肋骨骨折　　　　　　　　B. 气胸　　　　　　　　　C. 血胸

 D. 创伤性窒息　　　　　　　E. 心脏损伤

13. 下列关于胸腔闭式引流的护理叙述正确的是: 　　　　　　　　　　(　)

 A. 水封瓶的长管应置于液面下 8～10 cm

 B. 正常情况下,水封瓶中水柱的波动范围是 4～6 cm

 C. 为保持引流通畅,术后初期每 30～60 min 挤压引流管 1 次

 D. 更换引流瓶时需用 1 把止血钳夹闭引流管

 E. 引流瓶每 2 天更换 1 次

14. 胸部损伤的救治原则正确的是: 　　　　　　　　　　　　　　　　(　)

 A. 纠正酸碱平衡紊乱　　　　B. 纠正水电解质失调　　　C. 给予脱水利尿剂

 D. 给予输血、止痛　　　　　E. 纠正循环、呼吸功能障碍

15. 纵隔摆动主要发生在: 　　　　　　　　　　　　　　　　　　　　(　)

 A. 胸部挤压伤　　　　　　　B. 多发性肋骨骨折　　　　C. 闭合性气胸

 D. 张力性气胸　　　　　　　E. 开放性气胸

16. 发生创伤性窒息的主要原因是: 　　　　　　　　　　　　　　　　(　)

A. 强大冲击波的超压和动压　　　B. 缺氧　　　　　　　　　　　C. 胸腔内压骤然升高

D. 胸部受到撞伤　　　　　　　　E. 多发肋骨骨折

17. 患者,男性,45 岁,从 2 m 高处摔下,右胸着地。体格检查:神清,呼吸 34 次/min,心率 100 次/min,血压 130/75 mmHg,右胸壁畸形,无伤口,出现反常呼吸,双肺呼吸音粗,无干湿啰音,身体其余部分无损伤。现场急救时最重要的处理措施是: （　　）

A. 行气管切开术　　　　　　　　　　　　B. 加压包扎,迅速消除反常呼吸

C. 给氧、镇静、止痛治疗　　　　　　　　D. 行气管插管、人工辅助呼吸

E. 静脉输液治疗

18. 患者,男性,22 岁,2 h 前被刺伤左胸,血压 80/50 mmHg,心率 120 次/min,伤口不断有血液流出,快速输入血浆代用品及血液制品 1 000 ml 后,血压未见改善。目前应采取的抢救措施是: （　　）

A. 内科医生会诊,纠正休克　　　　　　　B. 心电图检查,排除心脏疾患

C. 缝合伤口,加压包扎　　　　　　　　　D. 体外心脏按压,增加心搏出量

E. 继续输血补液,立即准备开胸探查止血

19. 肋骨骨折最常见于: （　　）

A. 1～3 肋　　　　　　　　　B. 4～7 肋　　　　　　　　　C. 8～10 肋

D. 11～12 肋　　　　　　　　E. 肋弓

20. 患者,男性,30 岁,右胸外伤后 2 h,呼吸困难,气管左移,右侧呼吸音消失,叩诊右胸部实音,最可能的诊断是: （　　）

A. 血胸　　　　　　　　　　　B. 肋骨骨折　　　　　　　　　C. 脓胸

D. 肺栓塞　　　　　　　　　　E. 张力性气胸

21. 一体操运动员练习高低杠时突感上腹疼痛,2 h 后疼痛加剧,右上腹疼痛明显,且有对应部位背部疼痛,有血性呕吐物,X 线见腹膜后有气体,最可能的诊断是: （　　）

A. 肝破裂　　　　　　　　　　B. 胆囊破裂　　　　　　　　　C. 右肾破裂

D. 十二指肠破裂　　　　　　　E. 腹膜后血管破裂

22. 患者,男性,20 岁,1 h 前被刀刺伤,体格检查:血压 60/50 mmHg,面色苍白,呼吸困难,颈静脉怒张,呼吸音尚好,心音遥远,创口位于左锁骨中线第 4 肋间,最可能的诊断是: （　　）

A. 肺损伤　　　　　　　　　　B. 开放气胸　　　　　　　　　C. 心包积血

D. 张力气胸　　　　　　　　　E. 血胸

23. 张力性气胸患者出现休克,急救措施应首选: （　　）

A. 输血　　　　　　　　　　　B. 用升压药　　　　　　　　　C. 抗休克同时开胸探查

D. 患侧胸腔排气减压　　　　　E. 气管插管辅助呼吸

24. 脾破裂患者需进行的手术类型是: （　　）

A. 急诊手术　　　　　　　　　B. 择期手术　　　　　　　　　C. 限期手术

D. 美容手术　　　　　　　　　E. 抗炎治疗

25. 胃肠道手术患者术前禁食的主要原因是: （　　）

A. 避免影响手术视野　　　　　　　　　　B. 预防麻醉中呕吐造成窒息

C. 促进术后肠蠕动恢复　　　　　　　　　D. 预防术后腹胀　　　　　　　E. 避免排便

26. 腹膜炎最主要的体征是: （　　）

A. 腹胀　　　　　　　　　　　B. 腹式呼吸减弱或消失　　　　C. 压痛、反跳痛、肌紧张

D. 肠音减弱或消失　　　　　　E. 恶心呕吐

27. 腹部创伤伴有休克的患者到达急诊后,首先应: （　　）

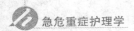

A. 立即请急会诊

B. 立即行 X 线、B 超检查,确定伤情

C. 立即建立静脉通道,补充血容量

D. 应用血管活性药物

E. 立即做好术前准备

28. 腹部创伤患者最主要的临床表现是: （ ）

　　A. 腹痛　　　　　　　　　　B. 恶心、呕吐　　　　　　　　C. 肠鸣音减弱或消失

　　D. 发热　　　　　　　　　　E. 腹胀

29. 发生腹部闭合性损伤时,最易受损的实质性脏器是: （ ）

　　A. 肝　　　　　　　　　　　B. 脾　　　　　　　　　　　　C. 肾

　　D. 胰　　　　　　　　　　　E. 膈

30. 鉴别腹腔实质性脏器与空腔脏器破裂的最主要依据是: （ ）

　　A. 腹痛性质　　　　　　　　B. 腹膜刺激征程度　　　　　　C. 腹部损伤程度

　　D. 腹腔穿刺液的性质　　　　E. 影像学检查结果

31. 腹部损伤合并失血性休克患者的处理原则是: （ ）

　　A. 给予止血药物　　　　　　B. 快速补充液体　　　　　　　C. 应用抗生素控制感染

　　D. 输新鲜血　　　　　　　　E. 治疗休克同时手术探查止血

32. 腹部损伤伴有少量肠管脱出时,首要的急救措施是: （ ）

　　A. 迅速将肠管还纳腹腔　　　B. 用消毒纱布覆盖包扎　　　　C. 用凡士林纱布覆盖包扎

　　D. 用盐水纱布覆盖包扎　　　E. 用消毒或清洁器皿覆盖并包扎

33. 腹部损伤时,应优先处理的合并症是: （ ）

　　A. 窒息　　　　　　　　　　B. 气胸　　　　　　　　　　　C. 昏迷

　　D. 出血　　　　　　　　　　E. 休克

34. 诊断腹腔内脏损伤最有价值的方法是: （ ）

　　A. 超声波检查　　　　　　　B. 腹腔穿刺、腹腔灌洗术　　　C. 腹部压痛

　　D. X 线扫描　　　　　　　　E. 同位素扫描

35. 腹部闭合性损伤诊断的关键在于确定有无: （ ）

　　A. 休克　　　　　　　　　　B. 脏器损伤　　　　　　　　　C. 腹壁损伤

　　D. 腹膜后血肿　　　　　　　E. 颅脑损伤

36. 腹部闭合性损伤胃破裂,最有诊断价值的临床表现是: （ ）

　　A. 白细胞计数及中性粒细胞数增高　　　　B. 腹部肌紧张及反跳痛

　　C. 有固定压痛点　　　　　　　　　　　　D. 膈下游离气体

　　E. 超声波测出腹腔内有积液

37. 患者被汽车撞伤后右上腹剧痛,呼吸 36 次/min,脉搏 100 次/min,血压 90/65 mmHg,目前的治疗应禁用: （ ）

　　A. 异丙嗪　　　　　　　　　B. 吗啡　　　　　　　　　　　C. 地西泮(安定)

　　D. 山莨菪碱(654 - 2)　　　　E. 苯巴比妥(鲁米那)

38. 腹腔穿刺的穿刺点一般选择: （ ）

　　A. 脐与髂前上棘连线的中、外 1/3 交界处

　　B. 脐与髂前上棘连线的中、外 2/3 交界处

　　C. 脐与耻骨联合连线的中、外 1/3 交界处

　　D. 脐与耻骨联合连线的中、外 2/3 交界处

E. 脐与肋弓下缘连线的中、外 1/3 交界处

【填空题】

1. 创伤评分中的 CRAMS 评分是指从 _____、_____、_____、_____ 和 _____ 进行评分。

2. 颅脑损伤可分为 _____、_____ 和 _____,三者可单独发生,也可合并存在。

3. Glasgow 昏迷评分法从 _____、_____ 和 _____ 三方面来评判患者的意识情况。GCS 最高为 _____ 分,表示意识清楚,_____ 分以下为昏迷。

4. _____ 是颅脑损伤中最多见、最危险的继发性病变,其严重性在于可引起颅内压增高而导致 _____。

5. 肋骨骨折最常见于第 _____。

6. 张力性气胸时应迅速排气减压,在患侧 _____ 用粗针头穿刺胸膜腔排气减压,有条件者应迅速行胸腔闭式引流术。

7. 气胸可分为 _____、_____ 和 _____。

8. 气胸引流胸管一般放置在 _____,血胸引流胸管放置在 _____。

9. 抗休克补液治疗时 _____ 是最好的胶体液,其他胶体液如血浆、白蛋白、右旋糖酐等均可使用。

10. 骨盆或长骨骨折后 24～48 h,患者出现呼吸困难、发绀、意识模糊、嗜睡、发热、脉快,则应高度考虑是否发生 _____。

【名词解释】

1. 多发伤   2. 连枷胸

【简答题】

1. 简述脑脊液漏患者的护理措施。

2. 多发伤救治的过程中,应最优先评估的内容有哪些方面,次优先评估的方面有哪些?

3. 简述多发伤按照"CRASH PLAN"顺序检查的含义。

4. 简述创伤患者的评估顺序。

第七章

常见急症的急救

导学

内容及要求

  常见急症的急救包括12个部分:慢性呼吸衰竭急性加重、急性呼吸窘迫综合征、急性冠状动脉综合征、高血压急症、急性心力衰竭、心律失常、急性上消化道大出血、糖尿病酮症酸中毒、尿石症、急性肾衰竭、脑出血及脑梗死。

  常见急症的急救主要介绍各种急症的概念、临床表现、辅助检查、急救处理原则和急救护理措施。在学习中应掌握各种急症的概念和急救处理原则。熟悉各种急症的临床表现,救治措施和急救护理措施。了解各种急症的病因,病理变化及各种辅助检查。

  常见急症的病因中应注意对各种急症相同病因的区分。

  常见急症的救治与护理中对各种常见急症急救方法应特殊注意。

重点、难点

  本章重点是各种急症的急救处理原则,救治措施。其难点是各种急症的不同临床表现和急救护理措施。

专科生的要求

  专科层次的学生应熟悉各种急症的临床表现特点和救治措施。其他内容一般了解。

第一节　慢性呼吸衰竭急性加重

  呼吸衰竭(respiratory failure)是指各种原因引起的肺通气和(或)换气功能严重障碍,以致在静息状态下不能维持足够的气体交换,导致低氧血症伴(或不伴)高碳酸血症,进而引起一系列病理生理改变和相应临床表现的综合征。按照其发病急缓分为急性呼吸衰竭和慢性呼吸衰竭。慢性呼吸衰竭是指一些慢性疾病,如COPD、间质性肺疾病、神经肌肉病变等,其中以COPD最常见,造成呼吸功能的损害逐渐加重,经过较长时间发展为呼吸衰竭。若在慢性呼吸衰竭的基础上,因合并呼吸系统感染或气道痉挛等,出现病情急性加重,在短时间内$PaCO_2$明显上升和PaO_2显著下降,则称为慢性呼吸衰竭急性加重,其死亡率较高。

一、病因与病理

引起 COPD 急性加重的最常见原因是细菌或病毒感染。可由呼吸系统感染、充血性心力衰竭、心律失常、气胸、胸腔积液、肺血栓栓塞、职业和环境污染等诱发。部分患者病情加重的原因难以确定。

COPD 的病理改变主要表现为慢性支气管炎及慢性肺气肿的病理变化。

二、病情评估与判断

(一) 临床表现

慢性呼吸衰竭急性发作的临床表现除引起慢性呼吸衰竭的原发病症状与体征外,主要是低氧血症和二氧化碳潴留所致的呼吸困难和多脏器功能障碍。

1. **呼吸困难** 多数患者有明显的呼吸困难,可表现为频率、节律和幅度的改变。COPD 加重初期表现为呼吸费力伴呼气延长,严重时发展成浅快呼吸,若并发二氧化碳潴留,$PaCO_2$ 升高过快或显著升高以致发生二氧化碳麻醉时,患者可由呼吸过速转为浅慢呼吸或潮式呼吸。

2. **发绀** 是缺氧的典型表现。当动脉血氧饱和度<90%时,可在口唇、指甲出现发绀。

3. **神经症状** 慢性呼吸衰竭伴二氧化碳潴留时,随 $PaCO_2$ 升高可表现为先兴奋后抑制现象。兴奋症状包括失眠、烦躁、躁动、夜间失眠而白天嗜睡(昼夜颠倒现象)。CO_2 潴留加重时,可发生肺性脑病,表现为神志淡漠、肌肉震颤或扑翼样震颤、昏睡,甚至昏迷,以致呼吸骤停。

4. **循环系统表现** 二氧化碳潴留使外周体表静脉充盈、皮肤充血、温暖多汗、血压升高、心排血量增多而致脉搏洪大,多数患者心率加快,因脑血管扩张,产生搏动性头痛。严重低氧血症、酸中毒可引起心肌损害,亦可引起周围循环衰竭、血压下降、心律失常、心搏停止。慢性缺氧和二氧化碳潴留可引起肺动脉高压,发生右心衰竭,出现体循环淤血体征。

5. **消化和泌尿系统表现** 严重呼吸衰竭对肝、肾功能都有影响,部分患者可出现丙氨酸氨基转移酶与血浆尿素氮升高;尿中可出现尿蛋白、红细胞和管型。因胃肠道黏膜屏障功能受损,导致胃肠道黏膜充血水肿、糜烂渗血或应激性溃疡,引起上消化道出血。

(二) 辅助检查

1. **动脉血气分析** PaO_2<60 mmHg,$PaCO_2$ 降低或正常,为Ⅰ型呼吸衰竭,即缺氧性呼吸衰竭,主要见于肺换气障碍。当 PaO_2<60 mmHg,同时伴有 $PaCO_2$>50 mmHg,为Ⅱ型呼吸衰竭,即高碳酸性呼吸衰竭,系肺泡通气不足所致。如 PaO_2<50 mmHg,$PaCO_2$>70 mmHg,pH<7.30 提示病情危重。临床上还可见Ⅱ型呼吸衰竭患者吸氧治疗后,PaO_2>60 mmHg,但 $PaCO_2$ 仍高于正常水平。

2. **X 线胸片** 示肺纹理增多和肺气肿征象。

3. **心电图检查** 可以出现右心室肥大改变即肺心病的心电图改变。

4. **血常规** 红细胞及血红蛋白可升高,合并感染时白细胞升高。

三、救治与护理

(一) 急诊处理原则

呼吸衰竭急性加重时其急救原则是在保持呼吸道通畅条件下,进行恰当的氧疗,必要时建立人工气道,如经鼻或经口气管插管,或气管切开,给予无创或有创机械辅助通气,迅速纠正缺氧和二氧化碳潴留,纠正酸碱失衡和代谢紊乱,积极治疗原发病,消除诱因,预防和治疗并发症。

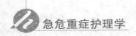

（二）急救护理措施

1. **按医嘱给予控制性吸氧**　采用鼻塞或 Venturi 面罩低浓度持续给氧,吸氧浓度维持在 25%～32% 之间,氧流量为 1～2 L/min,使 PaO_2 提高到 60 mmHg 或 SaO_2 在 90% 以上。吸入氧浓度(FiO_2)与吸入氧流量大致呈如下关系:$FiO_2(\%)=21+4\times$吸入氧流量(L/min)。氧疗时需注意保持低浓度吸氧,防止血氧含量过高。慢性高碳酸血症患者呼吸中枢的化学感受器对 CO_2 反应性差,呼吸主要靠低氧血症对颈动脉体、主动脉体化学感受器的刺激来维持。若吸入高浓度氧,使血氧迅速上升,解除了低氧对外周化学感受器的刺激,便会抑制患者呼吸,造成 CO_2 上升,严重时患者可陷入二氧化碳麻醉状态。

2. **药物治疗与护理**　①抗生素:慢性呼吸衰竭急性加重的常见诱因是感染,一些非感染因素诱发的呼吸衰竭也容易继发感染。按医嘱给予抗生素时,尽量现配现用,掌握不同抗生素应用的注意事项。②支气管舒张剂:慢性呼吸衰竭急性发作时,常由于分泌物增多、黏膜水肿和支气管痉挛而导致气道阻力增加。应根据医嘱给予解除支气管痉挛药物,常用茶碱类、β_2 受体激动剂等药物,以松弛支气管平滑肌,减少气道阻力,改善气道功能,缓解呼吸困难。在用药过程中应注意监测心率和心律的变化。③呼吸兴奋剂:常用尼可刹米、洛贝林、多沙普仑、阿米三嗪等,具有刺激呼吸中枢或刺激颈动脉体和主动脉体外周化学感受器,增加呼吸频率和呼吸深度以改善通气的作用,但同时增加呼吸作功,增加氧耗量和二氧化碳的产生量。所以使用呼吸兴奋剂时要保持气道通畅,适当提高吸入氧浓度,静脉滴注时速度不宜过快。④纠正酸碱平衡失调。

3. **机械通气护理**　当机体出现严重的通气和换气功能障碍时,以人工辅助通气装置(呼吸机)来改善通气和换气功能,即为机械通气。呼吸衰竭时应用机械通气能维持必要的肺泡通气量,降低 $PaCO_2$;改善肺的气体交换效能;使呼吸肌得以休息,有利于恢复其功能。

近年来,无创正压通气用于慢性呼吸衰竭急性发作的治疗已取得了良好的效果。经鼻或面罩行无创正压通气,无需建立有创人工气道,简便易行,与机械通气相关的严重并发症的发生率低。但患者应具备以下基本条件:①清醒能够合作。②血流动力学稳定。③无影响使用鼻或面罩的面部创伤。④能够耐受鼻或面罩。

如患者昏迷逐渐加深,呼吸不规则或出现暂停,呼吸道分泌物增多,咳嗽和吞咽反射明显减弱或消失时,应做好配合气管插管使用机械通气的准备。

4. **病情监测**

(1) 患者的精神状态:通过仔细观察患者的精神状态,可以反映脑血流灌注和供氧情况。脑血流减少初期或轻度缺氧时患者表现兴奋、焦虑和烦躁不安;严重缺氧或低灌注时,患者出现意识模糊、嗜睡或昏迷。

(2) 生命体征的变化:治疗期间应密切观察患者呼吸频率、节律、幅度、双侧胸廓运动是否对称,以及有无辅助呼吸肌运动等;急性呼吸衰竭患者应进行连续心电监护,尤其是机械通气和气管内吸痰时,因其容易导致低氧血症、心律失常、高血压等情况发生,更应密切观察;通过观察体温,及时发现感染征兆;密切监测血氧饱和度的变化,及早发现缺氧状况。

(3) 给氧效果:吸氧过程中注意密切观察患者的意识状况,有无呼吸变慢、变浅、嗜睡等二氧化碳麻醉症状。神志改变往往与 $PaCO_2$ 上升的速度有关,应注意保证合理的控制性氧疗,避免吸入氧浓度过高引起 $PaCO_2$ 增高。氧疗 30 min 后注意遵医嘱抽取动脉血复查动脉血气以确认氧合满意而未引起二氧化碳潴留。

(4) 动脉血气分析:动态监测动脉血气分析有助于判断血液氧合及酸碱状态,以指导机械通气和酸碱失衡的治疗。

(5) 水和电解质变化:呼吸衰竭时应加强液体管理,记录液体出入量,防止血容量不足和液体负荷过大;电解质紊乱和酸碱失衡的存在,可以进一步加重呼吸系统乃至其他系统器官的功能障碍,并可干扰呼吸衰竭的治疗效果,因此应及时按医嘱加以纠正。

5. **营养支持**　呼吸衰竭患者因热量摄入不足或代谢失衡,常存在营养不良。因此,要加强对患者的营养支持。

6. **心理护理**　呼吸衰竭患者常对病情和愈后有很大的顾虑,心情忧郁,容易对治疗失去信心。所以加强与患者交流,向患者传递疾病好转的信息,对机械通气不能说话的患者,要通过观察患者的病情、动作、神态,分析患者心理状态,尽可能解决患者的需求,并以娴熟有序的操作和耐心的指导来取得患者的信任,消除其恐惧和不安,建立安全感,以更好地配合治疗,尽快恢复健康。

7. **做好转送的准备**　部分患者经急诊抢救后,需要转送到重症监护病房继续进行加强治疗。应备好氧气、简易呼吸器等必要的抢救设施与物品,需要时,协助转运患者。

第二节　急性呼吸窘迫综合征

急性呼吸窘迫综合征(acute respiratory distress syndrome,ARDS)是指由心源性以外的各种肺内、外致病因素所导致的急性、进行性呼吸衰竭。其主要病理特征为由于肺微血管通透性增高,肺泡渗出富含蛋白质的液体,进而导致肺水肿及透明膜形成,可伴有肺间质纤维化。病理生理改变以肺容积减少、肺顺应性降低和严重通气/血流比例失调为主。临床表现为呼吸窘迫和顽固性低氧血症,肺部影像学表现为非均一性的渗出性病变。

ARDS起病急骤、发展迅猛,如不及早诊治,其病死率可高达50%。

一、病因与病理

引起ARDS的原因或高危因素很多,可分为肺内因素(直接因素)和肺外因素(间接因素),肺内因素是指对肺的直接损伤,包括化学性因素(如吸入毒气、烟尘、胃内容物及氧中毒等)、物理性因素(如肺挫伤、放射性损伤等)以及生物性因素(如重症肺炎,国内报道其为导致直接肺损伤的主要原因)。肺外因素包括严重休克、感染中毒症、严重非胸部创伤、大面积烧伤、急性胰腺炎、药物或麻醉品中毒等。

ARDS的主要病理特征为由于肺微血管通透性增高,肺泡渗出富含蛋白质的液体,导致肺水肿及透明膜形成,可伴有肺间质纤维化。

由于肺间质和肺泡水肿,肺顺应性降低;肺表面活性物质减少,导致小气道陷闭和肺泡萎陷不张,使功能残气量和有效参与气体交换的肺泡数量减少,肺容积减少;上述病理和肺形态改变引起严重通气/血流比例失调、肺内分流和弥散障碍,造成顽固性低氧血症和呼吸窘迫。

二、病情评估与判断

(一)临床表现

ARDS多于原发病起病后72 h内发生,几乎不超过7天。

1. **呼吸困难**　最早出现的症状是呼吸加快,并呈进行性加重的呼吸困难、发绀,常伴有烦躁、焦虑、出汗等。呼吸困难的特点是呼吸深快、费力,患者常感到胸廓紧束、严重憋气,即呼吸窘迫,不能用通常的吸氧疗法改善,亦不能用其他原发心肺疾病(如气胸、肺气肿、肺不张、肺炎和心力衰竭)解释。

2. **呼吸窘迫**　ARDS最常见的症状,主要表现为气急和呼吸次数增快。呼吸次数大多在25～50次/min,其严重程度与基础呼吸频率和肺损伤的严重程度有关。

3. **难以纠正的低氧血症**　严重氧合功能障碍,不能用通常的吸氧疗法改善。其变化幅度与肺泡渗出和肺不张形成的低通气或无通气肺区与全部肺区的比值有关,比值越大,低氧血症越明显。

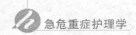

早期体征可无异常,或仅在双肺闻及少量细湿啰音;后期多可闻及水泡音,可有管状呼吸音。

(二)辅助检查

1. 胸片检查　早期胸片无明显异常,随即出现肺纹理增加和随肺纹理分布的斑片状浸润影,后期为大片实变影,可见支气管充气征。

2. CT改变　CT较胸片更能准确地反应肺部病变情况,其病变范围能更准确反映气体交换异常的程度。

3. 血气分析　气体交换异常是ARDS最具诊断价值的标准。氧合指数(PaO_2/FiO_2)为评价肺损伤严重程度的重要指标,正常值为400～500,ARDS时$PaO_2/FiO_2 \leqslant 300$。

4. 床边肺功能监测　ARDS时肺顺应性降低,无效腔通气量比例增加,但无呼气流速受限。顺应性的改变对于评价ARDS严重性和判断疗效有一定的意义。

5. Swan-Ganz导管检查　通过植入Swan-Ganz导管可测定肺动脉楔压(PAWP),一般PAWP<12 mmHg,若PAWP>18 mmHg则支持左心衰竭的诊断。

(三)诊断标准

根据ARDS柏林定义,满足如下4项条件方可诊断ARDS。

1. 起病时间　明确诱因下1周内出现的急性或进展性呼吸困难。

2. 胸部影像学　胸部X线平片或胸部CT显示双肺浸润影,不能完全用胸腔积液、肺叶或全肺不张和结节影解释。

3. 肺水肿来源　呼吸衰竭不能完全用心力衰竭和液体负荷过重解释。如果临床没有危险因素,需要用客观检查(如超声心动图)来评价心源性肺水肿。

4. 低氧血症　根据PaO_2/FiO_2确立ARDS诊断,并将其按严重程度分为3种:①轻度:200 mmHg<$PaO_2/FiO_2 \leqslant$ 300 mmHg;②中度:100 mmHg<$PaO_2/FiO_2 \leqslant$ 200 mmHg;③重度:$PaO_2/FiO_2 \leqslant$ 100 mmHg。需要注意的是上述氧合指数中PaO_2的监测都是在机械通气参数PEEP或CPAP不低于5 cmH_2O的条件下测得;所在地海拔超过1 000 m时,需对PaO_2/FiO_2进行校正,校正后的PaO_2/FiO_2 = (PaO_2/FiO_2)×(所在地大气压值/760)。

三、救治与护理

(一)急诊处理原则

ARDS是一种急性危重症,主要治疗措施包括:①积极治疗原发病,控制肺部感染。②氧疗和机械通气,纠正严重低氧血症。③严格控制入液量,酌情使用利尿剂,以达到液体轻度负平衡。④糖皮质激素的应用。⑤保护重要器官功能,防治并发症。

(二)急救护理措施

1. 即刻护理措施　①患者入院后安置于抢救病床,协助患者取半卧位或舒适体位。②立即评估神志、呼吸、血压、心率、血氧饱和度等生命体征,并给予心电、血压、血氧监护。③按医嘱给予吸氧。④遵医嘱急检血气分析。⑤开放静脉通路,遵医嘱用药。⑥如果病情允许,协助患者按照医嘱做相应的检查。

2. 纠正缺氧　纠正低氧血症是ARDS治疗中最为重要的目的。采取有效措施,尽快提高PaO_2。一般需要高浓度(>50%)给氧,使$PaO_2 \geqslant$ 60 mmHg或$SaO_2 \geqslant$ 90%。轻症者可以面罩给氧,但多数患者需使用机械通气。

3. 机械通气监护　目前认为机械通气是治疗ARDS的主要手段,多数学者认为一旦诊断为ARDS,应尽早行机械通气。

(1)适当的机械通气模式:ARDS的机械通气推荐采用肺保护性通气策略,主要措施包括给予合适水平的呼气末正压(PEEP)和小潮气量。

1) PEEP的调节:适当水平的PEEP可使萎陷的小气道和肺泡再开放,防止肺泡随呼吸周期反复开闭,使呼气末肺容量增加,并可减轻肺损伤和肺泡水肿,从而改善肺泡弥散功能和通气/血流比例,减少肺内分流,达到改善氧合和肺顺应性的目的。但PEEP可增加胸内正压,减少回心血量,从而降低心排血量,并有加重肺损伤的潜在危险。因此在应用PEEP时应注意:①对血容量不足的患者,应根据医嘱给予补充足够的血容量以代偿回心血量的不足;同时不能过量,以免加重肺水肿。②从低水平开始,先用5 cmH$_2$O,逐渐增加至合适的水平,争取维持PaO$_2$>60 mmHg而FiO$_2$<60%。一般PEEP水平为8~18 cmH$_2$O。

2) 小潮气量:ARDS机械通气采用小潮气量,即6~8 ml/kg,旨在将吸气平台压控制在30~35 cmH$_2$O以下,防止肺泡过度扩张。为保证小潮气量,可允许一定程度的二氧化碳潴留和呼吸性酸中毒(pH 7.25~7.30)。合并代谢性酸中毒时需按医嘱适当补碱。

(2) 妥善固定气管插管:气管插管固定要牢固,注意检查气管插管深度,观察气管插管距门齿的刻度,并做好标记,观察标记是否改变,检查气囊压力,并做好护理记录。必要时约束患者双手,防止意外拔管。

(3) 气道的护理:良好的气道湿化可以防止痰痂的形成,降低痰液黏稠度。方法:①蒸汽加温湿化,一般呼吸机均有此功能,吸入气的温度在35~37℃,不可超过40℃。湿化罐内只能加无菌蒸馏水,水量适中,注意防止水蒸干。②按医嘱直接向气道内注入生理盐水,可采用间断注入或持续滴注两种方法。间断注入:每次注入液体量3~5 ml,每2 h 1次;持续滴注方法可用输液泵持续滴注,速度、每日湿化液总量根据患者病情、痰液黏稠度调整。③雾化吸入,有些呼吸机本身有雾化装置,雾粒直径3~5 μm,可达到小支气管和肺泡。

气管内吸痰在ARDS机械通气患者的护理中非常重要,其目的在于清理呼吸道分泌物,保持呼吸道通畅,改善肺泡的通气和换气功能。吸痰指征为:①床旁听到痰鸣音。②患者咳嗽。③气道压力升高,呼吸机气道高压报警。④氧分压和血氧饱和度突然下降。吸痰前应给予高浓度氧疗2 min,吸痰时严格遵守无菌操作,密切观察患者SaO$_2$的降低幅度,避免高负压(>150 mmHg)、长时间(>12 s)吸痰所致的急性肺不张的发生。如患者痰液黏稠,可在患者吸气时滴入3~5 ml气道湿化液。

密闭式气管内吸痰能较好地维护机械通气状态,保证吸痰前后肺内压力相对稳定,同时还能防止带有细菌、病毒的飞沫向空气中播散。因此,有条件可采取密闭式气管内吸痰法适时吸痰。

(4) 严密观察病情:密切观察患者生命体征、血氧饱和度、尿量和血气等指标。根据病情设置合理的报警范围,准确记录呼吸机参数,如出现报警要及时查找原因并处理。因患者严重低氧血症,呼吸机使用过程中逐步提高呼气末正压(PEEP),扩张肺泡,增加肺组织顺应性,利于氧弥散和改善氧合,但PEEP过高对氧合并未明显增加,反而可增加胸腔内压,导致心排血出量减少,加大了出现低血压、尿量减少、气胸、纵隔积气、颅内压增高等不良后果的可能性。护理中尤为注意血压、尿量、双肺呼吸音变化及颈部、胸部、腋下皮肤有无握雪感,及早发现皮下气肿。严密监测患者气道压力水平,听诊双肺呼吸音,注意有无气压伤的发生。

(5) 呼吸机管路的护理:保证管路连接正确、紧密,及时倾倒积液瓶内的水,使积液瓶处于最低位置,避免管路打折、牵拉。使用无菌呼吸机管路或一次性呼吸机管路、湿化罐及吸痰装置,呼吸机管路每周更换一次,模拟肺定期进行环氧乙烷灭菌。

(6) 预防和控制呼吸机相关感染:①严格执行洗手制度,减少探视。②严格执行无菌操作,如吸痰及各种侵入性检查、治疗时,均应遵守无菌技术原则。③定时更换呼吸机管道。④定时翻身、拍背、转换体位,及时吸痰,减少肺内痰液的潴留。⑤气管插管者,气囊充气合适,以免胃内容物误吸。⑥注意监测患者体温、心率和白细胞计数等。

(7) 加强基础护理:①加强口腔护理:减少口腔炎发生。口腔护理时,要保证气管插管的气囊封

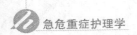

闭,避免清洁液直接进入气管,并注意气管插管的稳定和深度。②皮肤护理:每2h为患者翻身1次,有条件可采用电动气垫床,保持患者皮肤清洁、干燥。

4. 用药护理　按医嘱尽早应用糖皮质激素改善毛细血管通透性,减少气血屏障组织的液体渗出,减轻肺水肿;抑制炎症促进因子,降低炎症反应。应注重观察痰液的量、色、性状;监测血常规、血电解质及酸碱平衡情况,遵医嘱按时给予服用保护胃黏膜的药物,监测大便隐血情况。同时人工气道的建立及糖皮质激素的使用,利于细菌或真菌生长繁殖,呼吸道感染发病率明显增高,应按医嘱合理应用抗生素。

5. 生命体征监护

(1) 呼吸:呼吸频率>28次/min时常为病情加重的预警信号。如呼吸浅速、吸气时出现"三凹征",或胸腹式交替呼吸提示呼吸肌疲劳;出现反常呼吸表明膈肌衰竭;如呼吸浅慢、节律不齐或睡眠呼吸暂停,常见中枢性呼吸抑制。

(2) 心率和心律:心率增快见于低氧血症和高碳酸血症等,心率减慢见于严重低氧血症,当$PaO_2 \leqslant 25$ mmHg时,可发生房室传导阻滞或猝死。

(3) 血压升高:常见于急性二氧化碳潴留。$PaCO_2$上升10 mmHg,血压亦即上升,脉压差增大;血压下降,见于严重低氧血症,严重者可发生休克。

6. 输液管理　①有条件应严密监测中心静脉压和平均肺动脉压的变化,以免因输液不当诱发或加重肺水肿。②合理限制液体入量,在保证足够血容量、血压稳定的前提下,要求出入液量呈轻度负平衡(-500 ml);补液以晶体液为主;必须输血时,最好输入新鲜血液。③按医嘱给予利尿剂,加速水肿液排出,改善心肺功能;注意监测离子,防止发生电解质紊乱。

7. 特殊治疗措施的护理

(1) 控制性肺膨胀的护理:实施肺膨胀过程中严密监测循环功能及SaO_2变化;吸痰后需重新选择最佳参数,施行肺膨胀。

(2) 俯卧位通气的护理:①定时根据医嘱要求进行翻身,固定体位,如使用翻身床时,则根据要求调整翻身床角度。②注意严防气管导管牵拉、脱落、扭曲,导致严重气道阻塞。③严密监测俯卧位时生命体征的变化及呼吸参数,尤其是气道峰压、潮气量及呼气末正压的变化。④必要时翻身前提高吸入氧浓度。⑤俯卧位持续时间根据PaO_2决定。

8. 营养支持　按医嘱给予高热量、高蛋白质、富含维生素的流质食物,改善患者全身营养状况,增强抵抗力。提倡全胃肠营养,避免静脉营养的不足,同时能够保护胃黏膜,防止肠道菌群易位。

9. 心理护理　采用多种方式加强与患者的交流和沟通,解除患者的焦虑和恐惧感。在接受机械通气治疗期间,由于周围环境氛围紧张,机器噪声及自身病情的危重,常产生强烈的紧张恐惧心理,此时应对患者进行安慰、鼓励,解释应用呼吸机治疗的重要性,强调预后良好,树立战胜疾病的信心,同时通过控制环境的温度、光线和噪声,创造一个舒适的环境,保证患者得到充分的休息。

由于人工气道的建立,导致患者语言交流障碍,引起焦虑不安。护士可与家属联系,了解患者日常生活习惯,通过观察其表情、手势、眼神,了解其需要,或者通过提供纸笔、日常生活图片和实物,让其写出或指出自己的需要,增加沟通方式。当其心情烦躁时,可与患者谈心,播放喜爱的广播和音乐,消除其不良情绪,配合治疗。对极度烦躁不配合者,按医嘱给予镇静药静推或持续静脉泵入,使患者处于安静状态。

10. 安全护理　机械通气躁动患者上床档、合理使用约束带,防止坠床与受伤。

第三节　急性冠状动脉综合征

急性冠状动脉综合征(acute coronary syndrome, ACS)是冠状动脉粥样硬化斑块破裂(rupture)

或糜烂(erosion)、表皮破损或出现裂纹,继而出血或血栓形成,继发完全或不完全闭塞性血栓形成为病理基础的一组临床综合征。包括不稳定心绞痛(unstable angina,UA)、急性 ST 段抬高型心肌梗死(ST elevation myocardial infarction,STEMI)和急性非 ST 段抬高型心肌梗死(non-ST elevation myocardial infarction,NSTEMI)。急性冠脉综合征具有发病急、病情变化快、病死率高的特点,所以对护理抢救工作提出了新的挑战。ACS 的患者需给予严密监护,以达到最大限度降低患者病死率的目的。

一、病因与发病机制

当冠状动脉供血与心肌的需血之间发生矛盾,冠状动脉血流量不能满足心肌代谢的需要,引起心肌急剧的、暂时的缺血缺氧时,即可发生心绞痛。

STEMI 的基本病因是冠状动脉粥样硬化。急性心肌梗死可发生在频发心绞痛的患者,也可发生在原来从无症状者中。

急性冠状动脉综合征的发病机制与斑块破裂、血小板聚集及血栓形成有关,其中斑块破裂是ACS 发生中最重要的始动环节。冠状动脉内不稳定的粥样斑块继发病理改变,使局部心肌血流量明显下降,如斑块内出血、斑块纤维帽出现裂隙、表面有血小板聚集及(或)刺激冠状动脉痉挛,导致缺血加重。极少数 ACS 也可以由冠状动脉痉挛、内膜增生而致的严重冠状动脉狭窄、炎症反应等引起,这种炎症反应是发生动脉粥样硬化的核心因素。

斑块易损伤的相关因素:炎症、细胞凋亡、斑块所受的应力和血流剪切力、新生血管、血管重构以及感染等。

二、病理生理

急性冠状动脉综合征的共同病理生理特征是冠状动脉内的粥样硬化斑块不稳定,发生溃疡、破裂,局部血小板激活聚集,形成血栓,导致血管完全或不完全的闭塞,持续时间可长可短,导致供血的心肌缺血甚至坏死。

三、病情评估与判断

(一)临床表现

1. 不稳定心绞痛 胸痛常为胸骨后压迫、发闷、紧缩样或窒息性疼痛,也可有烧灼感,偶伴有濒死样恐惧感。患者往往被迫立即停止活动,重者伴出汗,多由体力劳动或情绪激动所诱发。还要具有以下特点:①原发型心绞痛,在 1 个月内疼痛发作的频率增加,程度加重,时间延长,诱发因素变化,硝酸酯类药物缓解作用减弱。②1 个月之内发作的心绞痛,病因较轻的负荷所诱发。③休息状态下发作心绞痛或较轻微活动即可诱发,发作时表现有 ST 段抬高的变异型心绞痛也属此类。

此外,由于贫血、感染、甲状腺功能亢进及心律失常等原因诱发的心绞痛称之为继发性不稳定型心绞痛。

2. 急性 ST 段抬高型心肌梗死 与梗死大小、部位和侧支循环情况密切有关。

(1) 先兆:50%~81.2%患者在发病前数日有乏力,胸部不适,活动时心悸、气急、烦躁、心绞痛等前驱症状,其中以新发生心绞痛或原有心绞痛加重为最突出。心绞痛发作较以往频繁、程度较剧、持续较久、诱发因素不明显,硝酸甘油疗效差。

(2) 症状:①疼痛:是最先出现的症状,疼痛部位和性质与原有心绞痛相同,但多无明显诱因,且程度较重,持续时间较长,可达数小时或更长,休息和含服硝酸甘油片多不能缓解。常伴烦躁不安、出汗、恐惧,胸闷或有濒死感。部分患者疼痛位于上腹部,亦有部分患者疼痛放射至下颌、颈部、背部上方。②胃肠道症状:疼痛剧烈时常伴有频繁的恶心、呕吐和上腹胀痛,重症者可发生呃逆。③心律失常:见于 75%～95%患者,多发生在起病 1～2 d,而以 24 h 以内多见,以室性心律失常最多见,尤其是室性期前收缩。频发室性期前收缩,成对出现或呈短阵室性心动过速,多源性或 R 波落在 T 波上,常为心室颤动的先兆。室颤是 AMI 早期的主要死因。④低血压和休克:疼痛期间血压下降常见。20%的患者可能在起病后数小时至数日内发生心源性休克。⑤心力衰竭:右心室 AMI 者可一开始即出现右心衰竭表现,伴血压下降。起病最初几天内还可发生急性左心衰竭。⑥全身症状:疼痛发生后 24～48 h 可出现发热、心动过速等症状,体温一般为 38℃。

(二) 辅助检查

1. **心电图改变** 心绞痛发作时绝大多数患者可出现暂时性心肌缺血引起的 ST 段移位,ST 段压低(≥0.1 mV),T 波低平、倒置、高尖或假性正常,少数患者可无心电图异常表现。这些心电图变化随着心绞痛的缓解而完全或部分消失,如果心电图变化持续 12 h 以上,则提示 NSTEMI。

STEMI 则有特征性心电图改变:①ST 段抬高呈弓背向上型,在面向坏死区周围心肌损伤区的导联上出现。②宽而深的 Q 波(病理性 Q 波)在面向透壁心肌坏死区的导联上出现。③T 波倒置,在面向损伤区周围心肌缺血区的导联上出现。在背向梗死区的导联上则出现相反的改变,即 R 波增高、ST 段压低和 T 波直立并增高。

STEMI 心电图改变还具有动态演变过程:①起病数小时内,可无异常,或出现异常高大、两肢不对称的 T 波,为超急性期改变。②数小时后,ST 段明显抬高,弓背向上,与直立的 T 波连接,形成单项曲线;数小时到 2 d 内出现病理性 Q 波,同时 R 波降低,为急性期改变。③如不进行治疗干预,ST 段抬高持续数日至 2 周左右,逐渐回到基线水平,T 波则变为平坦或倒置,是亚急性期改变。④数周至数月以后,T 波呈 V 形对称性倒置,为慢性期改变;T 波倒置可永久存在,也可在数月至数年内逐渐恢复。

2. **实验室检查** 心肌损伤标志物。不稳定心绞痛,肌钙蛋白 T(cTnT)及 I(cTnI)不升高;在 AMI 后 3～4 h cTnI 或 cTnT 升高,cTnI 于 11～24 h 达高峰,7～10 d 降至正常。cTnT 于 24～48 h 达高峰,10～14 d 降至正常;肌酸激酶同工酶 CK-MB 在起病后 4 h 内增高,16～24 h 达高峰,3～4 d 恢复正常,其增高的程度能较准确地反映梗死的范围,其高峰出现时间是否提前有助于判断溶栓治疗是否成功。

起病后 24～48 h 后白细胞可增至(10～20)×10^9/L,中性粒细胞增多,红细胞沉降率增快,C 反应蛋白增高均可持续 1～3 周。

3. **冠状动脉造影** 急性冠状动脉综合征拟行急诊 PCI 者。

(三) 危险评估

1. **早期危险评估** 2002 年 4 月美国 ACC/AHA 公布了修订的新版 UAP/NSTEMI 治疗原则,强调了入院患者早期危险评估的重要性。Antman 等建立的早期危险评估的 7 分危险评分量表:①年龄≥65 岁。②≥3 项冠心病危险因素(家族史、高血压、糖尿病、高脂血症以及吸烟)。③既往发现冠状动脉狭窄超过 50%。④胸痛发作时心电图有 ST 段改变。⑤24 h 内有 2 次以上心绞痛发作。⑥前 1 周内应用了阿司匹林。⑦心肌坏死标记物(CK 或 CK-MB)升高。具有上述危险因素的患者出现死亡、心肌梗死或需血管重建的负性心脏事件的可能性增高,且评分越高危险性越大。

2. **高危患者评估** 高危患者包括以下几种:①静息性胸痛,尤其既往 48 h 内有发作者。②持续胸痛 20 min 以上。③发作时含服硝酸甘油后胸痛不缓解。④发作时动态性的 ST 段压低≥1 mV。⑤心脏射血分数<40%。⑥既往患心肌梗死,但心绞痛是由非梗死相关血管所致。⑦心绞痛发作时并发心功能不全或血压下降。⑧心脏 TnT(TnI)升高。⑨存在其他危险因素,如高龄(>75 岁)、糖尿病或冠状动脉造影发现是三支病变或者左主干病变。

四、救治与护理

（一）急救处理原则

急救处理原则包括以下 7 条：①绝对卧床，密切监测生命体征。②吸氧：间断或持续吸氧 2～3 d，重者可以面罩给氧。③止痛和消除精神紧张。④记录 18 导联心电图以判断心肌缺血程度、范围的动态变化。⑤早期再灌注治疗：AMI 后的早期再灌注治疗，包括溶栓治疗、急诊经皮腔内冠状动脉成形术（PTCA）和急诊冠状动脉搭桥术（CABG）。⑥控制心律失常。⑦控制休克。

（二）急救护理措施

1. **来诊即刻处理**　①体位：立即让患者采取舒适体位，合并心力衰竭者给半卧位，减少组织耗氧量，从而减轻心脏负担，同时休息还可减轻患者的紧张情绪。②吸氧：常规给予吸氧 3～5 L/min，提高氧分压，增加心肌的供氧，减轻缺血和疼痛。③心电血压监测：连接好心电监护电极和测血压的袖带，注意电极位置应避开除颤区域和心电图胸前导联位置，必要时给予血氧饱和度监护。④协助给患者做全导联心电图作为基础心电图，以便对照。⑤迅速建立静脉通路：在左上肢建立可靠的静脉通路，最好留置静脉套管针，为进一步治疗做好准备。⑥抽取静脉血检测心肌酶谱、肌钙蛋白及其他有关化验检查。⑦备好急救器材，如除颤器等。⑧让患者尽量放松休息，稳定情绪，给予心理支持。

2. **解除疼痛**　镇静、止痛、避免各种恶性刺激，剧烈疼痛可使患者烦躁不安，使交感神经过度活动，引起心动过速、血压升高等，使心肌耗氧量进一步增加。使用硝酸酯类如不能迅速缓解疼痛，应尽快报告医师采取止痛措施，如应用吗啡或哌替啶等止痛剂。注意观察患者血压、呼吸和神志。吗啡有时会引起血压下降甚至休克，对下壁急性心肌梗死患者使用要小心，以免诱发心动过缓或房室传导阻滞等；吗啡还有很强的呼吸抑制作用，对支气管哮喘等慢性肺疾病、意识不清及高碳酸血症者禁用。

3. **严密监测病情**　ACS 患者病情危重、变化迅速、随时都可能出现严重的并发症。要认真细致地观察患者的精神状况、面色、意识和呼吸，并注意有无出冷汗、四肢末梢发凉等。常规持续心电、血压监护，注意观察血压、心率（律）、血氧饱和度的变化。有低血压者给予血压监护直到血压波动在正常范围。有心力衰竭者给血氧饱和度监测，以保证血氧饱和度在 95%～ 99%。及时识别各种心律失常，如出现下列心律或情况，应及时与医师联系，迅速准备配合医师给予急救处理。①频发室性期前收缩（每 min 5 次以上）或室性期前收缩呈二联律。②连续出现 2 个以上多源性室性期前收缩或反复发作的短阵室速。③室性期前收缩落在前一搏动的 T 波之上（R-on-T 现象）。④室颤。⑤不同程度房室传导阻滞；心率<40 次/min 或>160 次/min；血压<80 mmHg，脉压差<20 mmHg，患者有面色苍白、脉搏细速、湿冷、烦躁不安等休克征象。

经常询问患者有无胸痛、胸闷并注意伴随的症状和程度，尤其是夜间。可应用 PQRST 或 CHEST PAIN 评估胸痛。其中 PQRST 中，P（provoke/palliates）为诱发/缓解因素，Q（quality）为疼痛的性质，R（radiates）为放射，S（severity）为程度，T（time）为时间。CHEST PAIN 中，C（commenced when）为何时发作，H（history/risk factors）为病史/危险因素，E（extra symptoms）为其他症状，S（stays/radiates）为放射，T（timing）为时间，P（place）为部位，A（alleviates/aggravates）为缓解/加重因素，I（intensity）为程度，N（nature）为性质，藉此获取胸痛全面信息。

定时为急性心肌梗死患者进行心电图检查和心肌酶的检测，了解急性心肌梗死的演变情况。

4. **急诊冠状动脉介入治疗（PCI）的术前准备**　对于 ACS 患者的治疗尤其是急性心肌梗死，尽快重建血运极为重要。因此对行急诊 PCI 的患者应迅速做好术前各项准备。首先向患者及家属介绍介入诊断和治疗的目的、方法和优点。按医嘱抽取血液标本急检血常规、凝血项、心肌损伤标识和心肌酶谱等,同时术区备皮。术前让患者排空膀胱,必要时留置导尿管。按医嘱给予口服用药,如嚼服肠溶阿司匹林0.3 g,口服氯吡格雷片300 mg,备好沙袋和氧气袋,全程监护,护送患者到导管室。

5. **溶栓治疗的护理** 心肌梗死不足6 h的患者,需要急诊行溶栓治疗时,遵医嘱及时给予溶栓治疗。溶栓前了解患者是否有脑血管病病史、活动性出血、消化性溃疡、近期大手术或外伤史等溶栓禁忌证;按医嘱抽取血液标本检查血常规、血小板和出凝血时间等生化指标。

准确迅速地配制并输注溶栓药物。溶栓药物是纤维蛋白溶媒原激活剂,可激活血栓中纤维蛋白溶媒原,使其转化为纤维蛋白溶媒而溶解冠状动脉内的血栓。国内常用尿激酶(UK)、链激酶(SK)以及重组组织型纤维蛋白溶酶原激活剂(rt-PA)。

观察患者用药后有无寒战、发热和皮疹等过敏反应,是否发生皮肤、黏膜及内脏出血等副作用,一旦出血严重应立即报告医师紧急处理。使用溶栓药物后,应按医嘱定时描记心电图、查心肌酶谱,询问患者胸痛有无缓解。

溶栓成功指标:①胸痛2 h内基本消失。②心电图抬高的ST段于2 h内回降>50%。③2 h内出现再灌注性心律失常。④血清CK-MB酶峰值提前出现,或根据冠状动脉造影直接判断冠状动脉是否再通。

6. **并发症的急救** 急性心肌梗死可并发心律失常、心源性休克、急性左心衰竭等并发症,应积极配合医师及时给予救治。

(1) 消除心律失常:①发生心室颤动、持续多形性室性心动过速时,迅速配合给予非同步直流电除颤,并按心搏骤停配合心肺复苏。②一旦发现室性期前收缩或室性心动过速,立即准备按医嘱给予利多卡因50~100 mg静脉注射,至期前收缩消失或总量已达300 mg,继以1~3 mg/min的速度静脉滴注维持。如室性心律失常反复,准备给予胺碘酮治疗。③对室上性快速心律失常,按医嘱给予维拉帕米、美托洛尔、洋地黄制剂或胺碘酮等药物治疗。④对缓慢性心律失常,准备按医嘱给予阿托品0.5~1 mg肌内或静脉注射。⑤对发展到Ⅱ度或Ⅲ度的房室传导阻滞,伴有血流动力学障碍者,按医嘱做好人工心脏起搏的术前准备。

(2) 控制休克:心源性休克的处理措施如下所述:①补充血容量:有血容量不足,按医嘱补充液体,注意按病情调节滴速,观察有无其他症状,如呼吸困难、颈静脉充盈、恶心和呕吐;若有心慌、憋气、咳嗽、气促及心前区疼痛加重等症状,要及时通知医师。②应用升压药:补充血容量后血压仍不升,可能存在周围血管张力不足,按医嘱给予多巴胺静脉滴注。③应用血管扩张剂:经上述处理血压仍不升,并有四肢厥冷、发绀时,按医嘱给予硝普钠、硝酸甘油等血管扩张剂。④密切观察血压、尿量,准确记录出入水量,随时准备按医嘱采取措施纠正酸中毒及电解质紊乱,避免脑缺血,保护肾功能。

(3) 治疗心力衰竭:如患者出现呼吸困难、咳嗽、发绀、烦躁等心力衰竭症状时,立即准备按医嘱采取紧急措施,详见"急性心力衰竭"。

7. **用药护理**

(1) 抗血小板药:常用的是阿司匹林,具有抗血栓形成的作用。注意监测凝血时间,观察患者有无出血倾向,禁用于溃疡病、血友病、肝硬化和肾功能衰竭患者。

(2) 血管扩张药:通过扩张血管减轻心脏前和(或)后负荷,改善心肌耗氧量,随着心脏功能的改善,可以打破形成急性心力衰竭的恶性循环。用药过程应注意:①监测血压:防止血压下降幅度过大,血压一般控制在(150~160)/(90~100)mmHg为宜。②应用血管扩张剂从小剂量开始,并逐步增加或调整剂量,注意控制速度。③注意其他反应,如心动过速、皮肤潮红和胃肠道反应等,减量或停药后即消失。④选用硝普钠静脉滴注时,需新鲜配制,且需要避光滴注。

(3) β受体阻滞剂:可口服或静脉滴注,以阻断心肌的β受体,减慢心率;抑制心肌收缩力与房室传导,使循环血量减少;降低心肌耗氧量。心肌梗死早期应用可预防室颤,缩小梗死面积;心肌梗死后期应用可降低病死率。该类药物剂量的个体差异较大,宜从小到大试用,选择适宜剂量。用药时注意:①静脉用药时严密监测血压、心律、心率。②普萘洛尔对支气管 β_2 受体也有阻断作用,故哮喘患者和慢性肺部疾病者禁用。③窦性心动过缓、重度房室传导阻滞、低血压、休克及心力衰竭者禁用。

8. 饮食与通便 饮食宜清淡、易消化、产气少,多食富含维生素、优质蛋白质及纤维素的食物。每日保证必需的热量和营养,少食多餐,避免因过饱而加重心脏负担,忌烟酒。严格限制甜食,少吃含胆固醇高的食物,如动物内脏、肥肉和巧克力等。心功能不全和高血压者应限制钠盐摄入,同时正确记录出入水量。保持排便通畅,用力排便将使腹压和血压升高,机体耗氧量增加,易诱发心绞痛、心肌梗死而危及生命。

9. 心理护理 ACS患者发病急,病情不稳定,疼痛难忍,所以患者经常出现恐惧、紧张和烦躁的情绪,这种情绪可使交感神经兴奋,血液中儿茶酚胺升高,激发心肌异位兴奋灶,增加心肌负荷,加重病情。护士要对患者细心、耐心,针对患者的紧张情绪,应积极疏导,对其提出的各种问题要耐心解答,对该病的治疗效果及预后要积极肯定,对出现的一些不属于本病引起的临床症状和体征,要明确告知患者,以免增加患者不必要的心理负担。多用安慰性的语言,医务人员操作要巧、熟练、敏捷自信,要给患者以最大的信任感和安全感。要保持治疗环境安静、舒适,让患者在一个宁静、舒适的环境里接受救治。

第四节 高血压急症

高血压急症是指短时期内(数小时或数天)血压重度升高,舒张压≥130 mmHg 和(或)收缩压≥200 mmHg,同时伴有重要组织器官如心脏、脑、肾脏、眼底、大动脉的严重功能障碍或不可逆性损害。

高血压急症可发生在高血压患者,表现为高血压危象或高血压脑病;也可发生在心、脑血管病急性阶段,如急性脑血管意外、急性左心衰竭、心绞痛、心肌梗死、急性主动脉夹层以及急、慢性肾功能衰竭等情况时。

在高血压发展过程中的任何阶段和其他疾病急症时,出现严重危及生命的血压升高,需要紧急处理。及时正确处理高血压可在短时间内使病情缓解,预防进行性或不可逆性靶器官损害,降低死亡率。

一、病因与诱因

未经治疗或治疗不充分的原发性高血压由于慢性靶器官损害致血压升高,可导致高血压急症。常见的诱因有:①寒冷刺激、精神创伤、情绪波动、外界不良刺激和过度疲劳等。②应用拟交感神经药物。③突然停用降压药物。④钠潴留或容量负荷过重。⑤经期和绝经期的内分泌功能紊乱。

二、病情评估与判断

以心、脑、肾等靶器官是否受到损害区分高血压为高血压急症或次急症。高血压急症是急性重度血压升高,伴有急性或进行性靶器官损害。①中枢神经系统:高血压脑病、颅内出血和惊厥。②心血管系统:急性左心衰竭、急性心肌梗死或不稳定心绞痛以及急性主动脉夹层。③其他:急性肾衰竭、子痫、嗜铬细胞瘤等。高血压次急症也是急性、重度高血压,但不伴有急性靶器官损害,或仅有轻度的靶器官损害。高血压急症可具有下列临床表现。

1. 高血压 收缩压多≥180 mmHg 和舒张压≥120 mmHg,但少数患者舒张压高达 130 mmHg

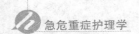

时可无自觉症状和并发症。

2. 中枢神经系统表现　患者可表现为脑病的症状与体征,如弥漫性严重头痛、眩晕,可伴有恶心、呕吐、视力模糊,局灶性或全身抽搐。神志变化初期呈兴奋、烦躁不安,继而精神委靡、嗜睡。若脑水肿进一步加剧,则在数小时或 1～2 d 内出现意识模糊,甚至昏迷。

3. 心血管表现　患者有呼吸困难、咳嗽、端坐呼吸、肺水肿、心率增快等表现,还可有心绞痛、急性心肌梗死或急性主动脉夹层的表现。

4. 肾衰竭的表现　血尿、水肿等。

三、救治与护理

(一)急诊治疗原则

急剧升高的血压是导致高血压急症的最直接原因,只有使血压在一定时间内下降,才有可能缓解高血压急症。高血压急症需要在几分钟到 1 h 内迅速降低血压,采用静脉途径给药。静脉降压起效后,一般在 12～24 h 加用口服降压药,并逐步减少及停止静脉用药。高血压次急症允许在几小时到 24 h 内降低血压,可使用快速起效的口服降压药物,一般不需住院治疗。

(二)急救护理措施

1. 急诊即刻护理　①立即建立静脉通路,按医嘱给予降压药物治疗。②绝对卧床休息,置患者于舒适体位,可将床头抬高 30°,起到体位性降压作用。③必要时按医嘱给予吸氧、心电监护,监测生命体征变化。

2. 迅速降低血压　按医嘱给予降压药物治疗,常选择起效迅速,短时间内达到最大作用,作用持续时间短,停药后作用消失较快,不良反应较小的降压药物。另外,最好在降压过程中不明显影响心率、心排血量和脑血流量。最好应用输液泵或注射泵给药,根据血压水平调节滴注速度。硝普钠、硝酸甘油、尼卡地平和地尔硫䓬注射液相对比较理想。

(1)硝普钠:可用于各种高血压急症。能同时直接扩张动脉和静脉,降低心脏前、后负荷。降压作用快速,临床有效剂量范围一般在 50～150 μg/min。使用硝普钠必须密切观察血压,治疗期间若出现血管过度扩张征象,如出汗、头痛、心悸、烦躁不安和肌肉痉挛等,应及时报告医师,必要时按医嘱停止输液。该药对光反应敏感,应现用现配,注意避光。

(2)硝酸甘油:扩张静脉和选择性扩张冠状动脉与大动脉。降压起效迅速,停药后数分钟作用消失。主要用于急性心力衰竭或急性冠脉综合征时的高血压急症。滴注期间应注意观察有无心动过速、面部潮红、头痛和呕吐等不良反应。

(3)尼卡地平:二氢吡啶类钙通道阻滞剂,直接作用于血管平滑肌,使外周动脉包括冠状动脉扩张,降压作用同时改善脑血流量。

(4)地尔硫䓬:非二氢吡啶类钙通道阻滞剂,降压同时具有改善冠状动脉血流量和控制快速室上性心律失常作用。

3. 严密观察病情　密切监测生命体征、心电图和神志变化。高血压急症时应使血压逐步控制性下降,严格按医嘱调节给药滴速,使血压在开始用药的数分钟至 2 h 内降低不超过原血压的20%～25%,在 2～6 h 内使血压逐渐降到 160/100 mmHg。高血压次急症,在去除诱因后,观察15～30 min,如血压仍>180/120 mmHg,按医嘱口服降压药后,应注意观察数小时至 48 h 内血压应缓慢降至安全范围[(160～180)/(100～110)mmHg]内。

短时间内血压急骤下降,有可能使重要器官的血流灌注明显减少,加重脑缺血和脑水肿,引起如头晕和一过性失明,甚至昏迷等症状,也可导致心脏和肾脏缺血,引起心绞痛、急性心肌梗死、心律失常、肾功能受损或进一步恶化。因此,在脑出血急性期,只有在血压极度升高时,即收缩压＞200 mmHg,舒张压＞130 mmHg 时,才考虑降压治疗,一般降压幅度为用药前的 20%～30%,血压控制目标不得低于 160/100 mmHg,同时注意按医嘱执行脱水治疗降低颅内压。急性冠脉综合征血压控制目标是疼痛消失,舒张压＜100 mmHg,一般将血压控制在 140/90 mmHg。肾功能不全时,降压不宜过低,一般不低于 150/90 mmHg 为宜,以防影响肾小球滤过功能而加重氮质血症。但主动脉夹层需迅速降低血压,在保证脏器足够灌注的前提下,应使血压维持在尽可能低的水平,防止主动脉夹层进一步分离,争取手术机会。

4. 对症护理 防治高血压危象的靶器官损害,如高血压脑病时,按医嘱给予脱水剂(如甘露醇)或快作用利尿剂注射,以减轻脑水肿。合并左心衰竭时,及时做好强心、利尿及扩血管治疗的准备。如为主动脉夹层、嗜铬细胞瘤、妊娠高血压综合征等合并高血压危象需要进一步治疗时,协助患者做好住院准备。

5. 安全护理 头痛剧烈、躁动、抽搐患者,应妥善固定输液肢体,必要时上床栏加以保护,抽搐发作时应有专人守护,用牙垫加以保护防止舌咬伤;注意使用降压药后易出现的体位性低血压及一过性心率减慢,应指导患者用药后须卧床 1～2 h,以防摔倒。嘱患者起床及站立时动作要缓慢,头昏、心慌、出冷汗时应立即卧床并及时告知医护人员。

6. 饮食护理 清醒患者应指导坚持低盐、低脂、低胆固醇饮食,补充适量蛋白质,多吃新鲜蔬菜和水果,防止便秘。

7. 健康宣教 向患者及家属阐述如下事项:①需保持良好的心态、遵医嘱服药,控制高血压危险因素,预防高血压急症,以减少对靶器官的进一步损害。②定期、定时和定部位监测血压。③告知有关降压药的名称、剂量、用法、作用与副作用,服药剂量必须遵医嘱执行,不可随意增减药量或突然撤换药物,定期到门诊复查,若血压控制不满意应及时就诊。

第五节　急性心力衰竭

急性心力衰竭(acute heart failure,AHF)是指由于急性心脏病变引起心排血量显著且急剧降低而导致的组织器官灌注不足和急性淤血综合征。根据解剖学部位分为急性左心衰竭、急性右心衰竭和全心衰竭。临床上急性左心衰竭较为常见,以肺水肿或心源性休克为主要表现,患者表现极度烦躁、极度气促,咯白色泡沫或粉红色泡沫痰,双肺布满湿性啰音。是严重的急危重症,抢救是否及时有效与预后密切相关。

一、病因与发病机制

心脏解剖或功能的突发异常,使心排血量急剧降低和肺静脉压突然升高均可发生急性左心衰竭。

(一) 基本病因

1. 急性缺血性心肌损害 冠心病心肌缺血和(或)急性广泛性心肌梗死是最常见的原因,还见于急性重症心肌炎等,可致心肌收缩无力。

2. 急性压力负荷过重 高血压心脏病血压急剧升高使左心室压力负荷过重排血受阻可致急性左心衰竭。

3. 急性容量负荷过重 由于急性心肌梗死、感染性心内膜炎等引起乳头肌功能不全、腱索断裂、瓣膜穿孔等可致瓣膜性急性反流;输血和输液过多、过快等使心功能超过代偿能力。

4. 心律失常 在原有心脏病的基础上出现快速心律失常或严重缓慢性心律失常使心脏丧失有效的射血功能。

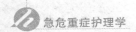

（二）诱因

有基础心脏病的患者,增加心脏负荷的因素可诱发心力衰竭。呼吸道感染是最常见,最重要的诱因。血容量过多、过度体力劳累或情绪激动,不恰当停用利尿药或降血压药等均可诱发心力衰竭。

二、病理生理

主要病理生理基础为心脏收缩力突然严重减弱,或左室瓣膜急性反流,心排血量急剧减少,左室舒张末压(LVEDP)迅速升高,肺静脉回流不畅。由于肺静脉压迅速升高,肺毛细血管压随之升高使血管内液体渗入到肺间质和肺泡内形成急性肺水肿。肺水肿早期可因交感神经激活,血压可升高,但随着病情持续发展,血压将逐步下降。

三、病情评估与判断

（一）临床表现

突发严重呼吸困难,呼吸频率常达 30～40 次/min,患者强迫体位、面色灰白、发绀、大汗、烦躁,频繁咳嗽,咳粉红色泡沫状痰。极重者可因脑缺氧而致神志模糊。发病开始可有一过性血压升高,病情如不缓解,血压可持续下降直至休克。听诊时两肺满布湿性啰音和哮鸣音,心尖部第一心音减弱,频率快,同时有舒张早期第三心音而构成奔马律,肺动脉瓣第二心音亢进。

（二）辅助检查

1. 胸部 X 线检查　早期间质水肿时,上肺静脉充盈、肺门血管影模糊、小叶间隔增厚;肺水肿时表现为蝶形肺门;严重肺水肿时,为弥漫满肺的大片阴影。

2. 心电图　常有窦性心动过速、各种心律失常、心肌损害和左心房负荷过重等。

3. 超声心动图　可见左心房、左心室扩大,心室壁运动幅度显著减低,左心室射血分数降低等。

4. 血流动力学监测　肺毛细血管楔压(PCWP)主要反映左心室压力。急性心力衰竭时肺动脉楔压(PAWP)＞18 mmHg,且随病情加重而升高,心脏指数(CI)则相反。正常时 PAWP＜12 mmHg, CI＞2.5L/(min・m²)。

四、救治与护理

（一）急诊处理原则

急性左心衰竭为急危重症,必须及时诊断,迅速抢救。①限制活动:取坐位肢体下垂,减少静脉回流,减少回心血量。②迅速有效地纠正低氧血症。③快速降低心脏负荷。④加强心肌收缩力。⑤镇静、止痛、消除紧张情绪。⑥平喘解痉:氨茶碱的应用。⑦控制通气、治疗酸中毒。⑧有条件时行机械辅助循环,辅助左室泵功能,可望改善心脏功能。⑨治疗原有疾病和诱发因素。

（二）急救护理措施

1. 体位　立即将患者置于高半卧位或坐位,如可能应使双腿下垂,以增加肺容量和肺活量,减少静脉回流。但要注意保护患者,防止坠床。

2. 积极纠正缺氧　立即给予高流量吸氧,一般用鼻导管或面罩给氧,流量为 6～8 L/min,氧浓度为 40%～60%,使患者的血氧饱和度维持在 95%～98%的水平。

3. 迅速建立两条静脉通路,遵医嘱正确使用药物

（1）吗啡:皮下或静脉注射吗啡 5～10 mg 不仅可以使患者镇静,减少躁动所带来的额外的心脏负担,同时也具有舒张小血管的功能而减轻心脏的负荷。老年患者可酌减剂量或改为肌内注射。吗啡具有呼吸抑制、恶心、呕吐和低血压等副作用,应注意观察。由于吗啡引起的呼吸抑制可以用纳洛

酮进行拮抗。

（2）快速利尿：呋塞米 20～40 mg 静脉注射，于 2 min 内推完，10 min 内起效，可持续 3～4 h，4 h 之后可重复一次。除利尿作用外，本药还有扩张静脉的作用，有利于缓解肺水肿。应用利尿剂时注意观察尿量的变化，如尿量＞100 ml/h，为利尿过快，患者可出现心率加快、血压下降等。患者全身软弱无力、腱反射减弱、腹胀、恶心、呕吐等症状可能为低钾、低钠的征象。

（3）血管扩张剂：可选用硝普钠、硝酸甘油或重组人脑钠肽（rhBNP）静滴，以减轻心室前负荷及降低后负荷，改善心功能，减低氧耗，增加心搏量和心排血量。应用时，应从小剂量、低速度开始，根据血压变化调整滴速，防止低血压的发生。用硝普钠应现用现配，避光滴注，使用时应严格控制速度及浓度，可用输液泵或精密输液调节器控制滴数；硝普钠含有氰化物，用药时间不宜连续超过 24 h。应用血管扩张剂常见的副作用有：头胀、头痛、恶心、心率加快及低血压等，应加强监测患者的心律、血压。

（4）强心剂：临床上常用的静脉制剂为毛花苷丙 0.2～0.4 mg 加入 0.9％盐水 20 ml 中稀释后缓慢静脉注射，推注速度宜缓慢，同时注意观察心电监护变化。本药可增强心肌收缩力、抑制心脏传导系统，使心率减慢、心排血量增加。

（5）氨茶碱：氨茶碱 0.25 g 加入 0.9％盐水 250 ml 中静脉滴注，以减轻支气管痉挛，增强呼吸肌和心肌收缩力，强心利尿。使用时应注意静脉滴注过快或浓度过高可强烈兴奋心脏，引起头晕、心悸、心律失常、血压剧降，必须稀释后缓慢注射。

（6）正性肌力药：①多巴胺：小剂量多巴胺［＜2 μg/（kg·min），iv］可降低外周阻力扩张肾、冠脉和脑血管；较大剂量［＞2 μg/（kg·min）］可增加心肌收缩力和心排血量。但均有利于改善 AHF 的病情。应用中应注意观察穿刺部位皮肤情况，若渗至皮下会造成皮肤坏死，使用外周血管时，有的患者可以沿血管走行出现皮肤苍白伴或不伴血管的疼痛，应做到及早发现并及时更换输液部位。②多巴酚丁胺：可增加心排血量，但还可使心律失常发生率增加，应特别注意。③磷酸二酯酶抑制剂（PDEI）：米力农为Ⅲ型 PDEI，兼有正性肌力及降低外周血管阻力的作用。易引起低血压，应注意监测血压。

4. 机械辅助治疗　对病情特别严重的患者，如条件允许，做好采用面罩呼吸机持续加压（CPAP）或双水平气道正压（BiPAP）给氧以及应用主动脉内球囊反搏（IABP）和临时心肺辅助系统进行救治的准备。

5. 密切观察病情　①生命体征监测：给予患者心电监测，注意观察心率、呼吸、血压、血氧的变化，当患者出现血压下降、心率增快时，应警惕心源性休克的发生。②观察神志变化：及时观察患者有无脑供血不足、缺氧及 CO_2 增高所致头晕、烦躁、迟钝、嗜睡等症状，特别是使用吗啡时应注意观察神志及有无呼吸抑制情况。③观察呼吸道通畅情况：及时清除呼吸道分泌物，保持呼吸道通畅。④关注肺部湿啰音的变化。⑤观察治疗的效果：如患者情绪安定，自觉气急、心悸等症状改善，发绀减轻，心率减慢，血压稳定，则为治疗有效。

6. 诱因及基本病因治疗　待急性症状缓解后，做好对诱发急性左心衰竭基本病因进行治疗的配合与准备工作，如因急性心肌梗死致急性心力衰竭，应做好冠脉造影、紧急血管重建（PTCA）的准备，对肾功能衰竭所致心力衰竭者应协助患者继续进行血液超滤治疗，需要时，做好患者急诊入院等方面的准备。

7. 心理护理　急性左心衰竭时患者往往会产生濒死感，发病急，病情重，易出现烦躁、紧张、恐惧等心理现象，故在抢救过程中，应注意适时安慰患者，以从容、乐观、自信的工作态度来消除患者的紧张情绪和顾虑，减轻患者思想负担，对患者态度和蔼、诚恳热情，耐心细致，体贴入微地帮助患者增强信心，积极配合治疗。

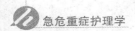

第六节 心 律 失 常

心律失常(cardiac arrhythmia)是指心脏冲动的起源部位、传导速度或激动次序的异常。严重心律失常通常是指可导致血流动力学障碍、短暂意识丧失或猝死等危急状态的心律失常,其病因广泛,种类繁多,来势凶险,需要及时识别和处理。

一、病因与发病机制

引起心律失常的原因比较复杂,包括各种器质性心脏病、药物及电解质紊乱、机械性刺激、甲状腺功能亢进、体力过度、情绪激动、重度感染及不良生活习惯等。正常人在疲劳、紧张、激动、饱餐等情况下可出现心律失常。

心律失常的发生机制包括冲动形成的异常和(或)冲动传导的异常。

1. 冲动形成的异常 窦房结、结间束、冠状窦口附近、房室结的远端和希氏束-浦肯野系统等处的心肌细胞均具有自律性。自主神经系统兴奋性改变或其内在病变,均可导致不适当的冲动发放。此外,原来无自律性的心肌细胞,亦可在病理状态下出现异常自律性。异常自律性可以发生在心脏的任何部位,当窦房结正常的自律性受到抑制或异常自律灶发放的频率比窦房结的频率高时,即形成心律失常。

触发活动是指心房、心室与希氏束-浦肯野组织在动作电位后产生除极活动,被称为后除极。若后除极的振幅增高并达到阈值时,便可引起反复激动,持续的反复激动即构成快速性心律失常。

2. 冲动传导的异常 折返是快速心律失常的最常见发生机制。产生折返的基本条件包括:心脏两个或多个部位的传导性与不应期各不相同,相互连接形成一个闭合环;其中一条通道发生单向传导阻滞,另一通道传导缓慢,使原先发生阻滞的通道有足够时间恢复兴奋性。原先阻滞的通道再次激动,从而完成一次折返激动。冲动在环内反复循环,产生持续而快速的心律失常。

二、病情评估与判断

(一)临床表现

1. 心悸 大多数患者都有突发性的心悸,自觉心脏跳动快速或搏动异常。体检可发现心率过快、过缓或不齐,即有明显的心率和心律的变化。

2. 呼吸困难 如伴发血液动力学障碍,影响肺泡与血液间氧气交换,患者常感觉胸闷,呼气不畅,呼吸费力。体检可发现呼吸次数增多,呼吸动作快而幅度加大。

3. 血压 严重心律失常直接影响心脏舒缩功能,导致心脏射血减少,外周动脉血压下降。患者常感乏力、头晕、黑蒙。体检可发现血压低于正常,肢端发冷。

4. 心绞痛 严重心律失常影响冠状动脉灌注血流,使心肌供血减少而发生心绞痛。患者感到胸痛,多是钝痛性质,呈压迫或绞榨感。部分患者还有放射痛,牵涉至左肩、左胸壁内侧、后背、颈两侧及下颌部。

5. 晕厥 严重心律失常使心排血量突然减少,导致供应大脑的血流减少或中断,发生一过性广泛的脑缺血缺氧,引起突然的、短暂的意识丧失,即阿-斯综合征。患者常出现突然跌倒,两眼上翻,甚至抽搐,严重时还可出现猝死。

(二)辅助检查

1. 心电图检查 心电图是临床上诊断心律失常最重要的一项非侵入性技术。根据心电图的特征性改变,及时判断心律失常的严重性。

2. 心电监护　心电监护是连续监测严重心律失常的重要手段,具有连续、无创、方便等优点。为及时预测和发现严重心律失常提供第一手资料,也为及时救治严重心律失常提供重要的依据。

3. 动态心电图　连续记录患者 24 h 的心电图,以了解心悸与晕厥等症状的发生是否与心律失常有关,明确心律失常的发作与日常活动、昼夜的关系。可记录一些临床症状不明显,但对诊断严重心律失常有意义的前驱心电图表现。

4. Swan‑Ganz 漂浮导管检查　主要是通过应用气囊漂浮导管行右心插管测量肺动脉楔压,从而判断左心功能状况。当患者血流动力学不稳定或肺功能严重障碍,需应用复杂呼吸形式支持其功能时,为最佳置管时机。

三、心电图解析

在心脏机械收缩之前,先产生电活动,心房和心室的电激动可经人体组织传到体表。心电图(electrocardiogram,ECG)是利用心电图机从体表记录心脏每一个心动周期所产生电活动变化的曲线图形。心电图记录纸是由纵线和横线组成的小方格,每一小格为 1 mm,横向代表时间,当走纸速度为 25 mm/s 时,横向一个小格就代表 0.04 s,可以计算各波形的时间和心率;纵向代表电压,当标准电压 1 mV＝10 mm 时,每一小格为 0.1 mV,可以计算各波形的振幅。

正常的心脏电位传导产生的波形有 5 个组成部分:P 波、P‑R 间期、QRS 波群、ST 段及 T 波。P 波反映心房的除极过程;P‑R 间期代表房室传导时间,也就是从心房开始除极至心室开始除极的时间;心室除极的全过程则为 QRS 波群;ST 段代表心室早期复极的电位,T 波代表心室晚期复极的电位变化。

凡起源于窦房结的心律称为窦性心律。正常窦性心律具有以下心电图特点:①P 波规律出现,且 P 波在 Ⅰ、Ⅱ、aVF、V_4、V_6 导联直立,aVR 导联倒置,称为窦性 P 波。②PR 间期 0.12～0.20 s。③P‑P 间期互差<0.12～0.16 s。④P 波频率 60～100 次/min。正常心电图见图 7‑1。

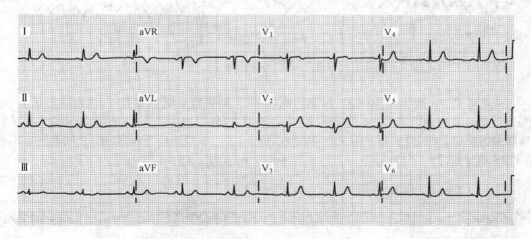

图 7‑1　正常心电图

心电图分析程序:①寻找 P 波,测量 P 波宽度、幅度、方向,计算 P 波的节律。②测量房室传导(P‑R 间期)。③观察 QRS 波群的形态,测量 QRS 波群的宽度与振幅,寻找有无 Q 波。④观察有无ST 段偏移。⑤观察 T 波的形态、方向和幅度。⑥测量 Q‑T 间期。⑦查看 P‑QRS‑ST 段的关系,检查 P‑P 间期与 R‑R 间隔的规则性,判断节律是否规则。

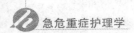
四、心律失常的识别

(一)快速性心律失常

1. **阵发性室上性心动过速**(paroxysmal superventricular tachycardia，PSVT)　简称室上速，是指异位激动在希氏束以上的心动过速，亦称"与房室交界区相关的折返性心动过速"。主要由折返机制造成，少数为自律性增高或平行心律，包括阵发性房性心动过速和阵发性交界性心动过速、房室结双径路以及预激综合征等。

心电图特征：①异位 P 波分辨不清，有的无 P 波，有的 P 波形态异常。②心室率常在160~250 次/min，R-R 间期均匀整齐，但伴有房室传导阻滞时，心律可不规则。③QRS 波群形态正常，间期<0.12 s。当伴有预激、心室内差异传导或束支阻滞时，QRS 波宽大畸形。④ST-T 发生改变，尤其是老年人，应注意合并冠心病的可能。⑤预激综合征，发作终止后可显示预激的心电图特征(图 7-2)。

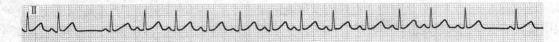

图 7-2　阵发性室上性心动过速

2. **心房扑动**(atrial flutter)　简称房扑，心电图特征：①P 波消失，代之以连续的大锯齿状 F 波，Ⅰ、Ⅲ及 aVF 导联中明显。②F 波之间无等电位线，波幅大小一致，间隔规则，频率为250~350 次/min，QRS 波群与 F 波成某种固定的比例，心室率规则，最常见的比例为 2∶1；有时比例关系不固定，则引起心室律不规则。③一般 QRS 不增宽(图 7-3)。

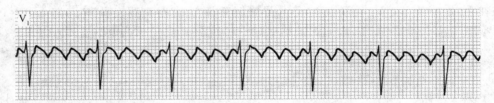

图 7-3　心 房 扑 动

3. **心房颤动**(atrial fibrillation)　简称房颤，多见于器质性心脏病患者，如风湿性心脏病、冠心病、高血压性心脏病为最多见。心电图特征：①P 波消失，代之以大小不等、形状各异的 f 波，f 波在 V_1 导联最为明显。②f 波的频率为350~600 次/min。③心室律绝对不规则(R-R 间期绝对不等)，一般 QRS 不增宽(图 7-4)。

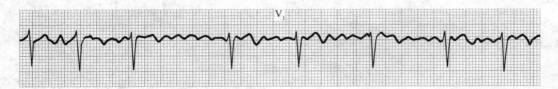

图 7-4　心 房 颤 动

4. **阵发性室性心动过速**(paroxysmal ventricular tachycardia，PVT)　简称阵发性室速，是指起源于希氏束分叉以下部位的快速性心律失常，由连续三次或以上成串室性期前收缩组成。常导致严重血流动力学障碍，甚至发展成室颤而引起死亡。最常见病因为冠状动脉粥样硬化性心脏病出现急性心肌梗死或缺血时。根据发作情况可分为持续性室速(发作时间＞15 s,需药物或电复律方能终止)和非持续性室速(发作时间＜15 s,常能自行终止)。

心电图特征:①连续出现 3 个或 3 个以上的室性期前收缩。②QRS 波群,宽大畸形,时限＞0.12 s,频率为 140～200 次/min,轻度不规则。③ST‐T 波方向与 QRS 波群主波方向相反;全部心前区导联 QRS 波群主波方向呈同向性,即全部向上或向下。④心房电活动与 QRS 波群无固定关系,形成房室分离。⑤可见心室夺获与室性融合波(图 7‐5)。

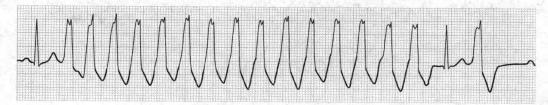

图 7‐5 阵发性室性心动过速

5. 尖端扭转性室性心动过速(torsade de pointes) 是一种特殊类型、恶性室性心动过速,往往发生于 Q‐T 间期延长,可分为家族性 Q‐T 间期延长综合征和获得性 Q‐T 间期延长两类。抗心律失常药物如奎尼丁、普鲁卡因酰胺、乙胺碘呋酮可诱发;临床上低血钾、低血镁、心动过缓、心肌缺血或炎症,以及急性中枢神经病变都可能诱发。

心电图特征:①发作时可见不规则的 QRS 波群,增宽或不明显增宽,频率 160～300 次/min。②Q‐T 间期延长,诱发的室性期前收缩落在 T 波下降支,QRS 波群尖端时而朝上时而朝下。③往往发作连续 3～20 个搏动,间以窦性搏动。由于频率过快可伴有血流动力学不稳定的症状,持续发作控制不满意可能发展为室颤(图 7‐6)。

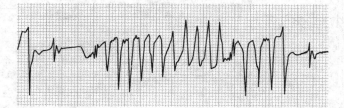

图 7‐6 尖端扭转性室性心动过速

6. 心室扑动和心室颤动(ventricular flutter and ventricular fibrillation) 为致命性心律失常。表现为意识丧失、抽搐、呼吸停顿甚至死亡,听诊心音消失,脉搏触不到,血压亦无法测到。

心室扑动心电图特征:呈正弦图形,波幅大而规则,频率 150～300 次/min,已不能区分 QRS 波群和 ST‐T 段;持续时间较短,常于数秒或数分钟内转变为室速或室颤(图 7‐7)。

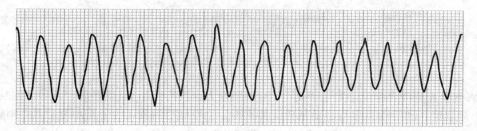

图 7‐7 心 室 扑 动

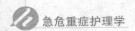

心室颤动心电图特征:P-QRS-T波群完全消失,代之以形态、振幅与频率均极不规则的小振幅波,频率250~500次/min,持续时间较短,如不及时行电除颤,心电活动常于数分钟后迅即消失(图7-8)。

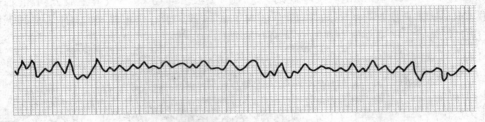

图7-8 心室颤动

(二)缓慢性心律失常

缓慢性心律失常是指以心率减慢为特征的疾病,临床常见的有窦性心动过缓、病态窦房结综合征和房室传导阻滞。

1. 窦性心动过缓 ①窦性心律,心率40~60次/min。②常伴有窦性心律不齐,严重时产生逸搏。③P-R间期>0.12 s,T波振幅偏低,Q-T间期延长,U波有时突出(图7-9)。

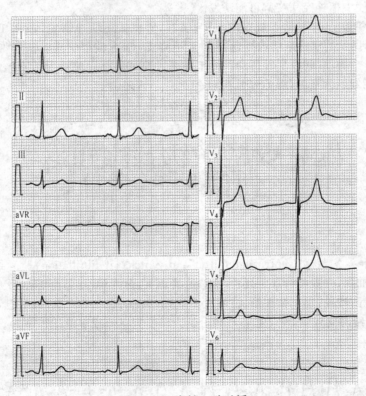

图7-9 窦性心动过缓

2. 病态窦房结综合征 ①窦性停搏>2 s,短期内无逸搏心律出现,或停搏稍久后才由房性或交界区性心律取代。②心动过缓与心动过速交替出现。③慢性心房颤动在心脏电复律后,不能恢复窦性心律。④持久、缓慢的房室交界区逸搏心律(图7-10)。

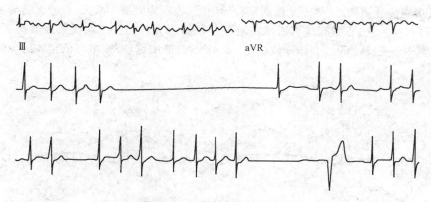

图 7 - 10　病态窦房结综合征

3. 房室传导阻滞　是指冲动从心房传导到心室的过程异常延缓,传导部分或完全被阻断的现象。按照传导阻滞的严重程度,通常将其分为一、二、三度传导阻滞。

（1）一度房室传导阻滞:P-R 间期延长至 0.2 s 以上;每个 P 波之后均有 QRS 波群(图 7-11)。

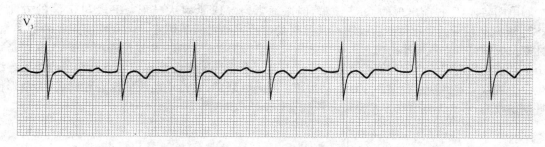

图 7 - 11　一度房室传导阻滞

（2）二度房室传导阻滞:二度 I 型房室传导阻滞又称为文氏型房室传导阻滞。文氏现象,表现为 P-R 间期逐渐延长,R-R 间期逐渐缩短,直到 P 波受阻与心室脱漏;包含受阻 P 波的 R-P 间期比两个 P-P 间期之和为短(图 7-12);二度 II 型房室传导阻滞又称莫氏 II 型,表现为有间歇受阻的 P 波与心室脱漏;P-R 间期可能正常或延长,但保持恒定(图 7-13)。

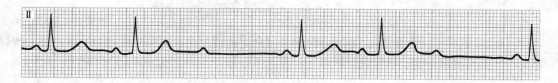

图 7 - 12　二度 I 型(文氏型)房室传导阻滞

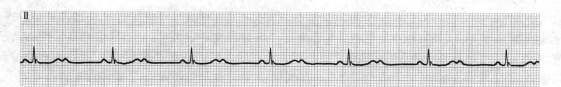

图 7 - 13　二度 II 型房室传导阻滞

（3）三度房室传导阻滞：又称完全性房室传导阻滞，表现为 P 波与 QRS 波群无传导关系；P 波频率较 QRS 波群频率为快；心室起搏点通常在阻滞部位稍下方。如位于希氏束及其近邻，QRS 波群正常者，心室率 40～60 次/min，心律亦较稳定；若 QRS 波群增宽，心室率可低至 40 次/min 以下（图 7-14）。

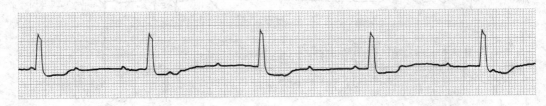

图 7-14　三度房室传导阻滞

（三）室性期前收缩

室性期前收缩（premature ventricular beats）是一种最常见的心律失常。可见于无器质性心脏病患者，亦常见于高血压、冠心病、心肌病、风湿性心脏病及心肌炎患者。

心电图特征：①提前出现的 QRS 波群，时限通常＞0.12 s、宽大畸形，ST 段与 T 波的方向与 QRS 主波方向相反。②室性期前收缩与其前面的窦性搏动之间期恒定。③室性期前收缩的类型：室性期前收缩可孤立或规律出现。二联律是指每个窦性搏动后跟随一个室性期前收缩；三联律是每两个正常搏动后出现一个室性期前收缩。连续发生两个室性期前收缩称成对室性期前收缩。连续发生三个或以上室性期前收缩称室性心动过速。同一导联内，室性期前收缩形态相同者，为单形性室性期前收缩；形态不同者称多形性或多源性室性期前收缩（图 7-15）。

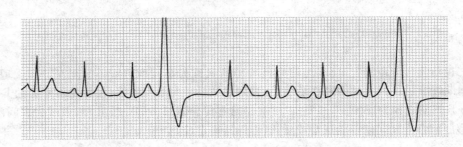

图 7-15　室性期前收缩

室性期前收缩并不一定都具有危险性，但如果出现下列情况则具有危险性：①1 min 出现 5 次以上，频发。②成对出现。③二联律或三联律。④多源性形态。⑤出现 R-on-T 现象。

五、救治与护理

（一）急诊治疗原则

严重心律失常是一种突发症状，往往发作急，变化快，常在短时间内危及生命，应遵循及时发现、准确判断、对症用药、果断处理的抢救原则。立即平卧并严密心电监护，对于阵发性室上性心动过速、室性心动过速及心室颤动等快速型严重心律失常需尽快终止心动过速，少数不能终止心动过速的患者，则应减慢心室率；对于缓慢型严重心律失常，除治疗及消除诱因外，主要治疗是提高心室率，主要救治手段是心脏起搏，依病情可选择临时性起搏或永久性起搏方法。

（二）急救护理措施

1. **来诊即刻护理** ①迅速果断地对患者的病情进行正确的评估，当心律失常发作导致胸闷、心悸、头晕时，协助采取舒适卧位休息。②立即描记 12 导联心电图。③遵医嘱给予心电监护。④对伴有缺氧指征的患者，给予氧气吸入，一般采用 2～4 L/min 的流量。⑤建立静脉通路，遵医嘱用药。⑥尊重和重视患者的主诉，密切观察病情变化。

2. **严密观察病情** 患者可以由于过快或过慢的心室率引起严重的血流动力学的异常，此时患者的心排血量明显减少，周围的组织器官缺血、灌注不良，患者会出现大汗、血压下降、呼吸困难、意识障碍甚至危及患者的生命。

注意了解引发心律失常的原因、发作时的症状、持续的时间及患者发作时的心理状态。当患者主诉头晕、乏力及黑矇时，说明由于心律失常的发作伴血流动力学不稳定；当患者出现胸痛、胸闷甚至发作心绞痛时，说明心排血量减少影响了冠状动脉的灌注；如果出现了呼吸困难，说明患者已经出现了心力衰竭。应对患者的主诉给予高度的重视，为尽快救治患者提供最佳的时机。如果患者出现头痛、恶心、肢体及语言的障碍、下肢疼痛、应高度警惕患者发生了血栓栓塞事件。

3. **用药护理** 在心电监测下，遵医嘱及时、正确使用抗心律失常药物，观察所用药物的主要作用与副作用。根据作用方式和电生理效应，抗心律失常药分为四类：Ⅰ类、Ⅱ类、Ⅲ类和Ⅳ类。Ⅰ类又进一步分为 I_A、I_B 和 I_C 3 个亚类，分别以奎尼丁、利多卡因和普罗帕酮为代表药物；Ⅱ类为 β 受体阻滞剂；Ⅲ类延长动作电位时限和不应期，以胺碘酮为代表性药物；Ⅳ类为钙通道阻滞剂，降低自律性与传导性，以维拉帕米为代表性药物。

（1）利多卡因（lidocain）：为速效抗快速性室性心律失常药，首选为急性心肌梗死伴室性心律失常。常用剂量静脉注射首次 50～100 mg，有效后用 1～4 mg/min 静滴维持。副作用较小，最常见的副作用为与剂量相关的中枢神经系统的反应：嗜睡、头晕，较大剂量时可出现感觉异常、肌肉颤动、精神症状、低血压和呼吸抑制等。静脉输液或静脉推注时应注意速度及配制的浓度，并应加强对上述副作用的监测与观察。

（2）普罗帕酮（propafenone）：为广谱抗快速性心律失常药，对各型早搏、心动过速和预激综合征有较好的疗效。主要副作用有头晕、头痛、口干及消化道反应等，大剂量时有心血管抑制作用。

（3）β 受体阻滞剂（β-blockers）：可以用于治疗室上性心律失常及室性心律失常。多由于高血压、冠心病引起的快速型心律失常作用更为明显。使用时应严密监测患者的血压、心率和心律，注意是否出现传导阻滞、血压下降和心力衰竭等副作用的临床表现。

（4）胺碘酮（amiodarone）：临床上主要治疗及预防快速性心律失常的发作，可以扩张外周及冠状动脉，减轻心脏前后负荷等，对各型早搏、心动过速、房扑、房颤和预激综合征等有较好的疗效，致心律失常作用发生最低。在静脉注射时应注意配制的浓度及推注的速度，避免由于浓度过大或推注速度过快而出现循环系统的症状，如严重的窦性心动过缓和窦房阻滞，偶有尖端扭转型室速，应密切观察患者的心电情况。另外由于其 pH 呈酸性，使用周围静脉时，易使穿刺部位及周围出现红肿及疼痛的情况，若不能及时处理，可以导致皮肤坏死、感染，使用中心静脉可以有效地避免这一情况。

（5）维拉帕米（verapamil）：为Ⅳ类抗心律失常药，通过抑制钙内流，降低心脏舒张期自动去极化速率，从而使窦房结的发放冲动减慢而消除房室折返。主要用于阵发性室上性心动过速和减慢房颤的心室率。该药可扩张冠状动脉，增加其血流量，改善心肌供氧。但亦可扩张外周血管使血压下降，有负性心肌作用。应在心电监护下静脉注射，一旦转为窦性心律应立即停止注射。不良反应有头痛和头晕。静脉用药前必须核实患者确实未用 β 受体阻滞剂，否则可致心动过缓、房室传导阻滞低血压等，有引起心搏骤停的危险。

4. **协助给予机械刺激法** 对阵发性室上性心动过速的治疗，可应用刺激迷走神经的方法，如协助和指导患者刺激舌根部，诱发恶心和呕吐反射；深吸气后屏气再用力做呼气动作（Valsalva 法）以

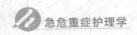

及颈动脉按摩法等。

5. **电转律治疗护理**　对异位性快速心律失常发作伴血流动力学异常和心室颤动,配合医师紧急电除颤或应用直流电复律。电转律可使许多药物不能逆转的心律失常得到较满意的治疗。电转律后应严密监测心率、心律的变化,如有异常及时报告医师处理。

6. **介入治疗准备**　及时遵医嘱做好给予临时性或永久性心脏起搏治疗、导管射频消融的准备。

7. **心理护理**　患者出现严重心律失常时,往往情绪较紧张,感到恐惧。应给予患者适当的心理支持,关心、安慰患者,允许患者诉说自己的感受,并陪伴患者,抢救过程中经常与患者沟通,使其有安全感,营造轻松温馨的环境,缓解患者的心理压力,增强其对治疗的信心。

8. **健康宣教**　①让患者及家属掌握关于心律失常的常识、诱因、发作时的症状等,避免心律失常发作时恐慌。②指导患者学会自测脉搏,告知患者出现心悸、乏力、胸痛、头痛时及时就医。③注意劳逸结合、生活规律,保证充足的休息和睡眠;避免摄入咖啡、浓茶等。④遵医嘱按时服药,定期复查心电图,及早发现病情变化。

第七节　急性上消化道大出血

急性上消化道出血是指 Treitz 韧带以上的消化道急性出血,包括食管、胃、十二指肠或胰腺、胆道等病变引起的急性出血。胃空肠吻合术后的空肠上段病变出血亦属此范围。常表现急性大量出血,是临床常见急症。病情严重者,如不及时抢救,可危及生命。

一、病因

上消化道疾病及全身性疾病均可引起上消化道出血。临床上最常见的病因是消化性溃疡、食管胃底静脉曲张破裂、急性糜烂出血性胃炎和胃癌。食管贲门黏膜撕裂综合征引起的出血亦不少见。

二、病情评估与判断

(一) 临床表现

上消化道大量出血的临床表现取决于出血量与速度。

1. **呕血与黑便**　是上消化道出血的特征性表现。出血部位在幽门以上者常伴有呕血。若出血量较少、速度慢亦可无呕血。反之,幽门以下出血如出血量大、速度快,可因血反流入胃内引起恶心、呕吐而表现为呕血。呕血多为棕褐色呈咖啡渣样,这是血液经胃酸作用形成正铁血红素所致。如出血量大,未经胃酸充分混合即呕出,则为鲜红或有血块。

上消化道大量出血之后,均有黑便。黑便呈柏油样,黏稠而发亮,系血红蛋白的铁经肠内硫化物作用形成硫化铁所致。当出血量大,血液在肠内推进快,类便可呈鲜红色。

2. **失血性周围循环衰竭**　急性大量出血造成循环血容量迅速减少导致周围循环衰竭。一般表现为面色苍白、乏力、口渴、肢体冷感,突然起立可产生晕厥、心率加快、血压偏低等。严重者呈休克状态,表现为烦躁不安或神志不清、面色苍白、四肢湿冷、呼吸急促、脉搏细速、血压下降、脉压差变小。若处理不当,可导致死亡。

3. **发热**　上消化道大量出血后,多数患者在 24 h 内出现低热,但一般不超过 38.5℃,持续 3～5 d 降至正常。

4. **氮质血症**　急性上消化道大量出血后,其蛋白质代谢产物在肠道被吸收,致使血中尿素氮浓度增高,称为肠源性氮质血症。轻度氮质血症,可仅有头痛、头昏、乏力、食欲不振。重者可出现恶心、呕吐、严重贫血、精神不振、嗜睡或烦躁不安、尿少、尿闭,甚至昏迷。

5. 贫血　急性大出血后均有失血性贫血，患者可有贫血表现，如面色、口唇、甲床苍白，其程度除取决于失血量外，还和出血前有无贫血基础、出血后液体平衡状况等因素有关。急性失血患者表现为正细胞正色素性贫血，慢性失血患者表现为小细胞低色素性贫血。

（二）出血量的估计

成人每日消化道出血＞5～10 ml，粪便隐血试验出现阳性，每日出血量 50～100 ml 可出现黑便。胃内积血量在 250～300 ml 可引起呕血。

1. 一般状况　失血量少且＜400 ml，血容量轻度减少，可由组织液及脾贮血所补偿，一般不引起全身症状。出血量＞400～500 ml 时，出现全身症状，头晕、心慌、冷汗、乏力和口干等；短时间内失血量＞1 000 ml 以上，出现周围循环衰竭的表现，晕厥、四肢冰凉、尿少及烦躁不安。

2. 出血量的估计　最有价值的标准是血容量减少所导致的周围循环衰竭。如收缩压＜90 mmHg，心率＞120 次/min，即已进入休克状态，属严重大量出血，需积极抢救。如患者由平卧位改为坐位时，出现血压下降（下降程度＞15～20 mmHg），心率加快（上升幅度＞10 次/min）已提示血容量明显不足，是紧急输血的指征。亦可用休克指数估计出血量，休克指数＝脉搏/收缩压，正常为0.54，表示血容量正常。休克指数＝1，表示全身总血容量丧失 23％，失血量为 800～1 200 ml；休克指数＝1.5，表示全身总血容量丧失 33％，失血量约 1 500 ml；休克指数＝2.0，表示全身总血容量丧失 43％，失血量约 2 000 ml。总之，出血量的估计应根据临床表现、血压脉搏的动态观察以及红细胞计数、血红蛋白、血细胞比容等综合考虑、全面估计。

（三）辅助检查

1. 实验室检查　粪便或呕吐物隐血实验、血常规、血尿素氮、凝血功能及肝功能和肾功能的化验。

2. 胃镜　是诊断上消化道出血病因的首选检查方法。出血后 24～48 h 内进行检查，称急诊胃镜检查。

3. X 线钡餐检查　主要适用于有胃镜检查禁忌证或不愿进行胃镜检查者，对怀疑病变在十二指肠降段以下小肠段，有特殊诊断价值。

三、救治与护理

（一）急救处理原则

上消化道大量出血病情急、变化快，严重者可危及生命，应采取积极措施进行抢救。应将抗休克、迅速补充血容量放在一切治疗措施的首位。①绝对卧床，保持呼吸道通畅，必要时吸氧；严密监测生命体征。②积极补充血容量。③采取有效的止血措施：包括药物止血、气囊压迫止血、内镜治疗、手术治疗以及介入治疗。

（二）急救护理措施

1. 来诊即刻护理　①立即以大号留置针建立 2～3 条有效静脉通路，按医嘱尽快补充血容量。②遵医嘱予心电血压监护，监测心率及血压的变化。③保持气道通畅，出血期间患者应卧床休息，取平卧位或中凹位，呕血时头偏向一侧，避免血液误吸引起窒息。④必要时吸氧。⑤遵医嘱采集血常规血型、血生化及血交错等相关血标本。

2. 补液护理　遵照抗休克治疗方案，先晶体后胶体，先盐后糖，先快后慢，见尿补钾。可先输入平衡液或葡萄糖盐水，输液开始宜快；也可用右旋糖酐或其他血浆代用品补充胶体溶液。

（1）血红蛋白＜70 g/L，红细胞计数在 3×10^{12}/L 以下，出现休克或休克前期征象或收缩期血压＜90 mmHg 和脉搏＞120 次/min 者应做好输血准备。因为补充血容量的最好方法是输同型新鲜血。新鲜血内含有大量凝血因子，可补充失去的血容量，还有止血作用。

（2）收缩压＜50 mmHg 时，输液、输血速度要适当加快，甚至需加压输血。以尽快提升血压；对

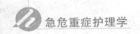

于有心、肺、肾疾患及老年患者,输液速度不宜过快,要防止因输液、输血量过多、过快引起的急性肺水肿,最好通过监测中心静脉压来指导输入速度,并注意观察患者的心肺功能。

(3) 血容量已补足的指征有下列几点:四肢末端由湿冷、青紫转为温暖、红润;脉搏由快、弱转为正常、有力;收缩压接近正常,脉压差>30 mmHg;肛温与皮温差从>3℃转为<1℃;尿量>30 ml/h;中心静脉压恢复正常(5～12 cmH$_2$O)。

3. 用药护理

(1) 局部用药:口服8%去甲肾上腺素冰盐水(去甲肾上腺素40 mg加入4℃生理盐水500 ml中),目的是使胃降温,出血的小动脉收缩,减少胃酸分泌,达到止血目的。去甲肾上腺素口服液应于4℃冰箱保存,口服每次30～50 ml,每1～2 h口服一次或经胃管注入。局部应用凝血酶,促进纤维蛋白原转化为纤维蛋白,加快凝血过程。每1～2 h口服一次或胃管注入。凝血酶遇血即可被消耗,故胃内有积血时口服效果不佳。可先经胃管将积血抽出,然后再注入。口服或经胃管注入去甲肾上腺素口服液和凝血酶后要变换体位,以利于药物在胃中分布。

(2) 血管加压素:血管加压素作用是收缩内脏血管,减少门脉血流量,降低门脉及其侧支循环的压力,从而控制食管胃底静脉曲张。血管加压素可引起高血压、心律失常或心肌缺血,应缓慢滴注(0.2～0.4 U/min),冠心病患者忌用或慎用。患者用药时可有不同程度的面色苍白、出汗、心悸、胸闷、腹痛、便意感及过敏反应等副作用。

(3) 生长抑素及衍生物:生长抑素是一种消化道激素,可明显减少内脏血流量并见奇静脉血流量明显减少,抑制多种胃肠道激素释放。目前临床上有14肽天然生长抑素施他宁,8肽的生长抑素同类物奥曲肽(善得定)。生长抑素要持续滴注,滴注过程中不能中断。因其半衰期极短,若中断>5 min,应重新注射首剂量。

(4) 保护胃黏膜及抑制胃酸分泌的药物:血小板聚集及血浆凝血功能所诱导的止血作用需在pH>6.0时才能有效发挥。相反,新形成的凝血块在pH<5.0的胃液中会迅速被消化。临床上对消化性溃疡和急性胃黏膜损害所引起的出血,常规给予H$_2$受体拮抗剂,如西咪替丁、雷尼替丁和法莫替丁;或给予质子泵抑制剂,如奥美拉唑(洛赛克)。后者保持胃内持续高pH优于前者。

4. 气囊压迫止血

(1) 适应证:适用于食管胃底静脉曲张出血的治疗。如使用药物止血无效,而又不能立即进行手术治疗者应立即采用此法。气囊填塞对中、小量食管静脉曲张出血效果较佳,对大出血可作为临时应急措施。

(2) 使用方法:用三腔二囊管压迫胃底及食管中、下段止血。经鼻腔或口腔插入,达胃腔后向胃囊注入气体(囊内压50～70 mmHg)使其膨胀,然后轻轻向外牵拉,以压迫胃底曲张静脉。如食管静脉仍有出血,可向食管囊中注入气体(囊内压35～45 mmHg),以压迫曲张的食管静脉,从而达到止血的目的。用气囊压迫时间过长会导致黏膜糜烂,故持续压迫时间不应超过24 h,放气解除压迫一段时间后,必要时可重复充盈气囊恢复牵引。

(3) 气囊填塞常见并发症有以下几项:①气囊向上移位,堵塞咽喉引起窒息死亡。当患者有烦躁不安,气囊放置位置不当,食管囊注气多于胃囊或胃囊注气过多破裂时尤易发生。为防止意外,应加强监护,床头置一把剪刀,随时在出现紧急情况时剪断皮管放气。②食管黏膜受压过久发生坏死,食管穿孔。应定时放气,一般12～24 h后放气,15～30 min后再充气。在放气的同时应将管向内推进少许,以缓解局部压迫。放气后应抽吸胃内容物,如仍有出血应随即拉紧胃囊。气囊压迫时间不应超过3～4 d。出血停止12～24 h后,应放松气囊并再观察12～24 h,如无出血,口服液体石蜡油20～30 ml,动作轻柔、缓慢地将管拔出。

5. 病情观察

(1) 出血是否停止的观察:上消化道大量出血经过恰当治疗,可于短时间内停止出血。由于肠道内积血需经数日(一般约 3 d)才能排尽,故不能以黑便作为继续出血的指标。临床上出现下列情况应考虑继续出血或再出血:①反复呕血,或黑便次数增多、粪质稀薄,甚至呕血转为鲜红色、黑便变成暗红色,伴有肠鸣音亢进。②周围循环衰竭的表现经补液输血而未见明显改善,或虽暂时好转而又恶化,经快速补液输血中心静脉压仍有波动,稍稳定又再下降。③血红蛋白浓度、红细胞计数与红细胞比容继续下降,网织红细胞计数持续增高。④在补液与尿量足够的情况下,血尿素氮持续或再次增高。

(2)严密监护并记录患者病情变化:①呕血和便血情况。②体温、脉搏、血压与呼吸情况。③肢体温度与皮肤黏膜的色泽。④周围静脉特别是颈静脉充盈情况。⑤每小时尿量。⑥定期观察血红蛋白浓度、红细胞计数、血细胞比容、网织红细胞计数与血尿素氮。

6. 安全护理　在休克早期患者常处于兴奋烦躁状态,不配合治疗,应将输液肢体妥善固定,用床档加以保护,保持安静。有活动性出血的患者,常因有便意而至厕所,在排便时或便后起立时易发生晕厥。故应嘱患者坐起、站起时动作缓慢;出现头晕、心慌和出汗时立即卧床休息或改为在床上排便,防止意外损伤。

7. 饮食护理　食管、胃底静脉曲张破裂呕血者,应禁食 2~3 d。溃疡病患者呕血停止后 4~24 h,即可进微温的米汤,以减少胃饥饿性收缩、中和胃酸及补充营养。一般单纯黑便者,可进食温凉米汤、豆浆、牛奶流质饮食,每次 50~60 ml,少量多餐,逐渐加量后改为半流质,避免辛辣油腻及刺激食物。

第八节　糖尿病酮症酸中毒

糖尿病(diabetes mellitus)是一组以慢性血葡萄糖(简称血糖)水平增高为特征的代谢性疾病,是由于胰岛素分泌和(或)作用缺陷所引起。病情严重或应激时,胰岛素绝对缺乏,可发生急性严重代谢紊乱,如糖尿病酮症酸中毒、高血糖高渗状态等。糖尿病酮症酸中毒(diabetic ketoacidosis, DKA)是由于胰岛素不足及升糖激素不适当升高,引起糖、脂肪和蛋白质代谢紊乱,以致水、电解质和酸碱平衡失调,以高血糖、高血酮和代谢性酸中毒为主要表现的临床综合征。DKA 分为几个阶段:①早期血酮升高称酮血症,尿酮排出增多称酮尿症,统称为酮症。②酮体中 β 羟丁酸和乙酰乙酸为酸性代谢产物,消耗体内储备碱,初期血 pH 正常,属代偿性酮症酸中毒,晚期血 pH 下降,为失代偿性酮症酸中毒。③病情进一步发展,出现神志障碍,称糖尿病酮症酸中毒昏迷。本症如得不到合理治疗,将有可能造成死亡。但 DKA 经及时、正确治疗是可以逆转的。

一、诱因

DKA 的发生与糖尿病类型有关,与病程无关,有的糖尿病患者可以 DKA 为首发表现。胰岛素依赖型糖尿病(1 型糖尿病)患者有自发 DKA 倾向,非胰岛素依赖型糖尿病(2 型糖尿病)患者在一定诱因作用下也可发生 DKA。常见诱因有急性感染、胰岛素治疗中断或不适当减量、饮食不当(过量或不足、食品过甜、酗酒)、胃肠疾病(呕吐、腹泻等)、各种应激如创伤、手术、妊娠和分娩等。2 型糖尿病患者发生 DKA 时,约有 25% 诱因不明。

二、发病机制与病理生理

胰岛素缺乏是 DKA 发生的基础。胰岛素缺乏伴随着胰高糖素(为胰岛素拮抗激素)持续升高,葡萄糖对胰高糖素分泌的抑制能力丧失,胰高糖素对刺激的分泌反应也增大,进一步加剧高血糖,脂肪的动员和分解加速,使肝脏的酮体生成旺盛,当酮体生成超过组织利用和排泄的速度时,将发展至

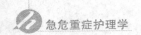

酮症或酮症酸中毒。

主要病理改变包括酸中毒、严重失水、电解质平衡紊乱、携氧系统失常、周围循环衰竭和肾功能障碍以及中枢神经系统功能障碍。

三、病情评估

(一)临床表现

早期多尿、多饮、多食和体重减轻(即"三多一少")症状加重；随后酸中毒失代偿后，出现疲乏、食欲减退、恶心、呕吐、多尿、头痛、嗜睡、呼吸深快(Kussmaul 呼吸)以及呼气中有烂苹果味(丙酮)等症状；病情进一步发展，出现严重失水、尿量减少、皮肤黏膜干燥、脉搏快而弱、血压下降、四肢厥冷；到晚期，各种反射迟钝甚至消失，出现不同程度意识障碍，终至昏迷。少数患者表现为腹痛，常被误诊为急腹症。

(二)实验室检查

1. 尿　尿糖强阳性、尿酮阳性，尿中可出现蛋白质及管型。

2. 血糖　一般为 16.7～33.3 mmol/L，有时可高达 55.5 mmol/L 以上。

3. 血酮体　正常＜0.6 mmol/L，DKA 时血酮体升高，＞1.0 mmol/L 为高血酮，＞3.0 mmol/L 提示酸中毒。

4. 酸中毒　血气分析 pH 下降，HCO_3^- 降低，剩余碱负值增大，阴离子间隙增大。

5. 电解质　血钾初期正常或偏低，尿量减少后可偏高，治疗后若补钾不足可严重降低。血钠、血氯降低。

6. 肾功能　血尿素氮和肌酐常增高。

四、救治与护理

(一)DKA 的急诊处理

治疗原则：尽快补液以恢复血容量和组织灌注，纠正失水状态，降低血糖，纠正电解质和酸碱平衡失调，同时积极寻找和消除发病诱因，防治并发症，降低病死率。

(二)DKA 的急救护理措施

1. 来诊即刻护理措施　①患者绝对卧床休息，注意保暖。②保持呼吸道通畅，给予吸氧 4～6 L/min。③连接心电、血压、血氧饱和度监护。④立即开放 2～3 条以上静脉通道补液。⑤立即采动脉血行血气分析，送检血常规、尿常规、血糖、尿糖、肾功能和电解质等。

2. 补液治疗与护理　补液是抢救 DKA 首要的、极其关键的措施。补液不仅能迅速纠正失水以改善循环血容量与肾功能，还有助于血糖下降和酮体的清除。通常首先补给生理盐水，然后补 5% 葡萄糖液。根据患者体重和失水程度确定补液的量及速度，原则是先快后慢，适时补钾。在 1～2 h 内输入 0.9% 氯化钠 1 000～2 000 ml，前 4 h 输入所计算失水量 1/3 的液体，以便尽快补充血容量。如治疗前已有休克的表现，应输入胶体溶液并进行抗休克治疗。老年及有心血管疾病的患者，视患者的心血管情况调整补液量及速度，一般每 4～6 h 输液 1 000 ml，必要时监测中心静脉压。24 h 输液量一般为 4 000～6 000 ml，严重失水者可达 6 000～8 000 ml。补液途径以静脉为主，辅以胃肠道补液，清醒患者鼓励多饮水，昏迷患者可通过胃管灌注补液，但不宜用于有呕吐、胃肠胀气或上消化道出血者。

3. 胰岛素治疗与护理　一般采用小剂量胰岛素[0.1 U/(kg·h)]治疗方案，有效地抑制酮体生成，避免血糖、血钾和血浆渗透压降低过快带来的各种危险。最常采用胰岛素持续静脉滴注，注意输入胰岛素应单独建立静脉通道，以便准确计算胰岛素用量。抽吸胰岛素时剂量要准确，以减少低血糖、低血钾和脑水肿的发生。血糖下降速度一般以每小时降低 3.9~6.1 mmol/L 为宜,每 1~2 h 复查血糖,当血糖降至 13.9 mmol/L 时,注意按医嘱将生理盐水改为 5% 葡萄糖溶液,并按比例[(2~4):1]加入胰岛素继续静脉滴注,即 500 ml 5% 葡萄糖液中加入胰岛素 6~12 U,持续静脉滴注,至尿酮稳定转阴后,过渡到平时的治疗。仍需每 4~6 h 复查血糖,做好血糖的记录。如在补足液体量的情况下 2 h 后血糖无明显下降,提示患者对胰岛素敏感性较低,需注意按医嘱将胰岛素剂量加倍。若血糖下降速度过快或患者出现低血糖反应,注意可能分别采取以下措施:①每小时血糖下降>5.6 mmol/L,按医嘱可减慢输液速度或将生理盐水加量以稀释胰岛素浓度。②若血糖浓度<5.6 mmol/L 或有低血糖反应,按医嘱将正在输注的含胰岛素液体更换为单纯生理盐水或 5% 葡萄糖加胰岛素。

4. 纠正电解质紊乱　DKA 患者有不同程度的失钾,经胰岛素及补液治疗后可加重钾丢失。补钾应根据血钾和尿量:治疗前血钾低于正常,立即开始补钾;血钾正常、尿量>40 ml/h,也立即开始补钾;血钾正常、尿量<30 ml/h,暂缓补钾,待尿量增加后再开始补钾。补钾最好在心电监护下,结合尿量和血钾水平,随时调整补钾量和速度。补钾时严密观察有无心律失常、肠麻痹和肌无力等症状。补钾途径可以静脉滴注和口服相结合。

5. 纠正酸中毒　经输液和胰岛素治疗后,DKA 患者酸中毒可自行纠正,一般不必补碱。严重酸中毒($pH<7.1$,$HCO_3^- <5$ mmol/L)应给予碳酸氢钠。注意补碱不宜过多、过快,防止组织缺氧加重、血钾下降和反跳性碱中毒等。

6. 病情观察

(1) 严密观察体温、脉搏、呼吸和血压变化:严重酸中毒可使外周血管扩张,导致低体温和低血压,并降低机体对胰岛素的敏感性,故应监测患者体温和血压的变化,及时采取措施。补液过多可导致心力衰竭和肺水肿,如发现患者咳嗽、呼吸困难、烦躁不安、脉搏加快,特别是在昏迷好转过程中出现上述表现,提示输液过量的可能,应立即减慢输液速度并及时报告医师,必要时可进行中心静脉压监测。

(2) 密切观察患者心电监护:血钾过低、过高均可引起严重心律失常,随时遵医嘱做床旁心电图,准备好抢救药品和物品。

(3) 严密观察患者意识状态、瞳孔大小以及对光反射的动态变化:补充大量低渗溶液、补碱不当、脑缺氧和血糖下降过快,都有发生脑水肿的可能。如患者酸中毒改善,但昏迷反而加重;或虽然一度清醒,但出现烦躁、心率加快、血压偏高及肌张力增高等症状,要警惕脑水肿的可能。

(4) 密切观察尿量变化:准确记录 24 h 出入水量。肾衰竭是本症主要死亡原因之一,要注意预防。尿量是衡量患者失水状态和肾功能的简明指标,如尿量<30 ml/h 时,应及时通知医师,给予积极处理。

(5) 其他:预防感染,遵医嘱应用抗生素,做好口腔和会阴部护理。按时给予翻身,保持皮肤清洁,预防压疮的发生。

第九节　尿　石　症

肾脏形成尿液,经肾盂、输尿管、膀胱和尿道排出体外。从肾盂到尿道外口这一段尿液引流和排出的途径,称之为尿路。其中肾盂和输尿管部分,称之为上尿路;膀胱和尿道部分,称之为下尿路。

尿石症又称尿路结石(urolithiasis),是肾结石、输尿管结石、膀胱结石和尿道结石的总称,是泌尿系统的常见急症之一。

结石由肾盂内进入输尿管,常停留或嵌顿于生理狭窄处(肾盂输尿管连接处、输尿管跨髂血管处

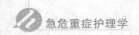

及输尿管膀胱连接处),可造成尿路局部的黏膜损伤、水肿,黏膜下平滑肌痉挛,还可造成结石以上部分的尿路梗阻和感染。

一、病因与发病机制

大量资料显示,尿路结石可能是多种影响因素所致。

1. **流行病学因素** 尿石症好发于25～40岁之间,男女比例为3:1。某些职业人群,如高温作业的人、飞行员、海员、外科医师和办公室工作人员等发病率较高。此外,饮食的成分和结构也对尿结石的形成有重要影响,若饮食中动物蛋白质、精制糖过多,上尿路结石发病率高;营养状况差,动物蛋白质摄入过少时则容易形成膀胱结石。此外,种族、地理环境和气候对尿石症的发病率也有影响。有色人种比白种人患尿石症的概率小,山区、沙漠、热带和亚热带地域尿石症发病率较高。

2. **尿液改变**

(1) 尿中形成结石的物质增加:尿中钙、草酸或尿酸排出量增加。长期卧床、甲状旁腺功能亢进者尿钙增加;痛风患者尿酸排出增多;肠道吸收草酸增加引起高草酸尿症等。

(2) 尿 pH 改变:碱性尿中易形成磷酸镁铵及磷酸盐结石;酸性尿中易形成尿酸和胱氨酸结石。

(3) 尿量减少:多种原因导致尿量减少时,尿中盐类和有机物质的浓度增高。

(4) 尿中抑制晶体形成和聚集的物质含量减少:如焦磷酸盐、枸橼酸和酸性黏多糖等。

3. **泌尿系统解剖结构** 尿路任何部位的狭窄、梗阻和憩室都可使尿液滞留,导致晶体或基质在该部位形成沉积。此外,尿路感染时也有利于结石的形成。

二、病情评估

(一)临床表现

上尿路结石包括肾和输尿管结石,主要症状是疼痛和血尿。其程度与结石部位、大小、活动及有无损伤、感染、梗阻等有关。输尿管结石可引起肾绞痛,典型表现为疼痛剧烈难忍、阵发性发作位于腰部或上腹部,并沿输尿管行径向下放射至耻骨上、腹股沟及会阴部。输尿管结石引起完全性梗阻时,可伴有恶心和呕吐。结石伴感染或输尿管膀胱壁段结石时,可有尿频、尿急和尿痛等尿路刺激症状。结石继发急性肾盂肾炎或肾积脓时,可有畏寒、发热和寒战等全身症状。

下尿路结石包括膀胱结石和尿道结石。膀胱结石典型症状为排尿突然中断,疼痛放射至远端尿道及阴茎头部,伴排尿困难和尿路刺激症状。尿道结石典型症状为排尿困难,点滴状排尿,伴尿痛,可造成急性尿潴留和会阴部剧痛。

(二)辅助检查

1. **实验室检查** 尿常规检查可见到肉眼或镜下血尿,伴感染时有脓尿、细菌培养阳性。

2. **影像学检查** 泌尿系平片能发现95%以上的结石,纯的尿酸结石及基质结石不显影;B超可发现泌尿系平片不能显示的小结石和X线透光结石;排泄性尿路造影可了解肾结构和功能改变,判定有无尿路异常结构改变;CT可发现X线不能显示的或较小的输尿管中、下段结石;放射性核素肾显像可评价肾功能受损的程度。

3. **内镜检查** 对于泌尿系平片不能确诊的结石进行肾镜、输尿管镜和膀胱镜检查,可以明确诊断并进行治疗。

三、救治与护理

(一)急诊治疗原则

解除病情,保护肾功能,消除病因,防止结石复发。大约80%的输尿管结石有自行排出的可能。

一般情况下,若结石<0.6 cm,光滑,无尿路梗阻、无感染,纯尿酸结石及胱氨酸结石,可先使用保守疗法。直径<0.4 cm,光滑的结石,90%能自行排出。所以只要症状可以缓解,同时并不造成明显的梗阻时,宜先采用保守治疗,包括止痛、解痉、利尿及防止感染等。

(二)急救护理措施

1. **协助检查** 遵医嘱给予留取血尿标本,协助进行影像学诊断检查。

2. **用药护理** 在明确诊断的基础上,遵医嘱给止痛解痉药。

(1)止痛药:盐酸哌替啶 50～100 mg 或盐酸布桂嗪 100 mg 肌内注射。盐酸哌替啶是阿片受体激动剂,是目前最常用的人工合成强效镇痛药。肌内注射大约 10 min 起效,0.5～1 h 达到最大镇痛效果,持续 2～3 h。盐酸布桂嗪的镇痛作用约为吗啡的 1/3,偶有恶心、头晕和困倦等神经系统反应。盐酸哌替啶和盐酸布桂嗪对局部都有刺激作用,多次注射时应注意更换部位及防止成瘾。

(2)解痉药:阿托品 0.5 mg 或山莨菪碱 10 mg 肌内注射,必要时间隔 4～6 h 重复使用。阿托品和山莨菪碱为阻断 M 胆碱受体的抗胆碱药,对胃肠平滑肌痉挛有明显的解痉作用,对膀胱逼尿肌亦有松弛作用,副作用有心率增快、瞳孔扩大、口干和排尿困难等。因此,注射前应评估患者是否有青光眼及前列腺肥大等,用药后应指导患者饮水,评估患者的排尿情况。

(3)抗生素:遵医嘱给予抗生素来预防和控制感染。

3. **鼓励多饮水** 如无禁忌,鼓励患者尽可能多饮温开水,促进排尿。

4. **运动排石** 饮水后适当活动、蹦跳、经常变换体位,可增加输尿管蠕动,加之用力排尿,增加尿流冲力,促进结石的排出。

5. **病情观察** 观察患者生命体征、尿液颜色和性状及尿液检查结果。急性肾绞痛患者因疼痛剧烈多有躁动,应该尽量在床旁观察,保证输液通畅,使药物在规定时间内注入。注意观察止痛效果及药物副作用。

6. **健康宣教**

(1)饮食指导:①含钙结石:患者宜食用含纤维丰富的食物,少食用奶制品、豆制品、巧克力和坚果类食品。②草酸盐结石:患者应限制食用浓茶、菠菜、番茄和芦笋等。③尿酸盐结石:患者应少吃含嘌呤的食物,如动物内脏、肉类及豆类,口服碳酸氢钠使尿液碱化并利于尿酸盐结石的溶解。

(2)饮水指导:成人 24 h 尿量在 2 000 ml 以上,至少每日可饮水 2 500～4 000 ml,除白天多饮水外,每夜加饮水 1 次,保持夜间尿液呈稀释状态,可以减少晶体形成,亦有利于结石排出。

(3)专科诊治或随诊指导:肾绞痛缓解后,膀胱结石和尿道结石可能需要请泌尿专科处理。患者离诊时应尽量根据医师的意见告知患者。如果需要,指导其到泌尿专科继续诊治。

第十节 急性肾衰竭

急性肾衰竭(acute renal failure,ARF)是指由各种原因引起的肾功能在短时间内(数小时至数周)突然下降而出现的氮质废物滞留和尿量减少综合征,主要表现为氮质废物血肌酐(Cr)和尿素氮(BUN)升高,水、电解质和酸碱平衡紊乱,以及全身各系统并发症。常伴有少尿。

一、病因与发病机制

ARF 有广义和狭义之分,广义的 ARF 分为肾前性、肾性和肾后性 3 类。狭义 ARF 是指急性肾小管坏死(acute tubular necrosis,ATN)。

肾前性 ARF 的常见病因包括血容量减少(如呕吐、腹泻、过度利尿、严重外伤、烧伤及大量失血等引起的液体丢失和出血)、有效循环血容量减少和肾内血流动力学改变等。肾后性ARF是由于各种原因引起的急性尿路梗阻所致,梗阻可发生在尿路从肾盂到尿道的任一水平。若及时解除梗阻,肾功能多能很快恢复。肾性ARF是由肾实质性损伤引起,包括肾缺血或肾毒性物质损伤肾小管上皮细胞、肾小球和肾小血管病变以及肾间质病变。其中急性肾小管坏死(ATN)是肾性ARF最常见的类型,本章主要以急性肾小管坏死为代表进行叙述。

ATN的发病机制尚未完全阐明,不同病因、不同程度的损害,有其不同的始动因素和持续发展因素。主要涉及肾血流动力学改变、肾毒素或肾缺血-再灌注所致肾小管上皮细胞损伤及上皮细胞脱落及管型形成等。

二、病情评估与判断

(一)临床表现

典型临床病程可分为以下3期。

1. 起始期 临床表现以原发病的症状、体征为主,有肾前性氮质血症,此阶段急性肾功能衰竭是可以预防的。随着肾小管上皮细胞发生明显损伤,则进入维持期。

2. 维持期 又称少尿期。一般持续7~14 d,短者几天,长者可达4~6周。许多患者可出现少尿(<400 ml/d)。但也有些患者没有少尿,称为非少尿型ARF,其病情大多较轻,预后较好。然而,不论尿量是否减少,随着肾功能减退,临床上均可出现尿毒症一系列表现。

(1)高钾血症:主要是肾脏排泄钾减少及大量K^+从细胞内转移到细胞外液所致。高钾血症是少尿期的首位死因,其临床症状可分为两类。①神经系统症状:口唇及四肢麻木感、全身无力甚至软瘫、呼吸困难、烦躁不安和意识模糊等。②循环系统症状:心动过缓、心律不齐,甚至出现心室颤动或心搏骤停。

(2)水潴留和稀释性低钠血症:表现为全身水肿、血压升高、肺水肿和心力衰竭。

(3)代谢性酸中毒:主要由于肾排酸能力降低,同时又因ARF常合并高分解代谢状态,使酸性产物明显增多。表现为过度换气和深大呼吸。

(4)氮质血症:血尿素氮、肌酐明显增高。出现食欲减退、恶心、呕吐、腹胀、腹泻和消化道出血等消化系统症状。循环系统表现为心力衰竭及各种心律失常。出现意识障碍、嗜睡、躁动、谵妄、昏迷等尿毒症脑病症状。皮肤干燥,并伴有水肿,尿素结晶析出,呼气带有尿素味。

(5)血液系统症状:可有出血倾向及轻度贫血现象。

(6)感染:是ARF常见而严重的并发症。

3. 恢复期 即多尿期,每日尿量可达3 000~5 000 ml或更多。通常持续1~3周,继而逐渐恢复。肾小管细胞再生、修复,肾小管完整性恢复。少数患者可遗留不同程度的肾脏功能损害。

(二)辅助检查

1. 血液检查 血清肌酐及尿素氮逐日增高是ARF的特点,血肌酐每日增加44.2~88.4 μmol/L,血尿素氮每日增加3.6~7.1 mmol/L,高分解代谢者上升速度更快。血清钾离子浓度常>5.5 mmol/L。血pH常<7.35,碳酸氢根离子浓度<20 mmol/L。血清钠浓度正常或偏低,血钙降低,血磷升高。

2. 尿液检查 ①尿沉渣检查:尿呈酸性,尿中可见蛋白质、红细胞、白细胞及各种管型。②尿比重降低且较固定,多<1.015。③尿渗透浓度<350 mmol/L。④尿钠含量增高,多在20~60 mmol/L。⑤肾衰指数和滤过钠分数常>1。

3. 影像学检查 尿路超声显像对排除尿路梗阻很有帮助。CT血管造影、MRI或放射性核素检查对检查血管有无阻塞有帮助。

三、救治与护理

（一）急诊处理原则

针对不同病因进行相关治疗，包括输血，等渗盐水扩容，纠正血容量不足，抗休克和抗感染等。停用肾毒性药物。对于确诊为急性肾小管坏死的患者，在维持期的治疗原则是：①保持体液平衡。②保持电解质平衡。③纠正代谢性酸中毒。④防止感染，加强营养。⑤透析疗法。

（二）急救护理措施

1. **即刻护理措施**　①患者需绝对卧床休息，如有下肢水肿应抬高。②注意观察患者有无呼吸困难、咳嗽、憋气等容量负荷过重的表现，有无深大呼吸伴嗜睡等代谢性酸中毒的症状，必要时按医嘱给予吸氧 $1\sim3$ L/min。③按医嘱连接心电、血压、血氧饱和度监护，注意观察患者生命体征的变化。④按医嘱建立静脉通路，纠正血容量不足。⑤按医嘱抽取血标本、留取尿标本备检。注意尿液指标检查须在输液、使用利尿药、高渗药物前进行，否则会影响结果。

2. **病情观察**

（1）监测水平衡：坚持"量出为入"的原则，严格记录 24 h 出入液量，监测每小时尿量变化，留取尿标本监测尿比重；监测患者的生命体征，尤其是血压；观察水肿的消长情况，每日测量体重，若 1 d 增加 0.5 kg 以上，提示补液过多；监测血清钠浓度是否正常，低钠血症可表现出无力、恶心、肌痛性痉挛、嗜睡和意识淡漠；观察有无呼吸短促、心率加快、颈静脉怒张、两肺湿性啰音、下肢水肿等心力衰竭、肺水肿的表现。

（2）监测并处理高钾血症：密切观察有无高血钾的征象，如肌无力、烦躁不安、血压降低、心动过缓、心律不齐、传导阻滞，甚至出现心室颤动或心搏骤停。心电图示 T 波高而尖，QRS 波增宽等；监测血清钾的浓度，若>6.5 mmol/L，立即通知医师，给予相应的处理。具体措施包括：①10%葡萄糖酸钙 $10\sim20$ ml 稀释后缓慢静脉注射（不少于 5 min）。②5%碳酸氢钠 $100\sim200$ ml 静滴，以纠正酸中毒并同时促进钾离子向细胞内流动。③50%葡萄糖溶液 $50\sim100$ ml 加普通胰岛素 $6\sim12$ U 缓慢静脉注射，可促进糖原合成，使钾离子向细胞内移动。④口服钠离子交换树脂（$15\sim30$ g，每天 3 次）。⑤禁用库存血。⑥限制钾的摄入，少用或忌用富含钾的食物。以上措施无效，应进行透析治疗。

（3）监测代谢性酸中毒：表现为过度换气、深大呼吸；血气分析显示 pH<7.35，HCO_3^-<20 mmol/L。可遵医嘱予 5%碳酸氢钠 $100\sim250$ ml 静滴。

（4）感染控制：注意患者有无体温升高、寒战、疲乏无力、食欲下降、咳嗽、咳脓性痰、尿路刺激征及白细胞计数增高等。准确留取各种标本，如痰液、尿液和血液等送检；遵医嘱应用抗生素；各项检查治疗严格无菌操作；加强生活护理，尤其是口腔及会阴部皮肤的卫生。

3. **透析疗法**　透析治疗指征是明显的尿毒症相关综合征，包括高钾血症、严重代谢性酸中毒、容量负荷过重对利尿药治疗无效者、心包炎和严重脑病等。透析的优点是：①可清除体内过多的水分。②清除尿毒症毒素。③纠正高钾血症和代谢性酸中毒以稳定机体的内环境。④有助于液体、热量、蛋白质及其他营养物质的摄入。⑤有利于肾损伤细胞的修复和再生。

4. **合理营养**　ARF 患者每日所需能量为 147 kJ/kg（35 kcal/kg），主要由碳水化合物及脂肪供应，蛋白质的摄入量应限制在 0.8 g/(kg·d)，尽可能地减少钠、钾、氯的摄入量。不能口服的患者需静脉补充必需氨基酸和葡萄糖。

5. **皮肤护理**　评估患者皮肤的颜色、弹性及有无水肿、瘙痒等。应以温和的肥皂和沐浴液进行皮肤清洁，洗后涂上润肤剂，以避免皮肤瘙痒。水肿患者应给予经常变换体位，注意保护皮肤，防止发生压疮。

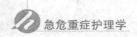

6. **安全护理** 对于意识不清、烦躁不安的患者应安放床栏,加强巡视,防止发生坠床。

7. **心理护理** ARF患者病情比较重、医疗费用高、对透析疗法的恐惧以及对疾病的不了解等因素,会导致很多诸如紧张、恐惧、焦虑等情绪。因此,应多与患者及家属进行沟通,以鼓励为主,关心安慰患者,向患者及家属讲解疾病的有关知识,使其增强信心,配合治疗。

第十一节 脑 出 血

脑出血(intracerebral hemorrhage, ICH)是指原发性非外伤性脑实质内出血,其中大约60%以上由高血压合并脑内细小动脉病变引起。脑出血按出血部位不同可分为壳核出血、丘脑出血、脑叶出血、脑干出血、小脑出血和脑室出血。其中壳核出血最为常见,约占脑出血的60%。脑出血起病急、病情重、病死率高,是急诊常见急症。

一、病因与发病机制

脑出血的最主要病因是高血压合并小动脉硬化。此外,先天性动脉瘤、脑动静脉畸形、动脉炎、烟雾病、白血病和血友病等也可引起脑出血。

颅内动脉具有中层肌细胞和外层结缔组织少,外弹力层缺失的特点。高血压性脑动脉硬化时可有脑内细小动脉变性、纤维素样坏死、微动脉瘤形成,当血压发生急剧波动时,极易破裂出血。豆纹动脉和旁正中动脉等深穿支动脉,自脑底部的动脉直角发出,承受压力较高的血流冲击,易导致血管破裂出血。

二、病情评估

(一)临床表现

脑出血多发生在50岁以上伴有高血压的患者,冬春寒冷季节多发,通常在情绪激动、剧烈活动、咳嗽、排便等诱因下发病。症状在数分钟至数小时内达高峰,表现为血压增高、头痛、呕吐、意识障碍和肢体瘫痪等。临床症状轻重主要决定于出血量和出血部位。由于出血部位及范围不同可产生一些特殊定位性临床症状。

1. **壳核出血** 系豆纹动脉尤其是外侧支破裂所致,为高血压性脑出血最常见类型,约占脑出血的60%。典型的临床表现为血肿压迫对侧偏瘫、偏身感觉障碍和同向性偏盲的"三偏综合征"。优势半球病变可有失语。

2. **丘脑出血** 即内囊内侧型出血,常有对侧偏瘫、偏身感觉障碍,有明显的意识障碍甚至昏迷。丘脑出血几乎都有眼球运动障碍,如上视不能、凝视鼻尖、眼球会聚障碍和瞳孔缩小等。

3. **脑叶出血** 又称皮质下白质出血。出血以顶叶最常见,其次为颞叶、枕叶和额叶。表现为头痛、呕吐、脑膜刺激征、意识障碍及出血脑叶的局灶定位症状,如额叶受损可有偏瘫、尿便障碍、精神异常、强握反射等,颞叶受损可有幻视幻听、失语等,顶叶受损为偏身感觉障碍、轻偏瘫、对侧下象限盲等,枕叶受损可有视野缺损。

4. **脑干出血** 按出血部位可分为:①中脑出血:表现为一侧或双侧动眼神经麻痹,伴对侧或双侧锥体束征;大量出血时双侧瞳孔散大、深昏迷,迅速死亡。②脑桥出血:占原发性脑干出血的80%以上,患者迅速出现昏迷、针尖样瞳孔、四肢瘫痪、中枢性高热、呼吸不规则,多在48 h内死亡。③延髓出血:少见,有时由脑桥出血扩展而来,一旦出现很快死亡。

5. **小脑出血** 表现为突然发作的后枕部疼痛、眩晕、呕吐、共济失调及眼球震颤。出血量大时,血肿压迫脑干时,可在短时间内昏迷,甚至发生枕骨大孔疝而死亡。

6. 脑室出血 多由脑实质出血破入脑室所致的继发性脑室出血。出血量少时,患者头痛、呕吐,严重者出现意识障碍,如昏迷、脑膜刺激征、针尖样瞳孔、四肢瘫、高热、去大脑强直等症状。

(二)辅助检查

1. CT 检查 颅脑 CT 扫描是诊断 ICH 首选的重要方法,可清楚显示出血部位、出血量大小、血肿形态、是否破入脑室和脑水肿等,动态 CT 检查还可评价出血的进展情况。

2. MRI 和 MRA 检查 对急性脑出血诊断不及 CT,对检出脑干和小脑的出血灶和监测脑出血的演进过程优于 CT 扫描。

3. 脑血管造影或数字减影(DSA) 对疑有脑动脉瘤和血管畸形又需外科手术或血管介入治疗时考虑进行。

4. 脑脊液检查 容易诱发脑疝形成,一般不主张进行腰椎穿刺检查,如需排除颅内感染和蛛网膜下腔出血,可谨慎进行。

三、救治与护理

(一)急性期治疗

治疗原则是保持呼吸道通畅,安静卧床、脱水降颅压、调整血压、防治继续出血、减轻和控制脑水肿,预防和治疗各种并发症。如有手术指征,及时进行外科手术治疗,目前手术方法以微骨窗入路和定位穿刺血肿碎吸效果好。

(二)急救护理措施

1. 即刻护理措施 ①立即让患者安静卧床休息,减少探视,避免情绪激动。②给予吸氧,保持呼吸道通畅,及时清除口腔内分泌物和呕吐物,舌后坠者给予口咽导管协助通气,必要时配合给予气管插管。③按医嘱连接心电监护,密切观察患者的生命体征、意识、瞳孔及肢体的变化。④建立静脉通路,保持给药途径畅通。⑤对于烦躁不安的患者,安置床挡,必要时给予适当的肢体约束,保障患者的安全。

2. 控制脑水肿、降低颅内压 遵医嘱立即使用脱水剂,通常使用 20% 甘露醇 125~250 ml 静脉滴注,在 15~30 mim 内滴完,每 6~8 h 1 次;静滴前应查看甘露醇是否有结晶,选择粗大的血管,并注意观察药物是否外渗,注意保护血管及局部组织。呋塞米 20~40 mg 静脉推注,每 6~8 h 1 次,或两者交替使用。病情较平稳的患者可使用甘油果糖 250~500 ml,2 次/日,静脉滴注。用药后应注意观察尿量,记录 24 h 出入水量,监测肾功能及水电解质平衡情况。

3. 控制高血压 急性期血压升高是脑出血时维持有效脑灌流所必需的,是对颅内压升高的一种代偿反应,但过高的血压易导致继续出血,必须及时控制。躁动、呼吸道梗阻、高热、膀胱充盈等因素也可引起血压升高。因此,在去除血压升高的诱因后,如血压仍>200/110 mmHg,需在严密监测血压下,应用输液泵给予降压药物,并随时根据血压调整滴速,使血压控制在 185/105 mmHg 左右。

4. 物理降温 脑出血急性期发热多见,降低体温,使脑代谢率降低、耗氧量减少,有利于保护脑细胞和减轻脑水肿。常用头枕冰袋和冰帽行物理降温。

5. 并发症的观察处理 ①上消化道出血:脑出血常并发应激性溃疡、胃肠道出血,应注意观察,按医嘱预防性应用 H_2 受体阻滞剂。②肺部感染:除了按医嘱应用敏感性的抗生素外,应采取有效的排痰措施,及时清除口腔及气管内分泌物,防止反流、误吸,必要时做好配合气管切开的准备。

6. 加强基础护理 保持皮肤清洁,每隔 2 h 翻身一次,保持肢体功能位,预防压疮的发生。注意口腔和会阴部护理,保持大小便通畅,必要时给予缓泻剂,避免排便用力引起再出血。

7. 做好术前准备 当 ICH 病情危重致颅内压增高,内科保守治疗效果不佳时,应及时做好外科手术治疗的术前准备。协助与指导家属办理入院手续,填好转运单,备好氧气袋等急救物品,需要时

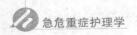
护送患者到手术室或病房。

第十二节 脑 梗 死

脑梗死(cerebral infarction)又称缺血性脑卒中(ischemic stroke),是由于脑动脉血流中断引起的局部脑组织发生缺氧、缺血性坏死,出现相应神经功能缺损。按病理机制可将脑梗死分为脑血栓形成(cerebral thrombosis)、脑栓塞(cerebral embolism)和腔隙性脑梗死(lacuna infarction)。

一、病因

1. 脑血栓形成　脑血栓形成是在各种原因引起的血管壁病变基础上,形成管腔内血栓,造成局部脑组织发生缺血缺氧性坏死,出现相应的临床症状和体征。最主要的病因是脑动脉粥样硬化,较少见的有结核、梅毒等引起的脑动脉炎、真性红细胞增多症、血小板增多症、血液高凝状态等。

2. 脑栓塞　脑栓塞是指血液中的各种栓子进入颅内动脉,使血管腔急性闭塞,造成该动脉供血区脑组织缺血缺氧性坏死,而出现相应的脑功能障碍。按栓子来源不同可分为心源性、非心源性和来源不明3类,心源性脑栓塞最多,约占70%。

(1) 心源性:风湿性心脏病、二尖瓣狭窄伴心房纤颤时附壁血栓脱落形成的栓子;感染性心内膜炎瓣膜上的炎性赘生物脱落形成的栓子;心肌梗死形成的附壁血栓,二尖瓣脱垂、左心房黏液瘤及心脏外科手术体外循环产生的栓子等。

(2) 非心源性:长骨骨折的脂肪栓塞、癌细胞团、寄生虫或虫卵、空气或其他异物等。

(3) 来源不明:少数病例的栓子来源不明。

二、病情评估与判断

(一)脑血栓形成

1. 发病特点　多见于患有高血压、糖尿病、高脂血症或冠心病的中老年人,常在安静或睡眠中起病,数小时或1～2 d达高峰。

2. 临床表现　由于闭塞血管和梗死灶大小、部位不同,神经功能障碍各异,临床主要分为以下两大类。

(1) 颈内动脉系统血栓:可导致额叶、颞叶、顶叶和基底核等部位的梗死灶,病灶对侧出现偏瘫、偏身感觉障碍、同向性偏盲、双眼向病灶侧凝视、优势半球受累可有失语等。大面积脑梗死者可出现昏迷,严重颅内压增高可致脑疝而死亡。

(2) 椎基底动脉系统血栓:可导致脑干、小脑、丘脑、枕叶及颞顶枕交界处等不同部位的梗死灶,临床表现非常复杂。表现为眩晕、呕吐、复视、眼球震颤、构音障碍、吞咽困难、小脑共济失调、交叉性瘫痪或感觉障碍等。

(二)脑栓塞

多在活动中急骤发病,局灶性神经体征在数秒至数分钟内达高峰。有无意识障碍取决于栓塞血管的大小和梗死的面积,椎基底动脉和大血管栓塞时可致持久昏迷,由于存在较广泛的脑动脉痉挛,约有10%患者有癫痫发作。不同部位血管栓塞会造成相应的血管闭塞综合征。脑栓塞容易复发和出血,病情波动较大。此外,尚有与栓子来源有关的原发病症状,如风湿性心脏病、冠心病和严重心律失常等,有些患者同时并发肺栓塞、肾栓塞、肠系膜栓塞和皮肤栓塞等疾病表现。

(三)辅助检查

1. 脑血栓形成　发病24 h内、梗死灶过小或位于脑干、小脑时,CT常不能显示,发病24 h后,

CT 可显示梗死区为边界不清的低密度灶。MRI 可显示发病 6～12 h 后的梗死灶,且可以清晰地显示脑干、小脑部位的梗死灶。

2. 脑栓塞 有助于确定栓子来源和鉴别诊断。

(1) CT 或 MRI 检查:可以确定栓塞的部位及范围,明确是单发还是多发,还可以显示缺血性梗死或出血性梗死,MRI 较 CT 能更早发现病灶。

(2) 心电图:心电图可了解有无心律失常、心肌梗死等。超声心动图检查可证实是否存在心源性栓子。

(3) DSA:可准确显示血管阻塞的部位和动脉壁病变情况。

(4) 脑脊液检查:出血性脑梗死患者可抽出血性脑脊液,感染性栓塞患者脑脊液中白细胞明显增多。

三、救治与护理

(一)脑血栓形成的急诊处理

1. 早期溶栓

(1) 静脉溶栓

1) 适应证:①年龄 18～80 岁。②颅脑 CT 除外脑出血。③发病 <6 h。④血压 <180/110 mmHg。⑤卒中症状持续至少 30 min,且治疗前无明显改善。⑥患者或家属对静脉溶栓的风险/收益知情同意。

2) 禁忌证:①CT 证实颅内出血。②近 3 个月内有颅内手术、脑卒中或脑外伤史;3 周内有胃肠道或泌尿系统出血史;2 周内有外科手术史;1 周内有腰穿或动脉穿刺史。③有出血或出血倾向者。④血糖 <2.7 mmol/L,血压 ≥180/110 mmHg。⑤CT 显示低密度 >1/3 大脑中动脉供血区。

3) 并发症:梗死灶继发性出血或身体其他部位出血。

4) 常用溶栓药物:①尿激酶(UK):100 万～150 万 IU 加入生理盐水 100～200 ml,在 30 min 内静脉滴注。②重组组织型纤溶酶原激活剂(rt-PA):一次用量 0.9 mg/kg,最大剂量 <90 mg,先给予 10% 的剂量 2 min 内静脉推注,其余剂量在约 60 min 内持续静脉滴注。

(2) 动脉溶栓:对大脑中动脉等大动脉闭塞引起的严重卒中患者,可在 DSA 直视下进行动脉溶栓治疗。常用药物为 UK 和 rt-PA,剂量较静脉溶栓小。

2. 抗血小板治疗 常用抗血小板聚集剂包括阿司匹林和氯吡格雷。未行溶栓的急性脑梗死患者应在 48 h 之内服用阿司匹林,100～325 mg/d,可降低死亡率与复发率,但在溶栓后 24 h 内不使用。

3. 抗凝治疗 主要包括肝素、低分子肝素和华法林。一般不推荐急性缺血性卒中后急性期应用。

4. 神经保护治疗 脑保护剂包括自由基清除剂、阿片受体阻断剂、钙通道阻断剂等,可降低脑代谢、减轻缺血性脑损伤。此外,早期应用头部或全身亚低温治疗也可降低脑代谢和脑耗氧量,减轻神经元损伤。

5. 对症治疗 主要为处理并发症。①血压升高一般不需要紧急处理,当收缩压 >220 mmHg 且舒张压 >120 mmHg 时可用降压药,控制血压在 170～180 mmHg/95～100 mmHg 水平。②血糖:脑卒中急性期高血糖较常见,当血糖 >11.1 mmol/L 时应立即给予胰岛素治疗,将血糖控制在 8.3 mmol/L 以下。③脑水肿:可用 20% 甘露醇 125～250 ml/次静滴,6～8 h 1 次;对心、肾功能不全患者可应用呋塞米 20～40 mg 静脉注射。

(二)脑栓塞急诊处理原则

包括对脑栓塞和原发病的治疗两方面。

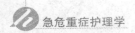

1. 脑栓塞治疗　与脑血栓形成的治疗基本相同,主要是改善循环、减轻脑水肿及减小梗死范围。如合并出血性梗死时,禁用溶栓、抗凝和抗血小板治疗。

2. 原发病治疗　对感染性栓塞应使用有效和足量的抗生素治疗,禁用溶栓和抗凝治疗,防止感染扩散;对脂肪栓塞,可采用肝素、5％碳酸氢钠及脂溶剂,有助于脂肪颗粒溶解;有心律失常者,予以纠正;空气栓塞者可进行高压氧治疗。

(三)急救护理措施

1. 具体措施　见脑出血的急救护理措施。

2. 溶栓治疗的护理　严格把握药物剂量,密切观察患者意识和血压变化。注意监测有无活动性出血,如牙龈和鼻腔黏膜出血、黑便、皮肤青紫和瘀斑。定期监测血小板和凝血时间等。

复 习 题

【A 型题】

1. 慢性呼吸衰竭最早、最突出的症状是： （　　）

    A. 发绀　　　　　　　　　　B. 呼吸困难　　　　　　　　C. 意识障碍

    D. 多汗　　　　　　　　　　E. 球结膜水肿

2. 患者,男性,52 岁,以呼吸困难、发热为主诉收入院。查体见患者双侧呼吸运动减弱,此患者可能为： （　　）

    A. 阻塞性肺气肿　　　　　　B. 急性肺水肿　　　　　　　C. 支气管哮喘

    D. 支气管扩张　　　　　　　E. 肺脓肿

3. 患者,男性,60 岁,端坐位,呼吸喘促费力,口唇及甲床明显发绀,下列可有效判断该患者缺氧程度的指标是： （　　）

    A. 皮肤、黏膜的颜色　　　　B. 口唇、指端发绀的程度　　C. 血红蛋白

    D. PaO_2 和 SaO_2 值　　　　E. 意识状态

4. 吸气性呼吸困难严重者可出现"三凹征",它是指： （　　）

    A. 胸骨上窝,锁骨上窝和肋间隙在吸气时明显下陷

    B. 胸骨上窝,锁骨上窝和肋间隙在呼气时明显下陷

    C. 胸骨上窝,锁骨下窝和肋间隙在吸气时明显下陷

    D. 胸骨下窝,锁骨上窝和肋间隙在吸气时明显下陷

    E. 胸骨上窝,锁骨下窝和肋间隙在呼气时明显下陷

5. 慢性肺心病急性加重期使用大剂量呋塞米可引起： （　　）

    A. 低钾血症　　　　　　　　B. 诱发洋地黄中毒　　　　　C. 缺氧加重

    D. 尿崩症　　　　　　　　　E. 稀释性低钠血症

6. 慢性阻塞性肺疾病发生气流阻塞的主要原因是： （　　）

    A. 大气道阻塞　　　　　　　B. 小气道病变　　　　　　　C. 双肺哮鸣音

    D. 桶状胸　　　　　　　　　E. 肺纹理增粗

7. 关于慢性肺源性心脏病患者的护理措施不正确的是： （　　）

    A. 高蛋白质、高维生素、易消化饮食　　　B. 吸氧流量 $4\sim6$ L/min

    C. 有水肿者做好皮肤护理　　　　　　　D. 慎用镇静剂

    E. 避免含糖高的食物

8. 关于慢性肺心病急性加重期使用强心剂时的注意事项叙述不正确的是：　　　　　　（　　）

　　A．以快速，小剂量为原则　　　　　　　　B．用药前要纠正缺氧

　　C．用药前要纠正低钾血症　　　　　　　　D．用药过程中密切观察毒副作用

　　E．大剂量冲击治疗

9. 慢性阻塞性肺气肿最常继发于：　　　　　　　　　　　　　　　　　　　　　　（　　）

　　A．支气管哮喘　　　　　　　B．慢性纤维空洞型肺结核　　　　C．慢性支气管炎

　　D．原发性支气管肺癌　　　　E．肺源性心脏病

10. 患者，男性，75 岁，诊断为慢性呼吸衰竭，表现为呼吸困难、发绀明显、多汗、烦躁，血气分析：PaO_2 45 mmHg，$PaCO_2$ 72 mmHg，应给予该患者：　　　　　　　　　　（　　）

　　A．高浓度、高流量持续吸氧　　　　　　　B．高浓度、高流量间歇给氧

　　C．低浓度、低流量持续吸氧　　　　　　　D．低浓度、低流量间歇吸氧

　　E．酒精湿化给氧

11. 患者，男性，50 岁。既往高血压病史 10 年，1 个月前出现疲乏症状。近日出现劳力性呼吸困难，经休息后缓解，患者最可能出现了：　　　　　　　　　　　　　　　　　（　　）

　　A．慢性左心衰竭　　　　　　B．急性肺水肿　　　　　　　　　C．高血压危象

　　D．慢性右心衰竭　　　　　　E．急性左心衰竭

12. 慢性阻塞性肺疾病患者锻炼腹式呼吸的目的是：　　　　　　　　　　　　　　　（　　）

　　A．有利于痰液排出　　　　　　　　　　　B．借助腹肌进行呼吸

　　C．使呼吸幅度扩大增加肺泡通气量　　　　D．增加肺泡张力

　　E．间接增加肋间肌活动

13. 心源性呼吸困难患者最早出现的表现是：　　　　　　　　　　　　　　　　　　（　　）

　　A．劳力性呼吸困难　　　　　　B．阵发性夜间呼吸困难　　　　　C．心源性哮喘

　　D．端坐呼吸　　　　　　　　　E．吸气性呼吸困难

14. ARDS 患者的典型病理变化是：　　　　　　　　　　　　　　　　　　　　　　（　　）

　　A．气道阻塞　　　　　　　　　B．肺部感染　　　　　　　　　　C．肺不张

　　D．急性心力衰竭　　　　　　　E．肺血管内皮和肺泡损害，肺间质水肿

15. 氧合指数（PaO_2/FiO_2）为评价肺损伤严重程度的重要指标，ARDS 时 $PaO_2/FiO_2 \leqslant$　（　　）

　　A．300　　　　　　　　　　　B．400　　　　　　　　　　　　C．500

　　D．600　　　　　　　　　　　E．700

16. 改善 ARDS 患者缺氧的最佳措施是：　　　　　　　　　　　　　　　　　　　（　　）

　　A．持续高流量吸氧　　　　　　B．按时使用有效抗生素　　　　　C．呼气末正压通气

　　D．避免输液过量过快　　　　　E．鼓励深呼吸和排痰

17. 患者，男性，83 岁，肺部感染，为预防发生 ARDS，下列措施不正确的是：　　　（　　）

　　A．及时翻身、拍背　　　　　　B．控制输液速度　　　　　　　　C．持续高浓度吸氧

　　D．间歇低浓度吸氧　　　　　　E．不宜多输库存血

18. ARDS 患者机械通气时 PEEP 值的使用范围应为：　　　　　　　　　　　　　　（　　）

　　A．5～14 cmH_2O　　　　　　B．6～15 cmH_2O　　　　　　　C．7～17 cmH_2O

　　D．8～18 cmH_2O　　　　　　E．10～20 cmH_2O

19. ARDS 患者初期表现不正确的是：　　　　　　　　　　　　　　　　　　　　　（　　）

　　A．呼吸困难　　　　　　　　　B．呼吸频率加快　　　　　　　　C．动脉血氧分压下降

　　D．呼吸有窘迫感　　　　　　　E．一般性给氧病情能缓解

20. 下列关于 ARDS 患者使用 PEEP 的目的叙述不正确的是：　　　　　　　　　　（　　）

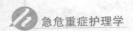

    A. 减轻气道和肺泡萎陷   B. 增加功能残气量   C. 改善肺顺应性

    D. 改善动脉氧合   E. 减轻呼吸肌疲劳

21. 根据 ARDS 柏林定义,以下哪项不是 ARDS 的诊断标准: (　　)

    A. 有 ALI/ARDS 的高危因素

    B. 急性起病、呼吸频数和(或)呼吸窘迫

    C. 低氧血症:$PaO_2/FiO_2 \leqslant 200$ mmHg

    D. 胸部 X 线检查两肺浸润阴影

    E. 肺动脉楔压(PCWP)$\leqslant 18$ mmHg 或临床上不能除外心源性肺水肿

22. 血清心肌坏死标记物中,特异性最高的是: (　　)

    A. 门冬氨酸氨基转移酶   B. 肌钙蛋白   C. 乳酸脱氢酶

    D. 肌红蛋白   E. 肌酸激酶同工酶

23. 血清心肌坏死标记物中,对早期(<4 h)急性心肌梗死的诊断有较重要价值的是: (　　)

    A. 肌红蛋白   B. 肌酸激酶同工酶   C. 肌钙蛋白

    D. 门冬氨酸氨基转移酶   E. 乳酸脱氢酶

24. 一名急诊患者主诉胸痛,护士给予做 12 导联心电图,下列改变由心肌缺血引起的是: (　　)

    A. PR 间期延长   B. 宽大的 QRS 波群   C. PR 间期缩短

    D. ST 段抬高或压低   E. 高、尖的 T 波

25. 赵女士患有冠脉综合征,经治疗后好转,护士在其出院指导时应告知服用硝酸甘油缓解心绞痛的正确方法是: (　　)

    A. 温开水送服药物   B. 直接吞服药物   C. 药物置于舌下含服

    D. 药物碾碎后吞服   E. 药物与食物同时服用

26. 关于急性心肌梗死患者的心电图改变,不正确的是: (　　)

    A. 出现宽而深的异常 Q 波   B. ST 段弓背向上抬高   C. T 波倒置

    D. 倒置 T 波永久存在   E. 异常 Q 波永久存在

27. 有效并作用最快的终止心绞痛发作的药物是: (　　)

    A. 硝苯地平   B. 硝酸甘油   C. 硝普钠

    D. 合心爽   E. 美托洛尔

28. 急性心肌梗死的患者使用尿激酶的目的在于: (　　)

    A. 解除疼痛   B. 预防心律失常   C. 溶解血栓

    D. 控制休克   E. 治疗心力衰竭

29. 心绞痛发作时首要的护理措施是: (　　)

    A. 给予吸氧   B. 建立静脉通路

    C. 让患者立即安静坐下或半卧   D. 观察疼痛性质

    E. 立即描记心电图

30. 心绞痛发作的常见部位是: (　　)

    A. 心前区   B. 胸骨体中段之后   C. 剑突下

    D. 左肩   E. 前胸部

31. 急性心肌梗死最早、最突出的症状是: (　　)

    A. 恶心、呕吐   B. 发热   C. 胸痛

    D. 心律失常   E. 心源性休克

32. 急性心肌梗死患者早期死亡的主要原因是: (　　)

    A. 疼痛   B. 心律失常   C. 心源性休克

D. 心力衰竭   E. 窒息

33. 急性心肌梗死与心绞痛心电图鉴别最有意义的是： （　　）
　　A. ST 段抬高　　　　　　　B. 病理性 Q 波　　　　　C. ST 段压低
　　D. T 波高尖　　　　　　　　E. T 波倒置

34. 急性心肌梗死患者入院 24 h 病情恶化死亡，最有可能的原因是： （　　）
　　A. 心源性休克　　　　　　　B. 急性右心衰竭　　　　　C. 心脏破裂
　　D. 心律失常　　　　　　　　E. 脑缺氧

35. 下列临床表现支持心肌梗死诊断的是： （　　）
　　A. 胸痛持续小于 15 min　　　B. 胸痛小于半小时　　　　C. CK - MB 升高
　　D. 心电图 ST 段弓背向下抬高　E. 呼吸困难，咯粉红色泡沫痰

36. 动脉粥样硬化的病因不包括： （　　）
　　A. 血脂异常　　　　　　　　B. 高血压　　　　　　　　C. 吸烟
　　D. 体育锻炼　　　　　　　　E. 糖尿病

37. 急性心肌梗死患者发生左心衰竭的主要原因是： （　　）
　　A. 肺部感染　　　　　　　　B. 心脏负荷加重　　　　　C. 情绪激动
　　D. 心肌收缩力减弱和收缩不协调　E. 胸痛

38. 室性心律失常最常发生于急性心肌梗死后： （　　）
　　A. 6 h 内　　　　　　　　　B. 3 h 内　　　　　　　　C. 12 h 内
　　D. 24 h 内　　　　　　　　　E. 48 h 内

39. 下列左心衰的临床表现不正确的是： （　　）
　　A. 呼吸困难　　　　　　　　B. 恶心、呕吐　　　　　　C. 疲乏无力
　　D. 咳嗽、咳痰　　　　　　　E. 血压下降

40. 左心衰最早出现的症状是： （　　）
　　A. 端坐呼吸　　　　　　　　B. 夜间阵发性呼吸困难　　C. 刺激性干咳
　　D. 心源性哮喘　　　　　　　E. 劳力性呼吸困难

41. 以下关于急性肺水肿临床特征的描述，不正确的是： （　　）
　　A. 端坐呼吸　　　　　　　　B. 咳粉红色泡沫样痰　　　C. 两肺布满湿啰音
　　D. 烦躁不安　　　　　　　　E. 血压持续升高

42. 急性心力衰竭患者咳痰的颜色经常是： （　　）
　　A. 铁锈色痰　　　　　　　　B. 粉红色泡沫痰　　　　　C. 白色黏痰
　　D. 黄绿色痰　　　　　　　　E. 鲜红色痰

43. 患者，男性，55 岁，诊断为广泛前壁心肌梗死。入院第一天早饭后突然抽搐，意识不清，血压测不到，心电监护导联呈形态、振幅各异的不规则波动，频率为 310 次/min，QRS 波群消失。立即采取的最恰当的急救措施应为： （　　）
　　A. 人工呼吸　　　　　　　　B. 气管插管　　　　　　　C. 胸外心脏按压
　　D. 非同步电除颤　　　　　　E. 给予吸氧

44. 急性心肌梗死患者 24 h 内禁用的药物是： （　　）
　　A. 呋塞米　　　　　　　　　B. 利多卡因　　　　　　　C. 尿激酶
　　D. 洋地黄　　　　　　　　　E. 肾上腺素

45. 急性心肌梗死患者，突然出现烦躁、呼吸困难，两肺听诊布满干、湿啰音，心率 110 次/min，此时，首先应考虑患者发生了： （　　）
　　A. 肺内感染　　　　　　　　B. 心源性休克　　　　　　C. 急性左心衰

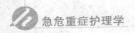

D. 肺栓塞   E. 急性心包炎

46. 高血压急症是指短时期内(数小时或数天)血压值达到: (   )

     A. 舒张压>130 mmHg 和(或)收缩压>200 mmHg

     B. 舒张压>130 mmHg

     C. 收缩压>200 mmHg

     D. 舒张压>90 mmHg 和(或)收缩压>140 mmHg

     E. 舒张压>100 mmHg 和(或)收缩压>180 mmHg

47. 高血压急症是指: (   )

     A. 急性重度血压升高

     B. 急性或进行性靶器官损害

     C. 急性重度血压升高,伴有急性或进行性靶器官损害

     D. 急性重度血压升高,不伴有急性或进行性靶器官损害

     E. 急性重度血压升高,伴有轻度急性或进行性靶器官损害

48. 高血压急症患者需要采用静脉途径给药迅速降低血压,具体时限为: (   )

     A. 1~2 h内   B. 24~48 h内   C. 几分钟到1 h内

     D. 1~24 h内   E. 几小时到24 h内

49. 高血压急症时应使血压逐步控制性下降,严格按医嘱调节给药速度,使血压在开始用药的数分钟至2 h内降低幅度不超过原血压的: (   )

     A. 10%~20%   B. 20%~25%   C. 30%~35%

     D. 40%~45%   E. 50%以上

50. 高血压急症时应使血压逐步控制性下降,严格按医嘱调节给药滴速,在2~6 h内使血压逐渐降到: (   )

     A. 200/100 mmHg   B. 180/100 mmHg   C. 160/90 mmHg

     D. 160/100 mmHg   E. 140/90 mmHg

51. 高血压次急症患者在去除诱因后,观察15~30 min,如血压仍超过180/120 mmHg,按医嘱口服降压药后,应注意观察数小时至48 h,血压缓慢降至: (   )

     A. (160~180)/(100~110)mmHg   B. (150~160)/(100~110)mmHg

     C. (160~180)/(90~100)mmHg   D. (140~150)/(90~100)mmHg

     E. 140/90 mmHg

52. 急性冠脉综合征患者血压控制目标是疼痛消失,一般将血压控制在: (   )

     A. (160~180)/(100~110)mmHg   B. (150~160)/(100~110)mmHg

     C. (160~180)/(90~100)mmHg   D. (140~150)/(90~100)mmHg

     E. 140/90 mmHg

53. 肾功能不全患者血压不宜降至过低,一般不低于: (   )

     A. 160/100 mmHg   B. 150/100 mmHg   C. 160/90 mmHg

     D. 150/90 mmHg   E. 140/90 mmHg

54. 高血压急症患者应绝对卧床休息,置患者于舒适体位,可起到体位性降压作用的体位是: (   )

     A. 床头抬高30°   B. 床头抬高15°   C. 床尾抬高30°

     D. 抬高头胸部10°~20°,抬高下肢20°~30°   E. 去枕平卧

55. 下列不属于常见的洋地黄中毒表现的是: (   )

     A. 食欲不振   B. 头痛头晕   C. 黄绿视

     D. 水肿   E. 恶心

56. 刘先生诊断为心力衰竭,护士指导其摄取的饮食是: （　　）

 A. 低盐、低脂   B. 高蛋白质   C. 普食

 D. 高钾饮食   E. 低蛋白质

57. 洋地黄类药物的禁忌证不包括: （　　）

 A. 急性心肌梗死 24 h 内   B. 严重房室传导阻滞   C. 梗阻性肥厚型心肌病

 D. 急性肺水肿   E. 严重心动过缓

58. 急性心力衰竭的病因不包括: （　　）

 A. 急性广泛心肌梗死   B. 高血压急症   C. 严重心律失常

 D. 洋地黄中毒   E. 输液过快过多

59. 对急性心肌梗死并发心律失常的患者处理不妥的是: （　　）

 A. 室上性快速心律失常多用维拉帕米

 B. 持续阵发性室性心动过速,首选利多卡因静注

 C. 快速性心律失常时可用阿托品

 D. 发生持续多形性室性心动过速时,应尽快采用非同步电除颤治疗

 E. 对于血流动力学不稳定的Ⅲ度房室传导阻滞,做好人工起搏的准备

60. 洋地黄中毒最严重的反应是: （　　）

 A. 胃肠道反应   B. 心律失常   C. 视力模糊

 D. 黄视绿视   E. 头晕、头痛

61. 以下对洋地黄中毒患者的处理,不恰当的是: （　　）

 A. 停用排钾利尿剂   B. 补充钾盐   C. 纠正心律失常

 D. 电复律   E. 缓慢性心律失常者,可用阿托品

62. 患者,男性,56 岁,住院期间,主诉心前区疼痛,做心电图时,患者突然抽搐,意识不清,心电图波形如下图。此时,应立即采取的急救措施是: （　　）

 A. 人工呼吸   B. 电击除颤   C. 心脏按压

 D. 心腔内注射肾上腺素   E. 静脉注射利多卡因

63. 患者,男性,56 岁,突发心悸 20 min。无明显诱因,既往健康,查体:P 225 次/min, Bp 130/80 mmHg。神清,无其他阳性体征,化验检查基本正常,心电图 QRS 波群时限正常,无 P 波。诊断为: （　　）

 A. 阵发性室性心动过速   B. 阵发性室上性心动过速

 C. 室性期前收缩   D. 尖端扭转性室性心动过速

 E. 预激综合征

64. 老年患者,男性,73 岁,主诉心悸、胸闷、气短 2 h。既往高血压 10 年、冠心病 8 年、阵发房颤 4 年。心电图:P 波消失,代之以大小不等的 f 波,频率为 350～600 次/min;R - R 间期绝对不等。该患者诊断为: （　　）

 A. 阵发性室性心动过速   B. 阵发性室上性心动过速   C. 室性期前收缩

 D. 房颤   E. 预激综合征

65. 心脏自律性最强的起搏点是: （　　）

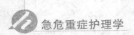

A. 房室结　　　　　　　　　B. 窦房结　　　　　　　　　C. 冠状窦

D. 浦肯野纤维　　　　　　　E. 房室束

66. 快速心律失常最常见的发病机制是：　　　　　　　　　　　　　　　　　（　　）

A. 折返　　　　　　　　　　B. 异常自律性　　　　　　　C. 触发活动的出现

D. 正常自律性　　　　　　　E. 复极过程

67. 漂浮导管检查是通过穿刺外周静脉将漂浮导管送入：　　　　　　　　　　（　　）

A. 下腔静脉　　　　　　　　B. 肺静脉　　　　　　　　　C. 主动脉弓

D. 上腔静脉　　　　　　　　E. 肺动脉

68. 记录心腔内心电图,可以显示常规体表心电图不能记录到的心电信号,而且应用程序电刺激技术可以诱发出临床的心律失常的检查是：　　　　　　　　　　　　　　　　　（　　）

A. 心电图检查　　　　　　　B. 动态心电图　　　　　　　C. 心电监护

D. 心脏电生理检查　　　　　E. 漂浮导管检查

69. 应用抗心律失常药物时,下列不正确的是：　　　　　　　　　　　　　　（　　）

A. 静脉给药速度宜快速,必要时在心电监测下进行

B. 经常监测血压

C. 经常监测心电图

D. 观察患者的意识状态、呼吸等情况

E. 出现严重的不良反应,及时配合医师处理

70. 对心律失常患者的健康教育不正确的是：　　　　　　　　　　　　　　　（　　）

A. 使患者保持情绪稳定　　　B. 避免刺激性饮食　　　　　C. 鼓励饮用咖啡

D. 戒烟酒　　　　　　　　　E. 根据患者的病情决定活动量

71. 哪一种心律失常是特殊类型的、恶性的室性心动过速：　　　　　　　　　（　　）

A. 阵发性室性心动过速　　　B. 尖端扭转性室性心动过速　C. 阵发性室上性心动过速

D. 心房扑动　　　　　　　　E. 心房颤动

72. 属于心房扑动的心电图特点的是：　　　　　　　　　　　　　　　　　　（　　）

A. F 波　　　　　　　　　　B. f 波　　　　　　　　　　C. 正弦波图形

D. 心室夺获　　　　　　　　E. 室性融合波

73. 某患者有高血压、冠心病病史,心电图表现为提前出现的 QRS 波群,宽大畸形,时限超过 0.12s,ST 段和 T 波的方向与 QRS 主波方向相反,心电图诊断可能为：　　　　　　　　（　　）

A. 三度房室传导阻滞　　　　B. 二度房室传导阻滞　　　　C. 一度房室传导阻滞

D. 室性期前收缩　　　　　　E. 心室颤动

74. 以下哪项表现符合阵发性室性心动过速：　　　　　　　　　　　　　　　（　　）

A. P 波与 QRS 波无关　　　　　　　　　　B. 按压颈动脉窦能终止发作

C. QRS 波群时限小于 0.12s　　　　　　　　D. 心电图无室性融合波

E. 连续出现 3 个或 3 个以上室早

75. 下列哪项为三度房室传导阻滞的心电图特点：　　　　　　　　　　　　　（　　）

A. 心室率小于 60 次/min　　　　　　　　　B. P-R 间期恒定,直至脱落一个 QRS 波群

C. 心室夺获　　　　　　　　　　　　　　　D. P 波与 QRS 波无关

E. P-R 间期延长

76. 下列哪项药物用以扩张外周及冠状动脉血管,减轻心脏前后负荷,主要治疗及预防快速型心律失常的发作：　　　　　　　　　　　　　　　　　　　　　　　　　　　　　　　（　　）

A. 利多卡因　　　　　　　　B. β 受体阻滞剂　　　　　　C. 洋地黄

D. 维拉帕米　　　　　　　　　E. 胺碘酮

77. 高血压脑出血最常见的出血部位是：　　　　　　　　　　　　　　　　　　　（　　）

A. 小脑出血　　　　　　　　B. 大脑皮质下白质　　　　C. 脑桥出血

D. 壳核出血　　　　　　　　E. 脑干出血

78. 患者，女性，43 岁，诊断为"蛛网膜下腔出血"，因其儿子来探视情绪激动，突然出现意识不清，左侧瞳孔 5 mm，右侧瞳孔 3 mm，光反应迟钝、呼吸急促，伴尿失禁，此时首选的处置是：（　　）

A. 呼唤患者名字，观察瞳孔变化　　　　　　B. 给予患者平卧位，吸氧

C. 立即静脉滴注 20% 甘露醇　　　　　　　　D. 给予气管插管

E. 给予床头抬高

79. 患者，男性，43 岁，既往有高血压病史 5 年，未按时服药，昨晚一直在玩麻将，今晨 4 点在麻将桌上突然出现头痛、呕吐，伴左侧肢体活动不灵，此患者首选的检查为：　　　　　（　　）

A. 询问病史，体格检查　　　　B. 腰椎穿刺　　　　　　C. 头 CT

D. 脑超声检查　　　　　　　　E. 抽取血常规化验

80. 患者，男性，55 岁，高血压 20 年，上街路上突然跌倒，意识不清，伴呕吐，急送医院，查体：Bp 220/110 mmHg，T 39℃，四肢瘫痪，双瞳孔呈针尖样缩小，该患者最可能患的疾病是：　　（　　）

A. 脑叶出血　　　　　　　　B. 壳核出血　　　　　　C. 脑桥出血

D. 丘脑出血　　　　　　　　E. 蛛网膜下腔出血

81. 消化道出血患者血容量轻度减少，可由组织液及脾贮血所补偿，一般不引起全身症状。此时失血量约在：　　　　　　　　　　　　　　　　　　　　　　　　　　　　　　　　（　　）

A. 400 ml 以下　　　　　　　B. 600 ml 以下　　　　　C. 800 ml 以下

D. 1 000 ml 以下　　　　　　E. 1 200 ml 以下

82. 小李既往消化性溃疡，昨日与朋友聚会饮酒后呕血，患者出现全身症状，头晕、心慌、冷汗、乏力、口干等，提示患者出血量为：　　　　　　　　　　　　　　　　　　　　　　　（　　）

A. 300~400 ml　　　　　　　B. 400~500 ml　　　　　C. 500~600 ml

D. 600~700 ml　　　　　　　E. 700~800 ml

83. 患者既往肝硬化，今晨突发呕血 3 次，量较多，鲜红色，随即出现周围循环衰竭的表现，晕厥、四肢冰凉、尿少、烦躁不安，家属呼叫"120"送入急诊。患者的临床表现提示其出血量为：　　（　　）

A. 400 ml 以下　　　　　　　B. 400~500 ml　　　　　C. 1 000 ml 以上

D. 1 300 ml 以下　　　　　　E. 1 500 ml 以上

84. 患者既往肝硬化，此次进食后突然呕血，出血量在 1 000 ml 左右，已进入休克状态，患者目前的生命体征最可能的是：　　　　　　　　　　　　　　　　　　　　　　　　　　（　　）

A. 收缩压＜100 mmHg，心率＞120 次/min

B. 收缩压＞90 mmHg，心率＞120 次/min

C. 收缩压＜60 mmHg，心率＜120 次/min

D. 收缩压＜90 mmHg，心率＞120 次/min

E. 收缩压＜90 mmHg，心率＜120 次/min

85. 消化道出血患者呕血、便血，失血量为 800~1 200 ml，失血量占全身总血容量的 23%，此时患者的休克指数为：　　　　　　　　　　　　　　　　　　　　　　　　　　　　　（　　）

A. 0.54　　　　　　　　　　B. 1　　　　　　　　　　C. 1.5

D. 2　　　　　　　　　　　　E. ＞2

86. 急诊收入一个消化道出血患者，家属诉患者发病后呕血 3 次，量约 1 500 ml，患者血压低、心率快，根据患者的临床表现，判断其休克指数为：　　　　　　　　　　　　　　　　　（　　）

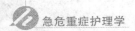

A. 0.54　　　　　　　　　　B. 1　　　　　　　　　　C. 1.5

D. 2　　　　　　　　　　　E. >2

87. 消化道出血患者休克指数为下列哪项时,表示全身总血容量丧失 43%,失血量约 2 000 ml: （　　）

A. 0.54　　　　　　　　　　B. 1　　　　　　　　　　C. 1.5

D. 2　　　　　　　　　　　E. >2

88. 肝硬化消化道出血患者,当输液、输血速度需要适当加快,甚至需加压输血,以尽快提升血压时,该患者的收缩压低于: （　　）

A. 30 mmHg　　　　　　　B. 50 mmHg　　　　　　　C. 100 mmHg

D. 60 mmHg　　　　　　　E. 90 mmHg

89. 输液是糖尿病酮症酸中毒治疗极其关键的措施,当患者无心肺疾患时,通常第 1 个 24 h 需要的补液量是: （　　）

A. 1 000～2 000 ml　　　　B. 2 000～3 000 ml　　　　C. 3 000～4 000 ml

D. 4 000～6 000 ml　　　　E. 6 000～10 000 ml

90. 糖尿病酮症酸中毒患者的护理应确保入液量,监测并记录血糖、24 h 出入液量,还应观察: （　　）

A. 血酮　　　　　　　　　B. 血气　　　　　　　　　C. 血离子

D. 血糖　　　　　　　　　E. 以上都对

91. 患者,男性,45 岁,阵发性右腹绞痛 1 d,伴恶心呕吐,无发热,腹痛发作时向右下腹放射,伴尿频、尿痛等症状,查体:腹软,右下腹有压痛,无反跳痛,膀胱区不胀,血 WBC 正常,尿常规 WBC 0～1 个/HP, RBC 7～10/HP。最可能的诊断是: （　　）

A. 阑尾炎　　　　　　　　B. 肾肿瘤　　　　　　　　C. 肾结石

D. 肾结核　　　　　　　　E. 输尿管结石

【填空题】

1. 糖尿病酮症酸中毒患者降糖治疗时,血糖下降速度一般以每小时降低_____mmol/L 为宜,当血糖降至_____mmol/L 时,将生理盐水改为 5% 葡萄糖溶液继续静脉滴注。

2. 上尿路结石包括_____和_____,主要症状是_____和_____。

3. 脑出血时当血压高于_____mmHg 时,应给予降压治疗,控制血压在_____mmHg 左右。

4. 脑出血的主要病因是_____。

5. 急性肾衰竭典型的临床病程可分为三期,分别为_____、_____和_____。

6. 急性肾衰竭主要表现为_____、_____、_____和_____等。

7. 按病理机制可将脑梗死分为_____、_____和_____。

8. 脑栓塞中最常见的栓子来源为_____。

9. 硝普钠可用于各种高血压急症,能同时直接扩张_____和_____,降低_____。

10. 硝普钠对光反应敏感,应_____,注意_____。

11. 硝酸甘油扩张静脉和选择性扩张_____与大动脉。

12. 硝酸甘油滴注期间应注意观察有无_____、面部潮红、_____和呕吐等不良反应。

13. 急性上消化道出血是指_____的消化道急性出血,包括食管、胃、十二指肠或胰腺、胆道等病变引起的急性出血。

14. _____和_____是上消化道出血的特征性表现。

15. 成人每日消化道出血_____,粪便隐血试验出现阳性,每日出血量_____可出现黑便,胃内积血量在_____可引起呕血。

16. 消化道出血患者可用休克指数估计出血量,休克指数计算公式是_____,正常为0.54,表示血容量正常。

17. 当血红蛋白低于_____、红细胞计数在_____以下,出现休克或休克前期征象时应做好输血准备。

18. 口服8%去甲肾上腺素冰盐水止血时,去甲肾上腺素口服液应保存于_____℃。

19. 用三腔二囊管治疗上消化道大出血时,胃囊囊内压_____mmHg,食管囊囊内压_____mmHg。

【名词解释】

1. 尿石症　　2. 高血压急症　　3. 急性冠状动脉综合征

【简答题】

1. 正常的心脏电位传导波形由哪几部分构成,每个部分分别代表什么?

2. 男性患者,68岁,以急性心前区疼痛来诊。心电监护连续出现5个宽大畸形的QRS波群,时限超过0.12 s,ST-T波方向与QRS波群主波方向相反。请问该患者可诊断为哪种心律失常?其急诊处理原则是什么?

3. 简述溶栓治疗时的观察要点。

4. 简述阵发性室上性心动过速的心电图特点。

5. 简述尿石症患者的健康宣教中的饮水指导内容。

6. 简述急性肾衰竭高血钾患者的临床表现及应给予的相应处理。

7. 简述静脉滴注脱水剂甘露醇时的注意事项及观察要点。

【案例分析题】

女性患者,62岁,有Ⅰ型糖尿病史,多尿、烦渴多饮和乏力1周,头痛、烦躁伴意识模糊1 h,到急诊就诊。查体:T 38.5℃,P 118次/min,BP 95/60 mmHg,皮肤潮红,呼吸深快,呼气烂苹果味。

1. 简述此患者的急救治疗原则。

2. 简述糖尿病酮症酸中毒患者的补钾原则。

第八章

环境及理化因素损伤的救护

导学

内容及要求

环境及理化因素损伤的救护包括 3 个部分内容：中暑、淹溺和冻僵。

中暑主要介绍中暑的病因及发病机制、病情评估、救治与护理。在学习中应掌握中暑的概念、3 种典型临床表现、中暑的降温方法及急救护理措施。熟悉中暑的病因及发病机制。了解中暑的辅助检查。

淹溺主要介绍发病机制、病情评估、救治与护理。在学习中应掌握淹溺的概念以及急救护理措施。熟悉淹溺的临床表现及发病机制。了解淹溺的辅助检查。

冻僵主要介绍病因及发病机制、病情评估、救治与护理。在学习中应掌握冻僵的概念、临床分度、复温方法及急救护理措施。了解冻僵病因及发病机制。

重点、难点

本章重点是中暑、淹溺、冻僵的急救护理措施、中暑的降温方法以及冻僵的复温方法。其难点是中暑的 3 种典型临床表现和冻僵临床分度。

对专科生的要求

专科层次的学生应掌握中暑、淹溺、冻僵的急救护理措施、中暑的降温方法以及冻僵的复温方法。熟悉中暑、淹溺和冻僵的概念。其他内容一般了解。

第一节 中 暑

中暑（heat-induced illnesses）是在高温、湿度大和无风环境中，表现以体温调节中枢功能障碍、汗腺功能衰竭和水电解质丧失过多为特征的疾病，分为热痉挛（heat cramps）、热衰竭（heat exhaustion）和热射病（heat stroke）3 种类型。上述 3 种情况可顺序发展，也可交叉重叠。热射病是一种致命性疾病，病死率较高。

一、病因与发病机制

(一)病因

对高温环境不能充分适应是引起中暑的主要原因,在大气温度升高(>32℃)、湿度较大(>60%)和无风的环境中,长时间工作或强体力劳动,又无充分防暑降温措施时极容易导致中暑。此外,在室内温度较高和通风不良的环境中,年老体弱、肥胖者也容易发生中暑。导致中暑的常见原因如下。①产热增加:孕妇及肥胖者产热增加;高温环境中进行强体力劳动者或体育运动者,如建筑工人,参加竞技比赛的运动员等。②散热减少:环境湿度较大、穿紧身或透气不良的衣裤、先天性汗腺缺乏症、硬皮病、痱子及大面积皮肤烧伤后瘢痕形成等状况。③热适应能力下降:如糖尿病、心血管病、老年人、体质虚弱、营养不良、产妇、常年在恒温环境下生活及工作的人群突然进入高温环境。

(二)发病机制

在下丘脑体温调节中枢作用下,正常人体的温度一般在37℃,这是产热和散热平衡的结果,使体内热代谢保持在一个动态水平,保持生命活动所必需的体温恒定。在通常室温15~25℃下,人体散热主要靠辐射(60%),其次为蒸发(25%)和对流(12%),少量为传导(3%)。当周围环境温度超过皮肤温度时,人体散热主要靠出汗和肺泡表面的蒸发。如果机体产热大于散热或散热受阻,体内就有过多热蓄积,产生高热,引起组织损害和器官功能障碍。中暑常见3种临床类型的发病机制如下所述。

1. **热痉挛** 当外界环境温度增高时,机体大量出汗,引起失水、失盐。若机体以失盐为主或单纯补水,导致血钠降低,易发生热痉挛。

2. **热衰竭** 大量液体丧失会导致失水、血液浓缩、血容量不足,若同时发生血管舒缩功能障碍,则易发生外周循环衰竭。

3. **热射病** 当外界环境温度增高,机体散热绝对或相对不足,汗腺疲劳,引起体温调节中枢功能障碍,致体温急剧增高,产生严重的生理和生化异常而发生热射病。

(三)高温环境对人体各系统影响

1. **中枢神经系统** 高热能引起脑和脊髓细胞的快速死亡,继发脑局灶性出血、水肿、颅内压增高和昏迷。小脑受累常可发生构音障碍、共济失调和辨距不良。

2. **心血管系统** 持续高热时,皮肤血管扩张引起血液重新分配,心排血量增加,心脏负荷加重,心肌缺血,促发心律失常,甚至心力衰竭,继而引起心排血量下降和皮肤血流减少,进一步影响散热,形成恶性循环。

3. **呼吸系统** 高热时,呼吸频率增快和通气量增加,持续不缓解会引起呼吸性碱中毒。热射病时可致肺血管内皮损伤发生ARDS。

4. **水和电解质代谢** 大量出汗常导致水和钠丢失,引起脱水和电解质平衡失常。

5. **肌肉** 劳力性热射病患者,由于肌肉局部温度增加、缺氧和代谢性酸中毒,常发生严重肌损伤,引起横纹肌溶解和血清肌酸激酶升高。

6. **肾脏** 由于严重脱水、心血管功能障碍和横纹肌溶解等,可发生急性肾衰竭。

7. **消化系统** 中暑时,血液重新分配可使胃肠道血液灌注减少,引起胃肠道缺血性溃疡,容易引发消化道出血。

8. **血液系统** 严重中暑者,发病后几天可出现不同程度的DIC。DIC又可进一步促使重要器官功能障碍或衰竭。

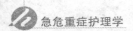

二、病情评估与判断

（一）临床表现

1. 先兆表现　在高温环境劳动工作一定时间后，出现大汗、口渴、头晕、注意力不集中、眼花、耳鸣、心悸、恶心、四肢无力以及体温正常或略升高。

2. 典型表现

（1）热痉挛：多见于在高温环境中从事剧烈劳动的健康青壮年，活动停止后常发生肌肉痉挛，主要累及骨骼肌，最常见于腓肠肌，持续数分钟后缓解，无明显体温升高。

（2）热衰竭：多见于老年人、儿童和慢性疾病患者，表现为口渴、多汗、疲乏无力、头晕、头痛、恶心、呕吐和肌痉挛，肌肉协调性下降。可有明显脱水征，如心动过速、直立性低血压或晕厥。体温可轻度升高，无明显中枢神经系统损害。

（3）热射病：可发生于任何年龄的人，典型的临床表现为高热、无汗和意识障碍。根据发病前患者是否曾有过度体力活动，临床上将热射病分为劳力性热射病（exertional heatstroke）和非劳力性热射病（nonexertional heatstroke）。劳力性热射病是在高温环境下内源性产热过多；非劳力性热射病是在高温环境下体温调节中枢功能障碍引起散热减少。

劳力性热射病患者多为平素健康的年轻人，在从事重体力劳动或剧烈运动数小时后发病，约50%患者大量出汗，心率可达 160～180 次/min，脉压增大，此种患者可发生横纹肌溶解、急性肾衰竭、肝衰竭、DIC 或多器官功能衰竭，病死率较高。

非劳力性热射病患者多为老年人、体弱和既往有慢性疾病患者，患者表现为皮肤干热和发红，无汗，直肠温度在 41℃以上，最高可达 46.5℃。病初表现为行为异常或癫痫发作，继而出现谵妄、昏迷及瞳孔对称性缩小，严重者可出现低血压、休克、心律失常及心力衰竭、肺水肿、脑水肿。少数患者发生肾衰竭，可有轻、中度 DIC，常在发病后 24 h 左右死亡。

（二）辅助检查

热痉挛血清钠、氯常降低，尿肌酸增高。热衰竭可有血细胞比容增高、低钠、低钾、轻度氮质血症或肝功能异常。热射病可发现高钾、高钙、血液浓缩、白细胞增多、血小板减少及肝肾功能异常，DIC 时凝血功能异常。尿常规可有蛋白尿、血尿和管型尿。

三、救治与护理

（一）急诊处理原则

虽然中暑类型和病因不同，但基本治疗措施相同。基本处理原则是应使患者尽快脱离高温环境，迅速降温，纠正水电解质紊乱和酸碱失衡，保护重要脏器功能，防治脑水肿、抽搐，防治肝、肾功能衰竭和 DIC 等并发症。

（二）急救护理措施

1. 降温　对于重症高热患者，降温决定预后，应在 1 h 内将体温降至 37.8～38.9℃。

（1）体外降温：将患者移至通风良好的低温环境，脱去外衣，同时进行皮肤肌肉按摩，促进散热。对无虚脱的中暑患者，可用冷水擦浴或将躯体浸入 27～30℃水中传导散热降温。对虚脱的中暑患者，采用蒸发散热降温，可用 15℃冷水反复擦拭皮肤，或在身上呈细雾状反复喷洒温水，同时应用电风扇，以减少肌肉颤抖，促进热的蒸发。

冷水擦拭或冷水浸浴者，在降温过程中，必须用力按摩四肢及躯干，以防止周围血管收缩，导致皮肤血流淤滞。75%乙醇擦浴的手法为拍打式，而禁用摩擦式，因摩擦式易产热。擦浴前头部置冰袋，以助降温并防止头部充血引起头痛；足底置热水袋，促进足底血管扩张而减轻头部充血，并使患者感到舒适。

（2）体内降温：体外降温无效者，遵医嘱胃管内灌注或直肠灌入 4～10℃冷生理盐水降温。

（3）药物降温：应用药物降温无效。但如果患者出现寒战时，遵医嘱，可应用氯丙嗪 25～50 mg，加入 0.9% 盐水 500 ml 中，静脉滴注 1～2 h。用药过程中应监测体温、脉搏、呼吸和血压，如患者有呼吸抑制、深昏迷、血压下降以及收缩压<80 mmHg，应停用药物降温。

2. 并发症的处理　昏迷患者应配合行气管插管，保持气道通畅，防止误吸；颅内高压患者按医嘱及时给予 20% 甘露醇降颅压治疗；低血压患者补充血容量，提高血压；心律失常者给予对症治疗；保护肝肾功能，防止脏器衰竭。

3. 密切观察病情

（1）降温效果的观察：①降温过程中密切监测肛温，每 15～30 min 测量一次体温，根据体温变化调整降温措施。②观察末梢循环情况：如患者高热而四肢末梢厥冷、发绀，则提示病情加重；经治疗后体温下降、四肢末梢转暖、发绀减轻或消失，则提示治疗有效。

（2）并发症的观察与护理：①观察患者的神志、瞳孔、脉搏和呼吸的变化。②根据医嘱放置导尿管，监测尿量，应保持尿量>30 ml/h。③观察皮肤黏膜有无出血点，穿刺部位有无出血倾向，观察有无呕血、便血、血尿；发现异常及时通知医师，并根据医嘱给予相应的处理。关注辅助检查的结果，尤其注意出凝血时间、血小板计数和纤维蛋白酶原，及早发现 DIC。

4. 加强基础护理　加强口腔、皮肤等基础护理，防止并发症发生。①昏迷患者予平卧位，保持呼吸道通畅，及时清除口鼻腔分泌物。②抽搐患者适当约束，防止坠床及摔伤。③加强口腔护理，防止继发感染。④大量出汗者，及时更换潮湿衣裤，定时予翻身，防止压疮。

第二节　淹　溺

人浸没于水或其他液体后液体充塞呼吸道及肺泡或反射性引起喉痉挛和缺氧，处于临床死亡状态称为淹溺。浸没后暂时性窒息，尚有大动脉搏动，经处理后至少存活 24 h 或浸没后经紧急心肺复苏存活者称为近乎淹溺。

一、发病机制

人淹没于水中后数秒钟，本能地出现反射性屏气和挣扎，避免水进入呼吸道。不久，由于缺氧，不能坚持屏气而被迫呼吸，从而使大量的水进入呼吸道和肺泡，阻碍气体交换，引起严重缺氧、高碳酸血症和代谢性酸中毒。

1. 根据发病机制　淹溺可分为干性淹溺和湿性淹溺，以湿性淹溺多见。

（1）湿性淹溺：喉部肌肉松弛吸入大量水分充塞呼吸道及肺泡而发生窒息。数秒钟，患者神志丧失，继而发生呼吸、心搏骤停。

（2）干性淹溺：喉痉挛导致窒息，很少或无水吸入呼吸道及肺泡。

2. 根据浸没的介质　可分为淡水淹溺和海水淹溺。

（1）淡水淹溺：淡水属低渗液，进入呼吸道后迅速渗入肺毛细血管而进入血液循环。肺泡壁上皮细胞受到损害，肺泡表面活性物质缺乏，引起肺泡塌陷，进一步阻碍气体交换，造成全身严重缺氧。低渗液进入血液循环，稀释血液，引起低钠、低氯、低蛋白血症；红细胞破坏发生血管内溶血，引起高钾血症甚至心搏骤停。

（2）海水淹溺：海水属高渗液，进入呼吸道及肺泡后，由于高渗作用使大量蛋白质和水分渗入肺毛细血管，进入血液循环，血容量增加而发生肺水肿和心力衰竭。另外还可引起高钙血症和高镁血

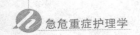

症。高钙血症可致心率缓慢、心律失常、传导阻滞,甚至心搏停止。高镁血症可抑制中枢和周围神经,使血管扩张和血压降低。

二、病情评估与判断

(一)临床表现

淹溺患者表现为神志丧失、呼吸停止及大动脉搏动消失,处于临床死亡状态。近乎淹溺患者的临床表现个体差异较大,与溺水时间长短、吸入水量多少、吸入水性质和器官损害严重程度有关。

1. 症状 近乎淹溺者可有头痛或视觉障碍、剧烈咳嗽、胸痛、呼吸困难和咳粉红色泡沫痰。溺入海水者口渴明显,最初数小时可有寒战、发热。

2. 体征 皮肤发绀、颜面肿胀、球结膜充血,口鼻充满泡沫和泥污;烦躁不安、抽搐、昏睡和昏迷;呼吸表浅,气促或呼吸停止,肺部可闻及干湿啰音;心律失常,心音微弱或心搏停止;腹部膨隆,四肢厥冷。有时可伴有头、颈部损伤。

(二)辅助检查

可有白细胞总数和中性粒细胞总数增高,尿蛋白阳性。淡水淹溺者可出现低钠、低氯、低蛋白血症和溶血。海水淹溺者可出现短暂血液浓缩,高钠血症或高氯血症。胸片可见斑片状浸润,有时出现典型肺水肿征象。动脉血气可见严重的混合性酸中毒,不同程度的低氧血症。心电监测可见窦性心动过速、ST 段和 T 波改变、室性心律失常以及传导阻滞。

三、救治与护理

(一)急救处理原则

淹溺患者最重要的紧急治疗是尽快对患者进行通气和供氧。要尽可能迅速将淹溺者安全地从水中救出,迅速清除患者口鼻腔中污水、污物,排出胃内污水,对无反应和无呼吸的淹溺者立即进行心肺复苏,特别是呼吸支持。

1. 现场急救 尽快将患者从水中救起。采取头低俯卧位进行体位引流,或采用膝顶、肩顶、抱腹等方法,迅速清除口鼻腔内污水、污物、分泌物及其他异物。呼吸、心搏停止者立即实施心肺复苏。立即转送医院,途中不中断救护。

2. 院内急救 院内急救原则包括:①补充血容量,维持水、电解质和酸碱平衡。②防治脑缺氧损伤,控制抽搐。③防治低体温。④对症治疗。

(二)急救护理措施

1. 高级心脏生命支持 继续协助胸外心脏按压,同时立刻行心电、血压、脉搏、呼吸等监测,若发现室颤应立即配合除颤。

2. 确保气道通畅 维持气道通畅情况下给予吸氧,必要时做好气管插管或气管切开和机械通气的准备与配合。

3. 建立静脉通路,注意维持水、电解质和酸碱平衡 及时按医嘱给予各种液体补充治疗。淡水淹溺时适当限制入水量,可积极补 2%~3%氯化钠溶液;海水淹溺时不宜过分限制液体补充,可予以补 5%葡萄糖液;静脉滴注碳酸氢钠以纠正代谢性酸中毒,但治疗酸中毒不宜应用过多的碱剂,因为一旦恢复有氧代谢,乳酸将很快代谢,酸中毒会自行逆转。溶血明显时宜适量输血以增加血液携氧能力。

4. 病情观察

(1)严密观察生命体征的变化:注意神志、呼吸频率和呼吸深度的变化,判断呼吸困难程度。观察有无咳痰及痰的颜色、性状。监测尿液的颜色和量,准确记录。

(2)严格控制液体滴速:对淡水淹溺者应严格调节静脉输液滴速,从小剂量、低速度开始,避免短时间内输入大量液体,而加重血液稀释程度。应用利尿剂和脱水剂时,注意密切观察血压、脉搏、呼吸和意识等变化。海水淹溺者如出现血液浓缩症状,应保证及时按医嘱输入 5％葡萄糖和血浆液体等,切忌输入生理盐水。

第三节　冻　僵

冻僵(frozen rigor or frozen stiff),又称意外低体温(accidental hypothermia),是指处在寒冷(−5℃以下)环境中,机体中心体温＜35℃并伴有神经心血管系统损害为主要表现的全身性疾病,通常暴露寒冷环境中 6 h 内发病。美国心脏学会将机体中心体温 30℃作为积极采取体内复温的指标,低于此温度将发生广泛性生理损伤。机体中心温度在 25.6℃以下时,死亡就会发生。患者体温越低,病死率越高。

一、病因与发病机制

冻僵常见于以下 3 种情况:①长时间暴露于寒冷环境又无保暖措施和热能供给不足时发生,如登山运动员、野外探险者和驻守在高山寒冷地区的边防战士。②年老、体弱、慢性疾病和营养不良患者在低温环境中易发生。③意外冰水或冷水淹溺者。

冻僵的严重程度与暴露寒冷环境的温度、湿度、暴露时间长短、身体暴露部位情况和机体营养状态等有关。机体受到寒冷刺激后,首先表现的防御性反应是交感神经兴奋性增强,外周血管收缩。随着暴露时间的延长,机体组织和细胞发生一系列形态学改变,导致循环障碍、组织坏死和代谢障碍。冻僵时,患者体温状态不同,体内代谢改变也不同。

1. 轻度冻僵(体温 35～32℃)　皮肤血管收缩,皮肤血流及散热减少,基础代谢增加。同时,寒冷时肌张力增加,寒战还可消耗体内热能,加速寒冷伤害。

2. 中度冻僵(体温 32～28℃)　体温调节机制衰竭,寒战停止,代谢明显减慢,引起多器官功能障碍或衰竭。体温＜30℃时,窦房结起搏频率减慢引起心动过缓。

3. 重度冻僵(体温＜28℃)　内分泌及自主神经系统热储备机制丧失,基础代谢率下降50％,室颤阈下降,呼吸明显减慢。体温＜24℃时,全身血管阻力降低,血压测不到,神志丧失,瞳孔散大,处于濒死状态。

二、病情评估与判断

1. 轻度冻僵　患者表现疲乏、健忘和多尿,肌肉震颤、血压升高、心率和呼吸加快,逐渐出现不完全性肠梗阻。

2. 中度冻僵　患者表情淡漠、语言障碍、行为异常、运动失调或昏睡。心电图可示心律失常,或出现特征性 J 波(位于 QRS 波与 ST 段之间,又称 Osborn 波)。体温在 30℃时,寒战停止、神志丧失、瞳孔散大和心动过缓。心电图示 P - R 间期、QRS 波和 Q - T 间期延长。

3. 重度冻僵　患者瞳孔对光反射消失、呼吸减慢和心室颤动;体温降至 24℃时,出现僵死性面容;体温≤20℃时,皮肤苍白或青紫,心搏和呼吸停止,瞳孔散大固定,四肢肌肉和关节强直,心电图或脑电图示等电位线。

三、救治与护理

(一)救治原则

积极采取急救复苏和支持措施,防止体热进一步丢失,采取安全有效的复温措施,预防并发症。

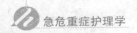

现场救治包括迅速脱离受冻现场,立即用棉被、毛毯或大衣等保护受冻部位,防止继续冷冻。迅速将患者搬入温暖的室内(室温20~25℃)或送往医院。搬运时动作轻缓,以免发生骨折和损伤。在未获得确切的死亡证据前,必须积极抢救。

(二)急救护理措施

1. **轻度冻僵** 对于仍然寒战但意识清醒者,可采取如下救治措施。

(1)置患者于温水浴中(40~43℃)。

(2)将患者置于温暖环境中,应用较厚棉毯或棉被包裹患者复温,或吸入加热(40~45℃)、湿化氧(特别适于儿童)。

(3)经口给予温糖水,以提供热量和能量。

2. **中、重度冻僵**

(1)一般措施:脱去患者湿衣裤,注意如衣裤、鞋袜与肢体冻结连同者,不可强行卸脱,应用温水(40℃)使冰冻融化后再剪下或脱去。

(2)基础或高级生命支持措施:根据病情给予面罩-球囊通气,避免气管插管,防止过度刺激和发生室颤。对于无脉但仍有电节律者,不建议胸外按压。

(3)复温:根据患者情况,选择适当的复温方法,复温速度通常为每小时0.3~2℃。

主动复温即将外源性热传递给患者,适用于下列情况:①中心温度<32℃。②心血管功能不稳定者。③高龄老人。④中枢神经系统功能障碍者。⑤内分泌功能低下者。⑥疑有继发性低体温者。主动复温可分为以下2种。

1)主动体外复温:直接用于体表升温的方法,用于既往体健的急性低体温者。应用电热毯、热水袋或40~42℃温水浴升温等,复温速度为每小时1~2℃。主动体外复温应将热源置于胸部,肢体升温可增加心脏负担。

2)主动体内复温:静脉输注加热(40~42℃)液体可有助于预防机体热的进一步丢失,但不能显著提高机体中心温度。亦可吸入加热(40~45℃)的湿化氧,或应用40~45℃灌洗液进行胃、直肠等部位灌洗升温,复温速度为0.5~1℃/h。有条件也可经体外循环快速复温,复温速度10℃/h。

(4)复温同时抗休克:复温可引起周围血管扩张,相对低血容量可引起低血压。为重度冻僵者进行体内复温时,如果体外复温快于体内复温,亦有发生复温性休克的可能。因此,复温同时应迅速建立静脉通道,但穿刺部位不宜选择在冻僵部位。可按医嘱静脉滴注37℃的生理盐水或5%葡萄糖液,恢复血容量,增加体内热能补充,维持血压(早期维持平均动脉压≥60 mmHg)。

(5)继续保温:复温后的冻僵部位应继续用毛毯、电褥子等保暖保温,以保持良好的血液循环。保护受冻部位,复温后的冻僵部位应用柔软的棉花、软布包裹,严防意外外伤发生,切忌挤压冻伤局部。

(6)严密观察病情:复温过程中密切监测直肠温度。监测血压、脉搏、呼吸和尿量等,以防休克或急性肾功能不全的发生。严密监测水、电解质以及酸碱平衡情况,如发现异常及时采取相应措施。

(7)审慎用药:低温低血压患者药物代谢缓慢,一旦机体复温,药物将迅速大量被吸收,应予以注意。

--- **复 习 题** ---

【A 型题】

1. 热射病是一种致命性急症,可发生于任何年龄的人,典型的临床表现为: ( )

　　A. 压痛、反跳痛、肌紧张　　　　　　　　B. 高热、无汗和意识障碍

　　C. 低血压、呼吸困难、心律失常　　　　　D. 头痛、恶心、呕吐

　　E. 发热、黄疸、腹痛

2. 患者,男性,65岁,诊断为中暑重症高热,该患者首要的治疗是应在1 h内将体温降至: （　　）

　　A. 37.0～38.0℃　　　　　　B. 35.8～38.5℃　　　　　　C. 37.8～38.9℃

　　D. 38.0～39.0℃　　　　　　E. 38.5～39.0℃

3. 护士在为一中暑患者行冷水擦浴,为减轻患者不适,护士应在患者足底置: （　　）

　　A. 冰袋　　　　　　　　　　B. 热水袋　　　　　　　　　C. 棉垫

　　D. 棉被　　　　　　　　　　E. 冷水

4. 患者,男性,65岁,诊断为热射病,医嘱为冷水浸浴,促进散热降温,冷水水温应调至: （　　）

　　A. 4～10℃　　　　　　　　B. 20～25℃　　　　　　　　C. 27～30℃

　　D. 39～41℃　　　　　　　　E. 42℃

5. 患者,赵某,建筑工人,夏季高温天气,于工作中出现高热、无汗,意识丧失,入院后医嘱为冷生理盐水灌肠,护士应注意冷盐水的温度应在: （　　）

　　A. 4～10℃　　　　　　　　B. 20～25℃　　　　　　　　C. 28～32℃

　　D. 39～41℃　　　　　　　　E. 42℃

6. 患者,男性,34岁,诊断为热射病,医嘱为氯丙嗪静脉滴注降温,护士应在滴注时严密监测体温、脉搏、呼吸、血压,如患者有呼吸抑制、深昏迷、血压下降、收缩压为下列哪项时,应停用药物降温: （　　）

　　A. 收缩压<50 mmHg　　　　B. 收缩压<60 mmHg　　　　C. 收缩压<80 mmHg

　　D. 收缩压<90 mmHg　　　　E. 收缩压>90 mmHg

7. 热痉挛多见于在高温环境中从事剧烈劳动的健康青壮年,大量出汗后出现下列何种情况,持续数分钟后缓解,无明显体温升高: （　　）

　　A. 肌肉痉挛　　　　　　　　B. 晕厥　　　　　　　　　　C. 脱水

　　D. 恶心、呕吐　　　　　　　E. 头痛

8. 患者,女性,53岁,失足跌入公园的湖水中,紧急送入医院,该患者输液时应严格控制输液速度,选用下列哪种溶液从小剂量、低速度开始,避免短时间内大量液体输入,加重血液稀释程度: （　　）

　　A. 3%氯化钠溶液　　　　　　B. 0.9%氯化钠溶液　　　　　C. 10%葡萄糖溶液

　　D. 5%葡萄糖溶液　　　　　　E. 葡萄糖盐水

9. 张先生在海边游泳不幸溺水,该患者出现血液浓缩症状时应及时输入下列哪种溶液和血浆: （　　）

　　A. 3%氯化钠溶液　　　　　　B. 0.9%氯化钠溶液　　　　　C. 10%葡萄糖溶液

　　D. 5%葡萄糖溶液　　　　　　E. 葡萄糖盐水

10. 全身冻僵患者应脱去患者湿衣裤,如果衣裤、鞋袜连同肢体冻结者,不可强行卸脱,应用下列哪项使冰冻融化后再剪下或脱去: （　　）

　　A. 冰水　　　　　　　　　　B. 冷水　　　　　　　　　　C. 温水(40℃)

　　D. 热水　　　　　　　　　　E. 温水(50℃)

11. 患者,男性,43岁,醉酒后昏睡在室外,被人发现呼叫"120"送入急诊。查体发现患者全身寒战,神志尚清楚,遵医嘱将患者置于温水浴中复温,温水浴的温度应为: （　　）

　　A. 0℃　　　　　　　　　　　B. 10～20℃　　　　　　　　C. 25～30℃

　　D. 40～43℃　　　　　　　　E. 50～60℃

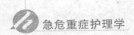

12. 对于中重度冻僵的患者,可使用加温湿化的氧气进行主动体内复温,温度为: （　）

    A. 30～32℃　　　　　　　B. 32～34℃　　　　　　　C. 35～36℃

    D. 38～40℃　　　　　　　E. 40～45℃

13. 患者,男性,野外探险队员,于攀爬雪山的探险活动中与队友失联,经搜救队发现冻僵在雪山中,立即送往医院救治。医嘱为输入加温的生理盐水,温度应为: （　）

    A. 30～32℃　　　　　　　B. 32～34℃　　　　　　　C. 36～38℃

    D. 38～40℃　　　　　　　E. 40～42℃

14. 主动体内复温时,应控制复温的速度为每小时: （　）

    A. 0.5～1℃　　　　　　　B. 1～1.5℃　　　　　　　C. 1.5～2℃

    D. 2～2.5℃　　　　　　　E. 3℃以上

15. 引起中暑的主要原因是: （　）

    A. 高温气候　　　　　　　B. 产热增加　　　　　　　C. 散热减少

    D. 热适应能力下降　　　　E. 孕妇、老年人

16. 近乎淹溺者可有头痛或视觉障碍、剧烈咳嗽、胸痛、呼吸困难、咳粉红色泡沫痰。溺入海水者,下列症状中,最明显的是: （　）

    A. 口渴　　　　　　　　　B. 头痛　　　　　　　　　C. 胸痛

    D. 咳嗽　　　　　　　　　E. 呼吸困难

17. 轻度冻僵患者体温为: （　）

    A. 35～32℃　　　　　　　B. 32～28℃　　　　　　　C. 30～28℃

    D. 28～26℃　　　　　　　E. <28℃

18. 中度冻僵患者体温为: （　）

    A. 35～32℃　　　　　　　B. 32～28℃　　　　　　　C. 30～28℃

    D. 28～26℃　　　　　　　E. <28℃

19. 重度冻僵患者体温为: （　）

    A. 35～32℃　　　　　　　B. 32～28℃　　　　　　　C. 30～28℃

    D. 28～26℃　　　　　　　E. <28℃

20. 主动复温适用于冻僵患者的中心温度为: （　）

    A. 35～32℃　　　　　　　B. 34～32℃　　　　　　　C. 33～32℃

    D. 32℃　　　　　　　　　E. <32℃

【填空题】

1. 中暑主要表现为急性热损失性疾病,分为_____、_____和_____3种类型。

2. 中暑患者酒精擦浴的手法为拍打式,而禁用_____式。擦浴前头部置_____,足底置_____。

3. 热衰竭多见于老年人、儿童和慢性疾病患者,在严重热应激时,由于_____和_____丢失过多,引起循环容量不足。

4. 非劳力性热射病患者表现为皮肤干热发红,无汗,直肠温度在41℃以上,最高可达_____℃。

5. 中暑患者使用冰袋降温时应注意避开_____、腹部、_____、阴囊、_____和耳郭等冷疗禁忌部位。

6. 人浸没于水或其他液体后,液体充塞呼吸道及肺泡或反射性引起_____和_____,处于临床死亡状态称为淹溺。

7. 全身冻僵患者复温以肢体红润、循环良好以及皮温达到_____左右为宜。

8. 中暑患者可采用_____、_____和_____等方法降温。

9. 中暑患者降温过程中密切监测体温,每 15～30 min 测量 1 次,根据_____变化调整降温措施。

10. 淹溺患者最重要的紧急治疗是尽快对患者进行_____和_____。

11. 淡水淹溺患者低渗液进入血液循环,稀释血液,引起_____、低氯、_____和溶血。

12. 海水淹溺,高渗液进入呼吸道及肺泡后,由于高渗作用使大量蛋白质和水分渗入肺毛细血管而进入血液循环,血容量增加而发生_____和_____。

13. 淡水淹溺者应严格控制输液速度,选用 3％氯化钠溶液,从_____和_____开始,避免短时间内大量液体输入,加重血液稀释程度。

14. 对于海水淹溺者出现血液浓缩症状的应及时给予 5％葡萄糖和血浆液体的输入,切忌输入_____。

15. 冻僵,又称意外低体温,是指处在寒冷且温度为_____以下环境中,机体中心体温_____并伴有神经心血管系统损害为主要表现的全身性疾病。

16. 热射病发生于任何年龄的人,典型的临床表现为_____、_____和_____。

17. 主动复温即将外源性热传递给患者,适用于中心温度_____者。

【名词解释】

1. 中暑　　2. 淹溺　　3. 冻僵

【简答题】

1. 简述对于轻度冻僵的患者应采取的救治措施。

2. 简述对中暑患者进行擦拭降温的注意事项。

第九章

急性中毒的救护

导 学

内容及要求

急性中毒的救护包括4个部分内容：急性中毒概论、有机磷杀虫药中毒、百草枯中毒和急性酒精中毒。

急性中毒概论主要介绍急性中毒的概念、病因、毒物的体内过程、中毒机制、病情评估、救治原则和护理。在学习中应掌握中毒概念和救治与护理。熟悉各种中毒的中毒机制和病情评估。了解毒物的体内过程。

有机磷杀虫药中毒主要介绍有机磷杀虫药中毒的病因、毒物的体内过程、中毒机制、病情评估以及救治与护理。在学习中应掌握中毒机制、临床表现、救治与护理。熟悉中毒的病因。了解毒物的体内过程。

百草枯中毒主要介绍百草枯的毒性、毒物的体内过程、病情评估以及救治与护理。在学习中掌握百草枯中毒的临床表现和救治与护理。了解百草枯的毒性与毒理。

急性酒精中毒主要介绍急性酒精中毒的病因、毒物的体内过程、中毒机制、病情评估以及救治与护理。在学习中应掌握急性酒精中毒的临床表现、救治与护理。熟悉中毒机制。了解中毒的病因和毒物的体内过程。

重点、难点

本章重点是急性中毒、急性有机磷杀虫药中毒、急性百草枯中毒、急性酒精中毒的救治与护理。其难点是各种中毒的中毒机制及临床表现。

专科生的要求

专科层次的学生应熟悉急性中毒、急性有机磷杀虫药中毒、急性百草枯中毒、急性酒精中毒的救治与护理。其他内容一般了解。

第一节 急性中毒概论

进入人体的化学物质达到中毒量产生组织器官损害引起的全身性疾病称为中毒。引起中毒的化学物质称为毒物。毒物可分为工业性毒物、药物、农药和有毒动植物性毒物。

根据接触毒物的毒性、剂量和时间，通常将中毒分为急性中毒和慢性中毒两类。急性中毒是由于短时间内吸收大量毒物所致，起病急骤，症状严重，病情变化迅速，如不及时治疗常危及生命；慢性中毒是由于长时间、小量毒物进入人体蓄积引起，多见于职业中毒。本章主要讲述急性中毒。

一、病因与中毒机制

（一）病因

1. 职业性中毒　是由于生产过程中不注意劳动保护，密切接触有毒原料，中间产物或成品而发生的中毒。另外，在有毒物品保管和使用过程中，违反安全防护制度也可发生中毒。

2. 生活性中毒　主要由于误食或意外接触有毒物质、用药过度、自杀或故意投毒谋害等原因使过量毒物进入人体内引起中毒。

（二）毒物的体内过程

1. 毒物进入人体的途径　毒物主要经消化道、呼吸道、皮肤黏膜3条途径进入人体。

（1）经消化道吸收：生活性中毒时，毒物大多经口摄入。

（2）经呼吸道吸收：由呼吸道进入的主要见于有毒气体中毒。职业性中毒时，毒物以粉尘、烟雾、蒸汽、气体等形态由呼吸道吸入。因肺泡表面积较大和肺毛细血管丰富，经呼吸道吸入的毒物能迅速进入血液循环发生中毒，较经消化道吸收入血的速度快20倍。因此，患者中毒症状严重，病情发展快。

（3）经皮肤黏膜进入：主要见于有机磷杀虫药中毒、强酸和强碱中毒等。

（4）其他途径：有的毒物也可经球结膜吸收中毒。毒蛇咬伤时，毒液可经伤口入血中毒。

2. 毒物的代谢　毒物吸收后经血液循环分布于全身，主要在肝脏通过氧化、还原、水解和结合等作用进行代谢，然后与组织和细胞内的化学物质作用，分解或合成不同化合物。大多数毒物代谢后毒性减低，此为解毒过程。但也有少数毒物代谢后毒性反而增强，如对硫磷经氧化后转变为毒性更强的对氧磷。

3. 毒物的排泄　进入体内的毒物大多经肾脏排出；气体和易挥发毒物还将以原型经呼吸道排出；某些重金属如铅、汞、锰和砷等可由消化道和乳汁排出。

（三）中毒机制

1. 局部腐蚀、刺激作用　强酸、强碱可吸收组织中的水分，并与蛋白质或脂肪结合，使细胞变性、坏死。

2. 缺氧　一氧化碳、硫化氢以及氰化物等窒息性毒物可阻碍氧的吸收、转运或利用，容易对缺氧敏感的脑和心肌造成继发性损害。

3. 麻醉作用　亲脂性强的毒物，如有机溶剂和吸入性麻醉剂易通过含脂量高的脑组织，抑制其功能。

4. 抑制酶的活力　很多毒物或其代谢产物可通过抑制酶的活力而对人体产生毒性。例如，有机磷杀虫药抑制胆碱酯酶，氰化物抑制细胞色素氧化酶，含金属离子的毒物能抑制含巯基酶等。

5. 干扰细胞或细胞器的功能　四氯化碳经酶催化生成的三氯甲烷自由基可作用于肝细胞膜中不饱和脂肪酸，产生脂质过氧化，使线粒体、内质网变性，肝细胞坏死。

6. 受体竞争　过量阿托品通过竞争阻断毒蕈碱受体，产生毒性作用。

二、病情评估与判断

（一）毒物接触史

对怀疑生活性中毒者，应详细了解患者精神状态、长期服用药物种类和家中药品有无缺失等。

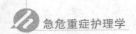

怀疑一氧化碳中毒者,需查问室内炉火和通风情况、有无煤气泄漏、当时同室其他人员是否也有中毒表现。怀疑食物中毒者,应询问同时进餐人员有无类似症状发生。对怀疑职业中毒者,应详细询问职业史,包括工种、工龄、接触毒物种类和时间、环境条件防护措施以及先前是否发生过类似事故等。

(二)临床表现

1. 皮肤黏膜症状

(1)皮肤及口腔黏膜灼伤:主要见于强酸、强碱等引起的腐蚀性损害,如糜烂、溃疡和痂皮等;如硫酸灼伤痂皮呈黑色、硝酸灼伤皮肤黏膜痂皮呈黄色、盐酸痂皮呈棕色、过氧乙酸呈无色等。

(2)发绀:引起血液氧和血红蛋白不足的毒物中毒可产生发绀,如亚硝酸盐、苯胺或硝基苯等中毒时,血高铁血红蛋白含量增加出现发绀。

(3)樱桃红色:见于一氧化碳和氰化物中毒。

(4)大汗:见于有机磷中毒。

(5)黄疸:见于毒蕈、鱼胆或四氯化碳中毒损害肝脏引起。

2. 眼部症状

(1)瞳孔缩小:见于有机磷、毒扁豆碱和吗啡等中毒。

(2)瞳孔散大:见于阿托品、毒蕈和曼陀罗等中毒。

(3)视神经炎:见于甲醇中毒。

3. 呼吸系统症状

(1)呼出特殊气味:乙醇中毒呼出气有酒味,有机磷中毒有大蒜味,氰化物中毒有苦杏仁味。

(2)呼吸加快:水杨酸类、甲醇等可兴奋呼吸中枢,使呼吸加快;刺激性气体中毒引起肺水肿时,呼吸加快。

(3)呼吸减慢:见于催眠药或吗啡等中毒时过度抑制呼吸中枢导致呼吸肌麻痹,使呼吸减慢。

(4)肺水肿:有机磷和百草枯中毒等常发生肺水肿。

4. 循环系统症状

(1)心律失常:阿托品、氯丙嗪等中毒可引起心动过速;拟肾上腺素药、三环类抗抑郁药等中毒时兴奋交感神经和氨茶碱等通过不同机制可引起心律失常。

(2)心搏骤停:见于洋地黄类、奎尼丁、氨茶碱和吐根碱等中毒。

(3)休克:见于严重巴比妥类中毒抑制血管中枢,引起外周血管扩张;强酸、强碱中毒引起严重化学性灼伤导致血浆渗出;以上因素可通过不同途径引起有效循环血容量相对和绝对减少发生休克。

5. 神经系统症状

(1)昏迷:见于催眠药、镇静剂、麻醉药、有机磷和一氧化碳等中毒。

(2)谵妄、幻觉:见于阿托品、巴比妥类、乙醇或抗组胺药中毒。

(3)精神失常:见于一氧化碳、阿托品、乙醇或抗组胺药等中毒以及成瘾药物戒断综合征等。

(4)抽搐:见于中枢兴奋剂、有机磷和氰化物等中毒。

6. 消化系统症状

(1)呕吐、腹泻:几乎所有的毒物中毒均可引起呕吐,腹泻等急性胃肠炎表现,严重者可致胃肠穿孔及出血坏死性小肠炎。

(2)中毒性肝损害:见于毒蕈、氰化物、蛇毒等中毒。

(3)流涎:见于有机磷中毒。

7. 泌尿系统症状

(1)肾小管坏死:见于毒蕈和蛇毒等中毒。

(2)肾小管堵塞:砷化氢中毒可引起血管内溶血,游离血红蛋白由尿排出时堵塞肾小管。

8. 血液系统症状

（1）溶血性贫血：见于砷化氢、苯胺和硝基苯等中毒。

（2）再生障碍性贫血：见于氯霉素、抗肿瘤药和苯中毒。

（3）出血：见于阿司匹林、氯霉素、抗肿瘤药中毒。

（4）凝血功能障碍：见于肝素、鼠药和蛇毒等中毒。

（三）辅助检查

1. 毒物检测　有助于确定中毒物质，应采集患者的血、尿、便、呕吐物、胃内容物以及剩余食物等送检。

2. 其他检查　包括血生化、血气分析、心电图和 X 线检查，主要用于鉴别诊断以及判断病情严重程度。

三、救治与护理

（一）急救处理

急性中毒的救治原则是：①立即终止与毒物接触。②紧急复苏与对症治疗。③清除尚未被吸收的毒物。④应用解毒药。⑤预防并发症。

（二）急救措施

1. 立即脱离中毒环境，终止与毒物继续接触　经呼吸道吸入中毒的患者立即将其搬离中毒现场，移至空气新鲜处。经皮肤黏膜接触中毒的患者，立即脱去污染衣物，用温水或肥皂水清洗皮肤和毛发上残留毒物；若眼部接触到毒物，应以清水彻底冲洗清除眼内毒物。

2. 紧急复苏与对症治疗　病情危重者立即配合采取紧急救治措施维持生命。及时清除呼吸道内分泌物，保持患者呼吸道通畅，充分给氧，维持呼吸、循环功能，保护重要脏器功能；随时观察患者生命体征，包括意识障碍严重程度、体温、脉搏、呼吸、血压，一旦病情变化出现休克、严重低氧血症和呼吸、心搏骤停，立即配合医师进行有效的心肺复苏，稳定生命体征。

3. 清除体内尚未吸收的毒物　对口服中毒者尤为重要，毒物清除越早、越彻底，患者病情改善越明显，预后越好。

（1）催吐：适用于神志清楚并能配合的患者，昏迷、抽搐及吞服腐蚀性毒物者禁忌催吐。注意采取措施防止发生误吸，且应尽可能保证活性炭的及时早期应用。

临床常用方法机械刺激催吐，即口服温水 300～500 ml/次，用手指或压舌板刺激咽后壁或舌根诱发呕吐，反复进行直至呕出液澄清为止。也可遵医嘱给予药物催吐。

（2）鼻胃管抽吸：应用小口径的胃管经鼻插入胃内，抽吸出胃内容物。适用于口服液体毒物者及儿童中毒患者。饱腹者禁用，易造成胃管堵塞。

（3）洗胃（gastric lavage）

1）适应证：一般在口服毒物 1 h 以内者洗胃效果最好，但服用吸收缓慢的毒物、胃蠕动减慢或消失者，超过 4～6 h 仍应洗胃。

2）禁忌证：①腐蚀性毒物中毒。②正在抽搐、大量呕血者。③原有食管胃底静脉曲张或上消化道大出血病史者。

3）洗胃液的选择：对不明原因的中毒应选用清水或生理盐水洗胃，如已知毒物种类，则按医嘱选用特殊洗胃液。①胃黏膜保护剂：吞服腐蚀性毒物时，可饮用牛奶、蛋清、米汤和植物油等保护胃肠黏膜。②活性炭吸附剂：活性炭是强力吸附剂，能吸附多种毒物。但不能很好吸附乙醇、铁等毒物。因活性炭的效用有时间依赖性，因此应在摄毒 60 min 内给予活性炭。活性炭结合是一种饱和过程，需要应用超过毒物的足量活性炭来吸附毒物，应注意按医嘱保证给予所需的量。首次 1～

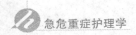

2 g/kg,加水 200 ml,可口服或经胃管注入,2～4 h重复应用 0.5～1.0 g/kg,直至症状改善。③溶剂:口服脂溶性毒物(如汽油)时,可先用液体石蜡 150～200 ml,使其溶解不被吸收,然后再洗胃。还可按医嘱应用中和剂、沉淀剂或解毒药进行洗胃。注意敌百虫及强酸中毒禁用碳酸氢钠洗胃,可增加敌百虫的毒性,或因遇酸后生成二氧化碳使胃肠充气膨胀,有造成穿孔的危险。

4) 洗胃方法:经胃管手动洗胃或电动洗胃机洗胃。切开洗胃对患者损伤大且易导致毒物直接进入血液循环,目前很少采用。

电动洗胃机洗胃法的用物:电动洗胃机、塑料桶两个、连接管三根、橡胶单、治疗巾、弯盘、咬口器、胃管、石蜡油、胶布、听诊器、注射器和纱布,必要时备开口器和压舌板。包括以下 9 个步骤:①核对患者,神志清醒者做好解释,取得合作,昏迷患者向家属解释,洗胃的目的、必要性、洗胃过程中可能带来的副损伤,由医师向家属进行洗胃前交待,查看知情同意与签字。②患者取左侧卧位,头稍低并转向一侧,解开衣领和腰带,铺橡胶单、治疗巾于枕上、颌下,置弯盘于口角旁。③清水桶内备温水,测量水温。④连接连接管,分别将进液管置于清洁桶内,出液管置于污物桶内,连接胃管备用。⑤测量插管深度,以石蜡油润滑胃管前端,置咬口器于口中,缓慢插入胃管至所需长度;抽吸胃内容物,确认在胃内,将胃内容物送检。⑥连接胃管,打开洗胃机开关,向胃内注入液体,注意查看每次应注入 200～300 ml 温开水;洗胃时,需要反复灌洗,直至洗出液澄清无味为止;洗胃液总量至少 2～5 L,甚至可用到 6～8 L 或更多。⑦洗胃结束,拔出胃管。⑧整理用物,擦净患者口鼻,记录洗胃液量,洗出液颜色、量、性状以及患者的反应。⑨消毒洗胃机,备用。

5) 洗胃注意事项:需注意以下 10 个问题:①方法的选择:神志清醒的患者,说明目的,争取合作,可采取口服催吐洗胃,昏迷患者采用洗胃管洗胃。②胃管的选择:选择大口径,且有一定硬度的胃管,头端多个侧孔。③置入胃管的长度:鼻尖至耳垂至剑突的距离 50～55 cm。④中毒物质不明时,应选用温开水或生理盐水洗胃,强酸强碱中毒禁忌洗胃。⑤洗胃液温度:应控制在 35℃ 左右。过热,促进局部血液循环,加速吸收;过冷,加速胃蠕动,促进毒物排入肠腔。⑥插管时动作轻快,切勿损伤食管黏膜,或误入气管;拔胃管时,要先将胃管尾部夹住,以免拔胃管过程中管内液体反流入气管内。⑦严密观察病情,洗胃过程中防止误吸,有出血、窒息、抽搐应立即停止洗胃,通知医师。⑧严格掌握洗胃原则:先出后入,出入基本平衡;每次灌洗量为 200～300 ml,量少不易抽吸干净,注入量过多则易促使毒物进入肠腔内,或可能引起急性胃扩张,甚至胃穿孔。⑨及时准确记录洗胃液量,洗出液颜色、量、性状以及患者的反应。⑩保证洗胃机性能处于备用状态。

6) 洗胃并发症:胃穿孔或出血以及吸入性肺炎或窒息等。

(4) 导泻:洗胃后灌入导泻剂,利于清除肠道内毒物。常用硫酸钠或硫酸镁 15 g 溶于水中,口服或经胃管注入。一般不用油脂类泻药,以免促进脂溶性毒物的吸收。

(5) 灌肠:除腐蚀性毒物中毒外,适用于口服中毒≥6 h、导泻无效及抑制肠道蠕动的毒物(如巴比妥类、颠茄类、阿片类)中毒者。选用 1% 肥皂水连续多次灌肠。

4. 促进已吸收毒物的排出

(1) 利尿及改变尿液酸碱度:其目的是增加尿量和促进毒物排出。主要用于毒物以原形由肾脏排出的中毒。①补液:快速大量输入 5%～10% 葡萄糖溶液或 5% 葡萄糖盐水,500～1 000 ml/h,同时静脉注射呋塞米。②碱化尿液:静脉注射 5% 碳酸氢钠碱化尿液,使尿 pH≥8.0,可加速弱酸性毒物经尿的排出。③酸化尿液:静脉应用大剂量维生素 C,使尿 pH<5.0,有利于弱碱性毒物的排出。

(2) 供氧:一氧化碳中毒时,吸氧有利于碳氧血红蛋白的解离,促进一氧化碳的排出。高压氧治疗是一氧化碳中毒的特效疗法。

(3) 血液净化:适用于血液中毒物浓度高、中毒严重、昏迷时间长、有并发症和经积极保守治疗病情日趋严重者。

1) 血液透析:用于清除血液中分子量较小、非脂溶性、蛋白质结合率低的毒物,如醇类水杨酸类、苯巴比妥、茶碱等物质，而对短效巴比妥类、有机磷杀虫药等脂溶性毒物清除作用差。氯酸盐、重铬酸盐中毒时易引起急性肾功能衰竭，是血液透析首选指征。一般中毒 12 h 内进行血液透析效果好。

2）血液灌流：是使血液流过装有活性炭或树脂的灌流柱，毒物被吸附后，血液再输回患者体内的方法。此法能吸附脂溶性或与蛋白质结合的化合物，能清除血液中巴比妥类和百草枯，是目前常用的中毒抢救措施。但是，血液灌流时血液的正常成分如血小板、白细胞、凝血因子、葡萄糖、Ca^{2+} 也能被吸附排出，因此需要认真监测并给予必要的补充。

3）血浆置换：是使患者的血液引入特制的血浆交换装置，将分离出的血浆弃去并补充相应的正常血浆或待用液，借以清除患者血浆中的有害物质，减轻脏器损害。可以清除游离或与蛋白结合的毒物，特别是生物毒，如蛇毒、蕈中毒及砷中毒等溶血毒物中毒。

5. **解毒药**

（1）金属中毒解毒药：①氨羧螯合剂：依地酸钙钠是常用的氨羧螯合剂，可与多种金属形成稳定而可溶的金属螯合物排出体外，主要用于治疗铅中毒。②巯基螯合物：常用药物有二巯丙醇、二巯丙磺钠、二巯丁二钠等，此类药物均含有活性巯基，进入人体后可与某些金属形成无毒、难解离但可溶的螯合物随尿排出。此外，还能夺取与酶结合的重金属，恢复该酶活力，从而解毒。主要治疗砷、汞、铜、锑、铅中毒。

（2）高铁血红蛋白血症解毒药：常用亚甲蓝（美蓝），小剂量亚甲蓝可使高铁血红蛋白还原为正常血红蛋白，是亚硝酸盐、苯胺、硝基苯等高铁血红蛋白生成性毒物中毒的特效解毒剂。可使用 1% 亚甲蓝 5～10 ml（1～2 mg/kg）稀释后静脉注射，根据病情可重复应用。药液注射外渗时易引起组织坏死。

（3）氰化物中毒解毒药：氰化物中毒后，应立即吸入亚硝酸异戊酯。继而，3% 亚硝酸钠溶液 10 ml 缓慢静脉注射。随即用 50% 的硫代硫酸钠 50 ml 缓慢静脉注射。适量的亚硝酸盐可使血红蛋白氧化，产生一定量的高铁血红蛋白。高铁血红蛋白一方面能与血中氰化物结合，另一方面还能夺取已与氧化型细胞色素氧化酶结合的氰离子，形成氰化高铁血红蛋白。后者与硫代硫酸钠作用，可转化为毒性较低的硫氰酸盐排出体外，从而达到解毒目的。

（4）有机磷杀虫药中毒解毒药：阿托品、解磷定和盐酸戊乙奎醚。

（5）中枢神经抑制药中毒解毒药：①纳洛酮：为阿片受体拮抗剂，对麻醉镇痛药所致呼吸抑制有特异性拮抗作用，对急性乙醇中毒有催醒作用，对各种镇静催眠药中毒引起的意识障碍亦有一定疗效。用法为 0.4～0.8 mg 静脉注射，酌情重复。②氟马西尼：为苯二氮䓬类中毒的特效解毒剂。用法为 0.2 mg 静脉注射，酌情重复。

6. **预防并发症**　多数中毒并无特效解毒疗法，只能通过积极的对症治疗，预防并发症，保护并恢复重要脏器功能，帮助患者渡过难关。抽搐时，保护患者避免受伤；昏迷较长时间的患者，定时翻身，防止坠积性肺炎和压疮。

（三）急救护理措施

1. **评估病史和毒物接触史**　重点询问中毒史和职业史，如起病经过、毒物种类及进入途径，中毒后症状及诊治过程、健康状况以及接触毒物机会等。

2. **迅速恢复和维持患者基本生命体征**　①呼吸、心搏骤停者配合行心肺脑复苏。②快速建立有效静脉通路。③纠正休克状态，保证循环稳定。④保持气道通畅，清除咽部、鼻腔分泌物、呕吐物，吸氧。

3. **快速脱离中毒环境**　①经皮肤黏膜沾染毒物者，若衣物有污染应立即脱去，大量清水彻底清洗皮肤及头发。②经气道吸入毒物者，立即脱离现场，加强通气，吸氧。③经消化道摄入毒物者，及时提供催吐、洗胃、灌肠、导泻、静脉输液等各项急救措施。

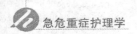

4. 提前准备药物　备好拮抗解毒药物和其他抢救药物。

5. 加强观察　①密切观察患者的意识和生命体征,如呼吸、脉搏、血压、瞳孔和神志等变化,还应注意观察各种中毒用药后反应。②密切观察患者呕吐物、排泄物性状,必要时按医嘱留取标本做毒物鉴定。③注意观察心电监护指标,及早发现心律失常、心肌缺血等改变,及时通知医师进行处理。④维持水及电解质平衡,观察患者出入液量是否平衡,必要时可详细记录出入水量。

6. 一般护理

（1）休息及饮食:急性中毒者应卧床休息、保暖。病情许可时,允许患者进食易消化的无渣饮食。

（2）口腔及皮肤护理:昏迷患者应定时翻身,采取各种有效的减压措施,防止压疮的发生。保持口腔清洁,预防肺部感染。

（3）心理护理:服毒自杀者,要做好患者的心理护理,防止其再次自杀。

第二节　有机磷杀虫药中毒

有机磷杀虫药属有机磷酸酯或硫代磷酸酯类化合物,多呈油性或结晶状,色泽由淡黄色至棕色,稍有挥发性,且有蒜味。一般难溶于水,不易溶于多种有机溶剂,酸性环境下稳定,在碱性坏境条件下易分解失效。

一、毒物分类

根据大鼠有机磷杀虫药急性经口进入体内的半数致死量（LD_{50}）,将我国生产的有机磷杀虫药分为以下 4 类。

1. 剧毒类　$LD_{50} < 10$ mg/kg,如对硫磷、内吸磷、甲拌磷、丙氟磷、苏化 203（治螟磷）和特普等。

2. 高毒类　$LD_{50} < 10 \sim 100$ mg/kg,如敌敌畏、氧化乐果、甲胺磷、甲基对硫磷、马拉氧磷和速灭磷等。

3. 中毒类　$LD_{50} < 100 \sim 1\,000$ mg/kg,如乐果、敌百虫、乙硫磷、久效磷和除草磷等。

4. 低毒类　$LD_{50} < 1\,000 \sim 5\,000$ mg/kg,如马拉硫磷、锌硫磷、四硫特普和氯硫磷等。

二、病因及中毒机制

(一)病因

1. 生产性中毒　在生产过程中的中毒主要原因是在杀虫药的制作、包装、出料时,手套破损、衣服和口罩污染,或生产设备密封不严和化学物质泄露,杀虫药经皮肤、呼吸道进入人体引起中毒。

2. 使用性中毒　喷洒杀虫药时,防护措施不当致使药液污染皮肤或吸入空气中杀虫药而中毒。另外,杀虫药配制浓度过高或经手直接接触杀虫药原液也可引起中毒。

3. 生活性中毒　主要由于误服、自杀服用有机磷杀虫药,服用被有机磷杀虫药污染的蔬菜、粮食、水果所致中毒。此外,滥用有机磷杀虫药治疗皮肤病应用不当,可由皮肤沾染中毒。

(二)毒物的体内过程

有机磷杀虫药主要经过消化道、呼吸道和皮肤黏膜 3 条途径吸收进入人体。吸收后迅速分布于全身各器官,肝脏内浓度最高,其次为肾、脾、肺等,肌肉和脑内最少。有机磷主要在肝内进行生物转化和代谢,大部分代谢后毒性降低,有些有机磷杀虫药氧化后毒性反而增强,如对硫磷通过肝细胞线粒体的氧化酶系统氧化成对氧磷,其对胆碱酯酶的抑制作用较前者增强 300 倍;敌百虫在肝内通过侧链脱去氧化氢转化为敌敌畏,其毒性增强。有机磷杀虫药代谢产物主要通过肾脏排出,少量经肺排出,48 h 完全排尽,体内一般无蓄积。

(三) 中毒机制

有机磷杀虫药的中毒机制是抑制体内胆碱酯酶的活性。正常情况下,乙酰胆碱在胆碱酯酶的水解作用下分解为乙酸和胆碱,从而失去活性。当有机磷杀虫药进入人体后,与体内胆碱酯酶的脂解部位结合,形成磷酰化胆碱酯酶,后者化学性质稳定,且无分解乙酰胆碱作用,从而使体内乙酰胆碱大量蓄积,引起胆碱能神经持续冲动,产生先兴奋后抑制的一系列毒蕈碱样、烟碱样和中枢神经系统症状。

三、病情评估与判断

(一) 急性中毒表现

急性中毒发病时间与毒物种类、剂量和侵入途径密切相关。经皮肤吸收中毒,一般在接触后 2～6 h 发病,口服中毒后 10～120 min 内出现症状。一旦中毒症状出现后,病情发展迅速。

1. **毒蕈碱样症状**　又称 M 样症状,主要由于副交感神经末梢兴奋,引起平滑肌痉挛和腺体分泌增加。平滑肌痉挛表现:瞳孔缩小、胸闷、气短、呼吸困难、恶心、呕吐、腹痛及腹泻;括约肌松弛表现:大小便失禁;腺体分泌增加表现:大汗、流泪和流涎;气道分泌物明显增多:表现咳嗽、气促,双肺有干性或湿性啰音,严重者发生肺水肿。

2. **烟碱样症状**　又称 N 样症状,是由于乙酰胆碱在横纹肌神经肌肉接头处过多蓄积,持续刺激突触后膜上的烟碱受体所致。临床表现为:颜面、四肢和全身横纹肌发生肌纤维颤动,甚至强直性痉挛。后期出现肌力减退和瘫痪,严重时并发呼吸肌麻痹,引起呼吸衰竭或停止。

3. **中枢神经系统表现**　头痛、头晕、烦躁不安、谵妄、抽搐及昏迷,有的患者可发生呼吸、循环衰竭而死亡。

(二) "反跳"现象

"反跳"现象是指急性有机磷杀虫药中毒,特别是乐果和马拉硫磷口服中毒者,经积极抢救临床症状好转,可在数日至一周后病情突然急剧恶化,再次出现胆碱能危象,甚至发生昏迷、肺水肿或突然死亡。这种"反跳"现象可能与皮肤、毛发和胃肠道内残留的有机磷杀虫药被重新吸收以及解毒药减量过快或停药过早有关。

(三) 迟发性多发神经病

急性重度和中度有机磷中毒患者症状消失后 2～3 周出现迟发性神经损害,表现为运动型多发性神经病变,主要累及肢体末梢,发生下肢瘫痪和四肢肌肉萎缩等。

(四) 中间综合征

发生时间介于胆碱能危象与迟发性神经病之间,故称为中间综合征。多发生在急性重度有机磷农药中毒后 1～4 d,突然出现屈颈肌、四肢近端肌以及第 3～7 对和第 9～12 对脑神经所支配的部分肌肉无力,出现睑下垂、眼外展障碍、面瘫和呼吸肌麻痹,引起通气障碍性呼吸困难或衰竭,可导致死亡。

(五) 病情判断

1. **轻度中毒**　以毒蕈碱样症状(M 样症状)为主,血胆碱酯酶(ChE)活力 50%～70%。
2. **中度中毒**　M 样症状加重,出现 N 症状,血胆碱酯酶活力 30%～50%。
3. **重度中毒**　具有 M 样症状和 N 样症状,并伴有中枢神经系统受累和呼吸衰竭表现,血胆碱酯酶活力 30% 以下。

(六) 辅助检查

1. **血胆碱酯酶活力测定**　血胆碱酯酶活力测定是诊断有机磷中毒的特异性指标,对判断中毒

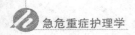

程度、疗效和预后极为重要。

2. 尿中有机磷代谢产物测定　在体内，对硫磷和甲基对硫磷氧化分解生成对硝基酚，敌百虫代谢产生三氯乙醇，如尿中检测出对硝基酚或三氯乙醇有助于诊断上述毒物中毒。

四、救治与护理

(一)急诊处理

1. 迅速清除毒物　彻底清除未被机体吸收进入血液循环的毒物，脱去污染衣物，以大量清水冲洗污染的皮肤、毛发和指甲；眼部污染时，用清水、生理盐水、2%碳酸氢钠或3%硼酸溶液冲洗；口服中毒者，用清水、2%碳酸氢钠溶液(敌百虫中毒禁用)反复洗胃，直至洗出液澄清、无味为止。洗胃后，留置胃肠减压，通过负压吸引胃内容物，减少毒物吸收或用硫酸钠导泻。

2. 紧急复苏　急性有机磷杀虫药中毒患者多死于急性肺水肿、呼吸肌麻痹和呼吸衰竭。对于此类患者，应采取紧急复苏措施。可及时清除呼吸道内分泌物，保持气道通畅同时给氧，必要时予气管插管，机械通气；心搏骤停者，可行胸外心脏按压。

3. 特效解毒药

(1) 应用原则：早期、足量、联合、重复用药。

(2) 胆碱酯酶复能剂：能恢复被抑制的胆碱酯酶活性，能有效解除烟碱样症状，迅速控制肌纤维颤动。对 M 样症状及中枢性呼吸抑制作用无明显影响。常用药物有氯解磷定、碘解磷定及双复磷、双解磷。

胆碱酯酶复能剂对甲拌磷、内吸磷、对硫磷、甲胺磷等中毒疗效较好，对敌百虫、敌敌畏疗效差，对乐果、马拉硫磷疗效不明显。胆碱酯酶复能剂对中毒 24～48 h 后已老化的胆碱酯酶无复活作用。故应早期应用，持续时间一般不超过 72 h。

胆碱酯酶复能剂的常见不良反应有短暂性眩晕、口苦、咽干、视力模糊及血压升高等。用量过大或注射过快还可引起癫痫样发作、呼吸抑制、心律失常、中毒性肝病及胆碱酯酶抑制加重。

(3) 抗胆碱药：可与乙酰胆碱争夺胆碱能受体，从而阻断乙酰胆碱的作用。常用药物有阿托品和盐酸戊乙奎醚。

1) 阿托品：主要阻断乙酰胆碱对副交感神经和中枢神经系统毒蕈碱受体的作用，能有效解除 M 样作用及呼吸中枢抑制。不能阻断烟碱受体，因此对 N 样症状和呼吸肌麻痹所致呼吸衰竭无效，对恢复胆碱酯酶活力无作用。

阿托品治疗时应根据中毒程度轻重、患者的反应调整用量，使患者尽快达到阿托品化并维持阿托品化。阿托品化指征为：瞳孔较前扩大、口干、皮肤干燥、心率增快(90～100 次/min)及肺部湿啰音消失。如出现瞳孔明显扩大、神志模糊、烦躁不安、抽搐、昏迷和尿潴留等提示阿托品中毒，应立即停用阿托品。

2) 盐酸戊乙奎醚：又称长托宁，是一种新型抗胆碱药，能拮抗中枢及外周 M、N 受体，主要选择性作用于 M_1、M_3 受体，对 M_2 受体作用极弱，对心率无明显影响。其优点在于：①较阿托品作用强。②不引起心动过速。③半衰期长，无需频繁给药。④有效剂量小，不良反应少。

4. 对症治疗　重度急性有机磷中毒常伴有多种并发症，如酸中毒和心律失常等，甚至发生严重的呼吸循环衰竭。对症治疗的重点在于加强心、肺、脑等重要脏器功能的监护；早期识别及纠正呼吸衰竭、循环衰竭；警惕和治疗多器官功能衰竭；防治脑水肿，给予脱水剂等。

(二)急救护理措施

1. 一般护理

(1) 迅速评估病情：重点询问患者中毒的时间和经过、毒物侵入途径、毒物种类以及既往健康状况等。重点注意患者意识、皮肤黏膜、呼吸频率、气道分泌物、脉搏、血压、瞳孔的情况,肌张力和排泄情况,根据患者病情准备抢救物品。

（2）迅速清除毒物:选择适当的洗胃液立即进行洗胃。洗胃过程中应密切观察患者生命体征的变化,如有呼吸、心搏骤停,应立即停止洗胃进行抢救。清洗彻底后留置胃肠减压管。

（3）保持气道通畅:做好口腔护理,清除口腔异味,及时有效吸痰,必要时配合气管插管或气管切开。中毒早期,气道有大量分泌物且常伴有肺水肿,因呼吸肌麻痹或呼吸中枢抑制致呼吸衰竭,保持气道通畅,维持呼吸功能至关重要。

（4）建立静脉通路:准备抢救用药,以保证静脉滴注胆碱酯酶复能剂和静脉推注阿托品等。

2. 病情观察

（1）做好危重患者特护记录:重度中毒患者要监测血压、呼吸、脉搏、神志和瞳孔等变化,病情变化时及时通知医师处理,做好护理记录。

（2）阿托品的应用和护理:抢救治疗中,阿托品应早期、足量、快速、反复给药,直至阿托品化后再逐步减量或延长间隔时间。使用时注意以下事项:①严格控制输液滴数,防止药物输注速度失控,导致阿托品中毒或延误治疗。②密切观察患者,出现阿托品化指征及时通知医师。③使用阿托品可导致括约肌松弛,患者排尿困难,遵医嘱予留置导尿。④一旦患者出现阿托品中毒的表现,立即通知医师,遵医嘱减慢输液滴数或暂停输液。

（3）胆碱酯酶复能剂的使用护理:应用胆碱酯酶复能剂亦应早期、足量,病情较重时必须与阿托品并用,使用过程中注意配伍禁忌,防止药液外漏,用药时注意稀释后缓慢静脉推注或静脉滴注,速度不宜过快,以免抑制呼吸中枢。

（4）密切观察病情,防止"反跳"与猝死的发生:反跳和猝死一般发生在中毒后 2～7 d,应积极采取有效措施避免或减少反跳的发生。执行医嘱或采取护理措施应以"分秒必争"为原则,迅速而准确地抢救患者,清除毒物要快速而彻底,保证应用解毒剂治疗要尽早、及时、足量,静脉补充阿托品,尽快达阿托品化。调节输液速度时注意阿托品减量不宜过快,停药不宜过早,减量与延时不宜同时进行。如患者出现胸闷、流涎、出汗和吞咽困难等反跳先兆时,应迅速报告医师进行处理。

第三节　百草枯中毒

一、概述

百草枯是速效触灭型除草剂,喷洒后能够很快发挥作用,接触土壤后迅速失活。又名对草快,为联吡啶类除草剂。20％百草枯溶液为绿色,百草枯可经胃肠道、皮肤和呼吸道吸收。

（一）毒性

对人毒性极大,且无特效解毒药,口服中毒死亡率可达90％以上。口服 3 g 即可导致系统性中毒,并导致肝、肾等多器官衰竭,肺部纤维化(不可逆)和呼吸衰竭。目前已被 20 多个国家禁止或者严格限制使用。

（二）毒物的体内过程

百草枯可经完整皮肤、呼吸道和消化道吸收,但吸收并不完全,吸收后随血液分布至全身各组织器官,但肺中含量甚高,常大于血中含量的数十倍。在体内很少降解,常以完整的原形物随粪、尿排出,少量可经乳汁排出,经口服中毒约 30％随粪便排出。

（三）中毒机制

中毒机制目前尚未阐明,多数学者认为百草枯是一个电子受体,可被肺Ⅰ型和Ⅱ型细胞主动转

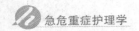

运而摄取到细胞内,作用于细胞的氧化还原反应,在细胞内活化为氧自由基是中毒作用的基础,所形成的过量超氧化阴离子自由基及过氧化氢(H_2O_2)等可引起肺、肝及其他许多组织器官细胞膜脂质过氧化,从而造成多系统组织器官的损害。

二、病情评估与判断

(一)临床表现

百草枯中毒患者绝大多数是经口服所致,多表现为多器官功能损害或衰竭,其中,肺损害常见而突出。

1. 消化系统　口服中毒者有口腔烧灼感,舌、咽、食管及胃黏膜糜烂、溃疡,吞咽困难,恶心、呕吐,腹痛、腹泻,甚至呕血、便血和胃肠穿孔。数天(3~7 d)后出现黄疸、肝功能异常,甚至肝坏死等中毒性肝病表现。

2. 呼吸系统　肺损伤是最突出和最严重的表现。大剂量服毒者可在24~48 h出现呼吸困难和发绀,肺水肿或出血,常在1~3 d内因急性呼吸窘迫综合征(ARDS)死亡。小剂量中毒早期可无呼吸系统症状,少数表现为咳嗽、咳痰、胸闷、胸痛、呼吸困难、发绀以及双肺闻及干、湿啰音。经抢救存活者,部分患者经1~2周后发生肺间质纤维化,肺功能障碍导致顽固性低氧血症,呈进行性呼吸困难,呼吸衰竭而死亡。

3. 肾脏　中毒后2~3 d可出现尿蛋白、管型尿、血尿及少尿,血肌酐及尿素升高,严重者发生急性肾功能衰竭。

4. 中枢神经系统　表现为头晕、头痛、幻觉、昏迷和抽搐。

5. 循环系统　重症可有中毒性心肌损害、血压下降、心电图 ST 段和 T 波改变,或伴有心律失常,甚至心包出血等。

6. 皮肤黏膜　皮肤污染可致接触性皮炎,甚至发生灼伤性损害,表现为红斑、水疱、溃疡和坏死等。指甲亦可被严重破坏或脱落。眼部污染出现羞明、流泪、眼痛、结膜及角膜水肿、灼伤溃疡等损伤。

(二)严重程度分型

1. 轻度中毒　百草枯摄入量<20 mg/kg,除胃肠道刺激症状外,无其他明显器官损害,肺功能可有暂时性减退。

2. 中、重度中毒　百草枯摄入量在20~40 mg/kg,除胃肠道症状外,伴有多系统损害的表现,可有肾功能衰竭、肝损害、低血压和心动过速,数天至数周后出现咳嗽、咯血、胸腔积液以及肺纤维化,多数于2~3周内死亡。

3. 暴发中毒　百草枯摄入量>40 mg/kg,有严重的消化道症状,口咽部腐蚀溃烂,伴多脏器功能衰竭以及昏迷、抽搐,数小时至数日内死亡。

三、救治与护理

(一)急诊处理

1. 早期处理措施　百草枯无特效解毒剂,必须在中毒早期控制病情发展,阻止肺纤维化的发生。一经发现,即给予催吐并口服白陶土悬液,或者就地取材用泥浆水100~200 ml口服。

2. 阻止毒物继续吸收　尽快脱去污染的衣物,用肥皂水彻底清洗污染的皮肤、毛发。眼部受污染时立即用流动清水冲洗,时间>15 min。用白陶土洗胃后,口服吸附剂(活性炭)以减少毒物的吸收。百草枯有腐蚀性,洗胃时要小心,操作宜轻柔,避免动作过大导致食管或胃穿孔。

3. 加速毒物排泄　除常规输液、使用利尿剂外,最好在患者服毒后6~12 h内进行血液灌流或血液透析,血液灌流对毒物的清除率是血液透析的5～7倍。

4. 防止肺纤维化 早期大剂量应用肾上腺皮质激素,可延缓肺纤维化的发生,降低百草枯中毒的死亡率。

5. 对症与支持疗法 保护胃黏膜,保护肝、肾和心功能,防治肺水肿,积极控制感染。

(二)急救护理措施

1. 迅速评估病情 重点询问患者中毒的时间和经过,毒物侵入途径,服毒剂量,既往健康状况等。观察患者意识、皮肤黏膜、呼吸频率、气道分泌物、脉搏、血压以及瞳孔的情况,根据患者病情准备抢救物品。

2. 氧疗 百草枯中毒早期氧疗应十分小心,决不可用高浓度 O_2,否则弊大于利,一般应限制吸氧,只有在动脉血氧分压<40 mmHg(5.3 kPa)或出现 ARDS 时,才可用浓度>21%的氧吸入。

3. 保持气道通畅 百草枯中毒患者多因急性呼吸窘迫综合征死亡,保持气道通畅,维持呼吸功能至关重要。及时有效清除呼吸道分泌物,必要时做好气管插管或气管切开、呼吸机辅助通气的准备与配合工作。

4. 建立静脉通路 准备抢救用药,按医嘱给予药物治疗。常用治疗药物有血必净,具有拮抗内毒素并抑制内源性炎性介质失控释放的作用,使用注意事项如下。①在静脉滴注过程中禁止与其他注射剂配伍使用。②每次点滴时间在30～40 min。③与其他注射剂同时使用时,要用生理盐水冲路,不宜混合使用。

5. 密切观察病情变化 ①如患者接受血液灌流治疗,其副作用是血小板一过性减少,应密切观察血象,注意有无出血倾向,如有异常及时按医嘱给予相应的处理。②如患者出现呼吸困难、发绀等症状,及时通知医师。

第四节 急性酒精中毒

酒精,又称乙醇,是无色、易燃、易挥发的液体,具有醇香气味,能与水或其他有机溶剂混溶。一次过量饮入酒精或酒类饮料,引起兴奋继而抑制的状态称急性酒精中毒(acute ethanol poisoning)或急性乙醇中毒(acute alcohol poisoning)。

一、病因及发病机制

(一)病因

酒是人们经常食用的饮料,急性中毒主要是因过量饮用所致。

(二)乙醇的体内过程

乙醇主要经胃和小肠吸收,分布于体内所有含水的体液中,包括脑组织和肺泡中,90%在肝脏分解代谢,最终产生二氧化碳和水,10%以原型从肺、肾排出。

(三)中毒机制

1. 急性毒害作用

(1)中枢神经系统抑制作用:乙醇具有脂溶性,可通过血脑屏障作用于大脑神经细胞膜上的某些酶,影响细胞功能。乙醇对中枢神经系统的作用呈剂量-效应关系,由大脑皮质向下,通过边缘系统、小脑、网状结构到延髓。小剂量产生兴奋效应,是由于乙醇作用于大脑细胞突触后膜苯二氮䓬-GABA,从而抑制 GABA 对脑的抑制作用。随着血中乙醇浓度增高,可逐渐抑制小脑,引起共济失调,作用于网状结构,引起昏睡和昏迷。高浓度乙醇抑制延髓中枢引起呼吸或循环衰竭。

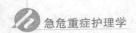

（2）干扰代谢：乙醇经肝脏代谢可生成大量还原型烟酰胺腺嘌呤二核苷酸（NADH），使之与氧化型的比值（NADH/NAD）增高，影响体内多种代谢过程，使乳酸增多、酮体蓄积，进而引起代谢性酸中毒，还可使糖异生受阻，引起低血糖症。

2. 耐受性、依赖性和戒断综合征

（1）耐受性：饮酒后产生轻松、兴奋的欣快感。继续饮酒后，产生耐受性，需要增加饮酒量才能达到原有的效果。

（2）依赖性：为了获得饮酒后特殊快感，渴望饮酒，这是精神性依赖性。生理依赖性是指机体对乙醇产生的适应性改变，一旦停用则难以忍受的不适感。

（3）戒断综合征：长期饮酒后已形成身体依赖，一旦停止饮酒或减少饮酒量，可出现与酒精中毒相反的症状。

3. 长期酗酒的危害　长期大量饮酒时进食减少，可造成明显的营养缺乏。乙醇对黏膜和腺体分泌有刺激作用，可引起食管炎、胃炎和胰腺炎。还可造成肝细胞坏死以及肝功能异常。

二、病情评估与判断

（一）临床表现

中毒表现与饮酒量及个人耐受性有关，分为以下3期。

1. 兴奋期　血乙醇浓度达到 11 mmol/L（50 mg/dl）即感头痛、欣快、兴奋。血乙醇浓度超过 16 mmol/L（75 mg/dl）时，出现健谈、饶舌、情绪不稳定、自负、易激惹，可有粗鲁行为或攻击行为，也可能沉默、孤僻。浓度达到 22 mmol/L（100 mg/dl）时，驾车易发生车祸。

2. 共济失调期　血中乙醇浓度达到 33 mmol/L（150 mg/dl）时，肌肉运动不协调、行动笨拙、言语含糊不清、眼球震颤、视力模糊、复试及步态不稳，出现明显共济失调。浓度达到 43 mmol/L（200 mg/dl）时，出现恶心、呕吐和困倦。

3. 昏迷期　血中乙醇升至 54 mmol/L（250 mg/dl）时，患者进入昏迷期，表现昏睡、瞳孔散大和体温降低。血乙醇超过 87 mmol/L（400 mg/dl）时，患者陷入深昏迷，心率快、血压下降，呼吸慢而有鼾音，可出现呼吸、循环麻痹而危及生命。

醉酒醒后可有头痛、头晕、无力、恶心、震颤等症状。上述临床表现见于对乙醇尚无耐受性者。如已有耐受性，症状可能较轻。此外，重症患者可发生严重并发症，如轻度酸碱平衡失常、电解质紊乱、低血糖症、肺炎、急性肌病等。个别人在酒醒后发现肌肉突然肿胀、疼痛，可伴有肌球蛋白尿，甚至出现急性肾功能衰竭。

（二）实验室检查

1. 血中乙醇浓度　急性酒精中毒呼出气体中乙醇浓度与血清乙醇浓度相当。

2. 动脉血气分析　急性酒精中毒时可见轻度代谢性酸中毒。

3. 血生化检查　急性酒精中毒时可见低血钾、低血镁和低血钙，慢性酒精中毒性肝病时可有明显肝功能异常。

4. 血清葡萄糖　急性酒精中毒时可见低血糖。

5. 心电图检查　酒精中毒性心肌病可见心律失常和心肌损害。

三、救治与护理

（一）救治原则

轻症患者无需治疗，昏迷患者应注意是否同时服用其他药物，重点是维持重要脏器功能，严重中毒者可选用透析疗法，迅速降低血中乙醇浓度。

1. 轻度中毒　患者大多不需要特殊处理,可使其静卧、保温、饮浓茶或咖啡,促进醒酒;兴奋躁动患者必要时加以约束。

2. 共济失调　共济失调患者应休息,避免活动以免发生外伤。

3. 合并其他中毒　昏迷患者应注意是否同时合并其他中毒,如镇静催眠药中毒、一氧化碳中毒以及脑血管意外、糖尿病昏迷、颅脑外伤等疾患。救治重点是维持重要脏器功能。①保持气道通畅、给氧,必要时气管插管、呼吸机辅助通气。②密切观察血压和脉搏变化,维持循环功能。③保暖,维持正常体温。④维持水、电解质和酸碱平衡。严重急性中毒患者可用血液透析促进体内乙醇的排出。

4. 纳洛酮的应用　此药是目前抢救急性酒精中毒较理想的有效药物,它是一种阿片受体拮抗剂,具有兴奋呼吸和催醒作用,可解除中毒时 β 内啡肽对中枢神经系统的抑制作用,使神志转为清醒,缩短昏迷时间,提高抢救成功率。用法:兴奋期纳洛酮 0.4 mg 静脉注射;共济失调期 0.4~0.8 mg 静脉注射;昏睡期 0.8~1.2 mg 静脉注射。根据病情变化,必要时重复,用至清醒后停药。

(二)急救护理措施

1. 一般护理措施　根据患者病情采取适当卧位,兴奋躁动者适当约束,保证安全;共济失调者应卧床休息,防止活动引起外伤。

2. 保持呼吸道通畅　患者饮酒后可有不同程度的恶心、呕吐,意识障碍,应取平卧位头偏向一侧,及时清除呕吐物及呼吸道分泌物,防止窒息。必要时配合医师予气管插管,人工辅助呼吸。

3. 催吐或洗胃　乙醇经胃肠吸收极快,因而一般不需催吐或洗胃,但如果患者摄入酒精量极大或同时服用其他药物,应尽早洗胃。

4. 建立静脉通路与药物治疗

(1)纳洛酮:可用于解救急性乙醇中毒,静脉推注纳洛酮 0.4~0.6 mg,促使患者清醒。本品为阿片受体拮抗药,应用时注意由于此药作用持续时间短,用药起作用后,一旦其作用消失,可使患者再度陷入昏睡和呼吸抑制,用药需注意维持药效。心功能不全和高血压患者慎用。

(2)地西泮:对烦躁不安或过度兴奋者,禁用吗啡、氯丙嗪及巴比妥类镇静药,以免引起呼吸抑制。可遵医嘱给予小剂量地西泮,主要作用是镇静,抗惊厥。使用时注意:①静脉推注时速度宜慢,2~3 mg/min,至少 5 min 以上注完,否则可引起心血管和呼吸抑制。②剂量不宜过大,必要时可分次小剂量使用。③注射液不宜与其他药物或溶液混合。

5. 密切观察病情变化　①对神志不清者要细心观察意识状态、瞳孔及生命体征的变化。②密切观察心电图的变化,以便及早发现心律失常及心脏损害。③观察呕吐物的量和性状,分辨有无胃黏膜损伤情况。必要时留呕吐物标本送检。

复 习 题

【A 型题】

1. 患者与家人生气后口服敌百虫杀虫剂约 50 ml,送入急诊。护士在洗胃时应注意禁忌使用:
　　　　　　　　　　　　　　　　　　　　　　　　　　　　　　　　(　)

　　A. 牛奶或蛋清水　　　　　B. 2‰碳酸氢钠溶液　　　　C. 清水或生理盐水

　　D. 10％活性炭悬液　　　　E. 1∶5 000 高锰酸钾液

2. 以下可以洗胃的情况是:　　　　　　　　　　　　　　　　　　　　(　)

　　A. 腐蚀性毒物中毒者　　　B. 正在抽搐,大量呕血者　　C. 原有食管静脉曲张

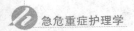

D. 原有上消化道大出血病史者　　E. 急性有机磷农药中毒

3. 患者因与家人生气口服洁厕剂(含有硫酸成分)200 ml,为保护胃黏膜,应给予患者:　　(　　)

　　A. 牛奶或蛋清水　　　　　　　B. 液体石蜡　　　　　　　C. 清水或生理盐水

　　D. 10%活性炭悬液　　　　　　E. 1:5 000 高锰酸钾液

4. 急性有机磷农药中毒的特效解毒剂是:　　(　　)

　　A. 纳洛酮　　　　　　　　　　B. 阿托品　　　　　　　　C. 亚甲蓝(美蓝)

　　C. 抗毒血清　　　　　　　　　E. 氧、高压氧

5. 急性有机磷农药中毒的毒蕈碱(M)样症状不包括:　　(　　)

　　A. 多汗、流涎　　　　　　　　B. 胸闷、气短、呼吸困难　　C. 瞳孔缩小

　　D. 心率慢　　　　　　　　　　E. 肌束震颤

6. 急性有机磷农药中毒,中度中毒时全血胆碱酯酶活力下降到正常值的:　　(　　)

　　A. 90%～70%　　　　　　　　B. 70%～50%　　　　　　　C. 50%～30%

　　D. 30%～10%　　　　　　　　E. 10%以下

7. 急性有机磷农药中毒的烟碱(N)样症状包括:　　(　　)

　　A. 多汗、流涎　　　　　　　　B. 胸闷、气短、呼吸困难　　C. 瞳孔缩小

　　D. 心率慢　　　　　　　　　　E. 肌束震颤

8. 刘女士,口服乐果中毒,入院后予阿托品静脉滴注,提示患者达到阿托品化的表现是:　　(　　)

　　A. 心率≤120 次/min,脉搏快而有力　　　　B. 谵妄、躁动、幻觉、抽搐、昏迷

　　C. 皮肤紫红,干燥　　　　　　　　　　　　D. 瞳孔极度散大

　　E. 高热>40℃,心动过速

9. 禁忌洗胃的情况是:　　(　　)

　　A. 腐蚀性毒物中毒者　　　　　B. 急性有机磷农药中毒　　C. 急性镇静安眠药中毒

　　D. 中毒后进食大量牛奶蛋清者　E. 酚类或有肠衣的药片

10. 小王被人发现神志不清,胡言乱语,送入急诊。医生经检查排除其他疾病,疑是药物中毒。针对小王的情况,可选用下列哪种液体洗胃:　　(　　)

　　A. 牛奶或蛋清水　　　　　　　B. 液体石蜡　　　　　　　C. 清水或生理盐水

　　D. 10%活性炭悬液　　　　　　E. 1:5 000 高锰酸钾液

11. 急性有机磷杀虫药中毒的中毒机制是:　　(　　)

　　A. 局部腐蚀、刺激作用　　　　B. 缺氧　　　　　　　　　C. 麻醉作用

　　D. 抑制酶活力　　　　　　　　E. 受体竞争

12. 以下不是阿托品化指征的是:　　(　　)

　　A. 瞳孔较前扩大、口干　　　　　　　　　　B. 皮肤干燥

　　C. 心率增快(90～100 次/min)　　　　　　D. 肺部湿啰音消失

　　E. 谵妄、躁动

13. 百草枯中毒最突出、最严重的损害是:　　(　　)

　　A. 肺损害　　　　　　　　　　B. 肾损害　　　　　　　　C. 皮肤黏膜损害

　　D. 消化系统损害　　　　　　　E. 中枢神经系统损害

14. 赵女士口服百草枯 30 ml,继而出现胸痛、呼吸困难、发绀等症状,下列治疗方式对百草枯疗效最好的是:　　(　　)

　　A. 血液透析　　　　　　　　　B. 血液灌流　　　　　　　C. 血浆置换

　　D. 血液透析＋血液灌流　　　　C. 腹膜透析

15. 急性有机磷中毒中间综合征的突出表现是:　　(　　)

A. 肌无力   B. 恶心、呕吐   C. 腹痛、腹泻

D. 大汗   E. 瞳孔缩小

16. 小王与朋友聚会，饮酒后出现头痛，兴奋，情绪变得不稳定，易激惹，此时患者血乙醇浓度达到： （ ）

A. 11 mmol/L(50 mg/dl)   B. 43 mmol/L(200 mg/dl)   C. 87 mmol/L(400 mg/dl)

D. 33 mmol/L(150 mg/dl)   E. 54 mmol/L(250 mg/dl)

17. 李女士参加单位聚餐，饮酒后出现步态不稳，言语含糊不清，自诉看东西双影，同事将其送入医院，此时患者血乙醇浓度达到： （ ）

A. 11 mmol/L(50 mg/dl)   B. 16 mmol/L(75 mg/dl)   C. 22 mmol/L(100 mg/dl)

D. 33 mmol/L(150 mg/dl)   E. 54 mmol/L(250 mg/dl)

18. 患者饮酒后出现意识不清，昏睡，打鼾，呼吸慢，家属紧急呼叫"120"送入急诊。此时患者血乙醇浓度达到： （ ）

A. 11 mmol/L(50 mg/dl)   B. 16 mmol/L(75 mg/dl)   C. 22 mmol/L(100 mg/dl)

D. 33 mmol/L(150 mg/dl)   E. 54 mmol/L(250 mg/dl)

19. 百草枯轻度中毒，百草枯摄入量为： （ ）

A. <20 mg/kg   B. 20～40 mg/kg   C. >40 mg/kg

D. <40 mg/kg   E. >20 mg/kg

20. 百草枯暴发中毒，百草枯摄入量为： （ ）

A. <20 mg/kg   B. 20～40 mg/kg   C. >40 mg/kg

D. <40 mg/kg   E. >30 mg/kg

【填空题】

1. 根据来源和用途不同可将毒物分为：工业性毒物、_____、_____和有毒动植物性毒物。

2. 急性中毒的救治原则：立即脱离中毒环境，终止与毒物继续接触；_____；促进已吸收毒物的排出；_____和对症处理。

3. 毒物主要通过_____、_____和_____ 3 条途径进入人体。

4. 严格掌握洗胃原则：先_____后_____，快_____快_____，_____。每次灌洗量为 200～300 ml，量少不易抽吸干净，过多可能引起急性胃扩张，甚至引起胃穿孔。

5. 胆碱酯酶复能剂对恢复胆碱酯酶活性，对抗肌颤、肌无力、肌麻痹有效，应在形成_____之前使用。

6. 一般洗胃在服毒后_____效果最好。

7. 洗胃液温度应控制在_____左右。过热，促进局部血液循环，加速吸收；过冷，加速胃蠕动，促进毒物排入肠腔。

8. 催吐适用于_____并且_____的患者，昏迷、抽搐及吞服腐蚀性毒物者禁忌催吐。

9. 对不明原因的中毒应选用_____或_____洗胃。

10. 灌肠适用于口服中毒超过 6 h 以上，_____及_____的毒物。

11. _____是一氧化碳中毒的特效疗法。

12. 严密观察病情，洗胃过程中防止误吸，有_____、窒息、_____及胃管堵塞应立即停止洗胃，通知医生。

13. 急性有机磷轻度中毒以毒蕈碱样症状为主，血胆碱酯酶活力_____。

14. 急性有机磷中度中毒时血胆碱酯酶活力_____。

15. 急性有机磷重度中毒时血胆碱酯酶活力_____。

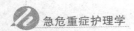

16. 有机磷杀虫药属有机磷酸酯或硫代磷酸酯类化合物,多呈油性或结晶状,色泽由淡黄色至棕色,稍有挥发性,且有_____。

17. 百草枯中毒一般应_____,只有在血中氧分压低于 5.3 kPa(40 mmHg)或出现 ARDS 时,才可用浓度_____的氧吸入。

18. 百草枯中毒患者绝大多数是经口服所致,多表现为多器官功能损害或衰竭,其中以_____的损害常见而突出。

【简答题】

1. 简述毒蕈碱样症状的机制和临床表现。

2. 简述烟碱样症状的机制和临床表现。

3. 简述阿托品化指征。

第十章

机械通气与护理

导学

内容及要求

机械通气与护理主要包括3个部分内容:呼吸机的结构和工作原理、机械通气的方式以及呼吸机的使用与护理。

呼吸机的结构和工作原理主要介绍呼吸机的一般结构、基本工作原理、适应证及禁忌证。在学习中应熟悉呼吸机的一般结构、适应证及禁忌证。了解呼吸机的基本工作原理。

机械通气的方式主要介绍机械通气分类及通气模式。在学习中应掌握通气模式。了解机械通气的分类。

呼吸机的使用与护理主要介绍呼吸机使用前的准备、呼吸机的调节、常见并发症及护理、呼吸机报警的处理、应用呼吸机患者的护理以及呼吸机的维护。在学习中应掌握呼吸机使用前的准备、常用参数的设置、常见的报警原因及处理和机械通气患者的护理。熟悉使用呼吸机的常见并发症与护理、呼吸机的维护。

重点、难点

本章重点是掌握通气模式、呼吸机使用前的准备以及呼吸机常用参数的设定。难点是常见的报警原因及处理、机械通气患者的护理。

专科生的要求

专科层次的学生应熟悉呼吸机使用前的准备、呼吸机常用参数的调节、常见的报警原因及处理以及机械通气患者的护理。其他内容一般了解。

　　机械通气是借助人工装置——呼吸机的机械力量,产生或辅助呼吸动作,达到增强和改善呼吸功能目的的一种治疗措施或方法。通过机械通气可增加通气量,改善通气、换气功能,减少呼吸功的消耗,保证氧供。在临床上,当引起呼吸衰竭的疾病和因素在短时间内无法控制时,仅缺氧或二氧化碳潴留就足以造成患者死亡。通过合理应用机械通气,能纠正缺氧和二氧化碳潴留,不但能挽救患者生命,而且能为原发病治疗赢得时间。

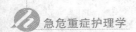

第一节　呼吸机的结构和工作原理

一、呼吸机的一般结构

随着医学电子技术的发展,呼吸机的种类和形式越来越多,但它们一般的主要结构和基本原理基本相似。

1. 机械呼吸机的动力　来源于电力、压缩气体,或两者的结合。气动机械呼吸机的通气以压缩气体为动力来源,其所有控制系统也都是靠压缩气体来气动;单靠电力来驱动并控制通气的呼吸机,称为电动机械呼吸机。电动机械呼吸机也需要应用压缩氧气,但只是为了调节吸入气的氧浓度,而不是作为动力来源;电-气动机械呼吸机,只有在压缩气体及电力两者同时提供动力的情况下才能正常工作与运转。压缩空气及压缩氧气按不同比例混合后,既提供了适当氧浓度的吸入气体,也供给了产生机械通气的动力。但通气的控制、调节,及各种监测、报警系统的动力则来自电力,所以这类呼吸机又称为气动-电控制呼吸机。比较复杂的多功能定容呼吸机大多都采用这种动力提供方式。

2. 调控系统　大多数采用各种传感器来感知呼吸机动力等情况的变化,并经过微电脑分析处理后,发出指令来自动调节 V_T、I/E 等参数。同时,还装备各种监测和报警系统以各种形式显示其数值,显示呼吸机当前状态和调整参数情况。

3. 安全阀　共有两种:一种为呼气安全阀,能保证患者气道压在一个安全范围内;另一种为旁路吸入阀。在呼吸机正常工作时,该阀关闭,但一旦供气中断,随患者吸入造成的管道负压可推动阀板,使空气进行管道控制,保证患者供气,避免窒息。

4. 呼气阀　呼气阀在吸气相时关闭,在呼气相时开启且阻力较小,为患者提供通畅的呼气通道。

5. 其他　供氧装置和空氧混合器。

二、机械通气的基本原理

正常呼吸动作有赖于呼吸中枢调解下的呼吸肌、胸廓、气管、支气管、肺和肺泡等器官和组织的共同协调运动,吸气时胸腔内负压升高,使肺泡压低于大气压,气体被吸入肺内;呼气时则靠肺及胸廓的弹性回缩力,将气体排出。机械通气时,吸气是靠在气道口处(口腔、鼻腔或气管插管及气管切开导管)施以正压,将气体压入肺内引起吸气;停止送气后移去外加的压力,气道口恢复大气压,胸廓被动回缩,产生呼气。机械通气能脱离呼吸中枢的控制和调节,人为产生呼吸动作,满足呼吸功能的需要。机械通气类型或模式不同,工作原理不同,但主要目的均是纠正缺氧和二氧化碳潴留,改善呼吸功能。

1. 人为产生呼吸动作　替代呼吸中枢产生、控制和调节呼吸动作;替代神经、肌肉等产生呼吸动作。

2. 改善通气　机械通气的正压气流,不但可以使呼吸道通畅的患者得到足够的潮气量和分钟通气量,还能通过不同方式或途径克服气道阻力增加和顺应性下降,改善有气道阻力增加和肺顺应性下降患者的通气功能。

3. 改善换气　呼吸机可以通过不同通气模式或方式等,改善肺的换气功能,如提高吸入氧浓度(FiO_2),增加氧的弥散,提高 PaO_2;利用特殊通气模式或功能,如吸气末屏气、呼气延长、呼气末正压(PEEP)等,改善肺内气体分布,增加氧弥散、促进二氧化碳排出、减少肺内分流,纠正通气/血流失调,改善换气功能。

4. 减少呼吸作功　机械通气可以不依赖神经、肌肉的兴奋、传导与收缩产生呼吸动作,能减少呼吸作功,降低呼吸肌氧消耗。

5. 纠正病理性呼吸动作　机械通气的气道内正压,能纠正病理性呼吸动作,如多根、多处肋骨骨折所致连枷胸引起的反常呼吸运动,并纠正由反常呼吸引起的缺氧或二氧化碳潴留。

三、适应证

任何原因引起的缺氧或二氧化碳潴留,均是呼吸机治疗的适应证。①各种原因引起的心跳、呼吸停止时的心肺脑复苏。②严重的急、慢性呼吸衰竭:如 COPD、重症哮喘、中枢神经系统或呼吸肌疾患所致的严重通气不足;严重肺部感染,ARDS 所致的严重换气功能障碍等。③中枢性呼吸衰竭:如脑外伤、脑出血、脑梗死、脑炎与脑膜炎等。④神经肌肉系统疾病造成的呼吸机麻痹:如重症肌无力、食物或药物中毒、多发性神经根炎等。

四、禁忌证

机械通气治疗无绝对禁忌证。任何情况下,对危重患者的抢救和治疗,均应权衡利弊。需选择利最大、弊最小的治疗方案。除未经引流的气胸和肺大泡是呼吸机治疗的主要禁忌证外,其余均为相对禁忌证。①低血容量性休克未补足血容量前。②伴有肺大泡的呼吸衰竭。③未经引流的张力性气胸。④大咯血气道未通畅前。⑤急性心肌梗死。⑥支气管胸膜瘘。

第二节　机械通气的方式

一、机械通气分类

(一) 按使用类型

分为控制性机械通气(control mechanical ventilation,CMV)和辅助性机械通气(assistant mechanical ventilation,AMV)两种。

(二) 按使用途径

1. 胸外型　是在胸外产生正压或负压,使患者的胸廓和肺被动性地膨胀或萎陷,并产生呼气、吸气动作。

2. 胸内或气道内加压型　指在建立人工气道(面罩、经口或经鼻气管插管、气管切开造口置管)的前提下,呼吸机产生的正压气流,经气道进入肺内,产生或辅助呼吸。现应用的呼吸机,无论是有创或无创,均为胸内型。

(三) 按吸、呼气相切换方式

1. 定压型(pressure control)　以压力切换。呼吸机产生正压,气流进入肺内,当预定压力值达到后,气流中断,呼气阀打开,胸廓和肺被动性地萎陷,产生呼气。

2. 定容型(volume control)　以容量切换。同样是通过正压将预定潮气量的气体送入呼吸道或肺内,并将压力控制在一定范围内。但当预定容量达到后,呼吸机即停止供气,气流中断,呼气阀打开,肺和胸廓萎陷,产生呼气。

3. 定时型(time control)　时间切换。按预定的吸、呼气时间供气(吸气)或排气(呼气)。潮气量由呼吸机的工作压力、吸气时间和由此产生的吸气流速控制或调节,多与定压型共存。

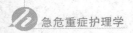

(四) 按是否有同步装置

1. 同步机械通气 自主呼吸通过呼吸机的触发压(sensitivity)使机器供气,产生吸气。触发装置分压力、流量、容量触发等 3 种类型,触发水平可由操作者任意设置或调节。同一水平的触发压,不同类型呼吸机的触发灵敏度不尽相同,主要取决于呼吸机的同步性能。以往多采用压力触发,近来有采用流量触发,灵敏度较高,同步性能好。

2. 非同步机械通气 指不具备同步装置的呼吸机,已逐渐被同步呼吸机所替代,但简易和便携式急救呼吸机还使用该模式。

(五) 按应用对象

根据年龄可分为婴儿型、小儿型和成人型呼吸机 3 种。

(六) 按机械通气治疗对人体的危害

分为有创与无创机械通气。有创与无创通气的主要区别在于与呼吸机连接的方法,有创机械通气治疗是通过经口、鼻气管插管或气管切开与呼吸机相连,有创呼吸机结构复杂,功能齐全,几乎适用于所有类型的呼吸衰竭,但经口、鼻气管插管或气管切开损伤大;无创机械通气是通过口鼻面罩或鼻罩与呼吸机连接,无创呼吸机结构与功能简单,主要适用于某些慢性呼吸衰竭的早期阶段,如COPD 缓解期治疗或急性加重时的早期阶段以及神经肌肉疾患的早期阶段等。虽然有些有创呼吸机配置了实施无创通气的装置,可以替代无创呼吸机实施无创通气,但无创呼吸机不能替代有创呼吸机实施有创通气。

二、通气模式

1. 控制性机械通气(controlled mechanical ventilation,CMV) 是用呼吸机完全取代患者的呼吸,其呼吸频率、潮气量等均由呼吸机控制,属于完全的呼吸支持。适用于自主呼吸消失或很微弱的严重的呼吸抑制或伴有呼吸暂停的呼吸衰竭患者。

2. 辅助性机械通气(assisted ventilation,AMV) 是指在自主呼吸存在的状态下,由呼吸机辅助或增强患者的自主呼吸。

3. 辅助-控制通气(assisted-control mode,AC) 应用 AC 模式的机械通气,呼吸机以预先设定的频率释放出预先设定的潮气量。与单纯辅助通气的主要区别是呼吸机本身有检测和调节功能,当自主呼吸频率过慢,每分钟通气量小于设定值时,呼吸机本身可检知,并自动以控制通气方式来补充,以防止通气不足的发生。

4. 指令分钟通气(minute mandatory ventilation,MMV) 其特点是当患者自主呼吸触发的分钟通气量未达到预置的分钟通气量时,呼吸机提供额外的通气支持,直到达到预置水平。可在最大限度上确保患者的分钟通气量。一般应用于呼吸机撤机时过渡患者的呼吸支持。

5. 容量控制通气(volume control ventilation,VCV) 呼吸机按照预置的每分通气量、呼吸频率、吸气时间等来完成通气支持,可保证患者的足够通气。VCV 适用于 COPD 呼吸衰竭,神经肌肉疾患等许多呼吸衰竭者的通气支持,如果 VCV 方式的潮气量预置太大,可致肺泡的过度膨胀和损伤(亦称容积性损伤)。

6. 压力控制通气(pressure control ventilation,PCV) 患者的呼吸完全由呼吸机控制,呼吸机按预置的频率和气道压力工作,当患者的实际气道内压达到预置的气道压力水平时,呼吸机停止送气,自动切换为呼气。其特点是气道内压可以控制,但当患者的肺顺应性或气道阻力变化时,气道内压波动较大,不能保证潮气量。主要应用于肺顺应性或气道阻力相对较稳定的呼吸衰竭患者。

7. 压力支持通气(pressure support ventilation,PSV) 是一种辅助通气方式,是患者在自主呼吸的前提下,当患者触发吸气时,呼吸机以预先设定的压力释放出气流,每次吸气都接受一定水平的压力支持,以辅助和增强患者吸气能力,增加吸气幅度和吸入气量。只有患者有可靠的呼吸驱动时,方能使用 PSV,因为通气时必须有患者触发全部的呼吸。主要用于呼吸机的撤离过渡。与单独应用 IMV/SIMV 通气模式的不同之处是患者每次吸气(指令性或自主性),均能得到压力支持,支持水平随需要设定。PSV 患者的自主呼吸与呼吸机相配合,同步性能较好,通气过程感觉舒适。

8. 间歇指令性通气(intermittent mandatory ventilation,IMV)与同步间歇指令通气(synchronized intermittent mandatory ventilation,SIMV) 两者的共同特点为:在单位时间内既有机械通气又有自主呼吸。IMV 是控制通气与自主呼吸的结合(现少用),SIMV 则是辅助通气与自主呼吸的结合(现多选用)。按预置频率给予辅助通气,在间隙期间允许自主呼吸存在。主要用于撤离机械通气的过程中,通过设定不能满足机体需要的机械通气频率,使患者在机械通气间期内可进行自主呼吸,随病情好转逐渐减少机械通气次数,直至停机。

9. 持续气道正压通气(continuous positive airway pressure,CPAP) 应用于有自主呼吸的患者,在整个呼吸周期(吸气相和呼气相)气道内压均保持在高于大气压水平。应有稳定的呼吸驱动力和适当潮气量,在通气时呼吸机不给予强制通气或其他通气支持,因而患者需完成全部的呼吸功。因 CPAP 仅是一种自主呼吸的通气方式,故在纠正严重肺功能障碍所致的换气功能障碍时,远不如 PEEP 效果明显。因对自主呼吸要求较高,许多有严重肺功能障碍的患者,不适合应用 CPAP 通气模式。CPAP 主要用于功能残气量的下降、肺不张等而使氧和作用下降者;气道水肿或阻塞(如阻塞性睡眠呼吸暂停综合征)需要维持人工气道者;准备撤离呼吸机者,在撤机过程中应用 CPAP 改善肺泡稳定性和改善功能残气量。

CPAP 的优点是能减少肺不张,同时能维持和增加呼吸肌群的强度;常用于撤机过程中,与 SIMV 交换使用,随着患者呼吸肌群功能的改善,CPAP 的时间可适当延长。缺点是可引起心排血量下降、血压下降、心脏负荷增加和导致肺部气压伤。

10. 呼气末正压(positive end-expiratory pressure,PEEP) 是在呼气末,气道内有一个恒定的正压,该压力不降低到大气压水平。PEEP 的计量单位为 cmH_2O。通常将 PEEP 设定在 $5\sim15\ cmH_2O$。在呼气末应用正压,PEEP 能复原不张的肺泡,扩张肺泡,阻止肺泡和小气道在呼气时发生关闭,因而有利于减少肺泡萎陷、增加功能残气量(FRC),改善肺顺应性。临床主要适应证为肺内分流所致的低氧血症,最多用于 ARDS。

11. 压力调节容量控制通气(pressure regulated volume control,PRVC) 呼吸机通过不断监测患者的胸/肺的顺应性(压力-容量变化),计算出达到预定所需的最低吸气压力,反馈性地自动调节吸气压力,在潮气量保证前提下,将患者的吸气压力降低到最恰当水平。该通气模式主要适用于气道阻力增高的患者,如危重支气管哮喘;肺部病变较重的患者,如气道阻力增加和肺顺应性下降明显的患者,应用 PRVC 通气模式,可通过呼吸机较完善的监测和调节系统,达到较好的治疗效果。

12. 反比通气(inversed ratio ventilation,IRV) 是延长吸气时间的一种通气方式。常规通气 CMV 的 I/E 为 1:2 或 1:3,而反比通气 I/E 一般设在(1.1~1.7):1 之间,最高可达 4:1。反比通气的特点是吸气时间延长,优点是改善氧合及增加二氧化碳排出,由于 FRC 增加,可防止肺泡萎陷;缺点是可使平均气道压力升高,心排血量减少和肺气压伤机会增多,一般只限于自主呼吸消失的患者。

13. 叹息(sigh) 所有的正常人每小时约叹气 10 次。叹气的作用是阻碍小气道的关闭,当潮气量固定不变时,可产生叹气。由呼吸机产生的叹气样呼吸,其气量约为潮气量的 1.5 倍,每小时 10 次,它相当于正常人的呵欠。目的是使那些易于陷闭的肺泡定时膨胀,改善这些部位肺泡的通气,防止肺不张,对长期卧床和接受机械通气治疗的患者有一定价值。

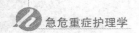

第三节　呼吸机的使用与护理

一、呼吸机使用前的准备

1. 开机前　安置湿化器及湿化器内注入灭菌蒸馏水,连接呼吸机入出管道及模拟肺,连接呼吸机电源、气源后开机。呼吸机管道的连接方法:由氧气出口连接湿化器的进气口,再由湿化器的出气口连接到模拟肺(患者的气道口),然后再连接到呼出气体的回收口。

2. 检查呼吸机　观察呼吸机运转及性能是否正常,检查呼吸机管路系统有无漏气,调试参数,调节湿化器的温度至 32～35℃。

3. 器械、药品的准备　器械包括负压吸引器、心电监护仪及除颤器、简易呼吸器,各种人工气道的备用管道和不同型号的气管导管等。药品包括抗心律失常药、复苏药、升压药等抢救用药,维持有效的静脉通道。

二、常用参数的设置

1. 呼吸频率(f)　呼吸频率的设置,通常应尽可能地接近生理性的呼吸频率,成人通常设定为 12～20 次/min。呼吸机运行过程中,应根据 $PaCO_2$ 和 pH 以及患者自主呼吸的情况,随时调整呼吸频率。

2. 潮气量(V_T)　在容量控制通气模式下,V_T 的选择应保证足够的气体交换及注意患者的舒适度,通常依据理想体重选择 8～12 ml/kg,并结合呼吸系统的顺应性和阻力进行调整,避免气道平台压超过 30 cmH_2O。

在压力控制通气模式时,V_T 主要由预设的压力、吸气时间、呼吸系统的阻力及顺应性决定,最终应根据动脉血气分析进行调整。

呼吸频率应与潮气量相配合,以保证一定的每分钟通气量(MV),每分钟通气量＝呼吸频率×潮气量,如果患者参与了呼吸,则呼吸机的呼吸频率应降低,使每分钟通气量能维持正常的酸碱状态。

3. 吸入氧浓度(FiO_2)　机械通气初始阶段可给予高 FiO_2(100%)以迅速纠正严重缺氧,随着低氧血症的纠正,将 FiO_2 降低至 40%～50%,设法维持 SaO_2＞90%。如低氧血症未能完全纠正时,不能以一味提高 FiO_2 的方式纠正缺氧;应该应用其他方式,如 PEEP 等。长时间 FiO_2 超过 60%,易发生氧中毒。

4. 吸/呼时间比(I∶E)　通常情况下可将 I/E 调至(1∶1.5)～2.0;阻塞性通气障碍的患者可调在 1∶2 以上;限制性通气障碍患者可调节在(1∶1)～(1∶1.5)之间;心功能不全、血压不稳的患者,以1∶3 为宜。

5. 吸气峰压(peak inspiratory pressure,PIP)或气道峰压力　一般为 15～20 cmH_2O,最高可达 30 cmH_2O。通气压力的高低由肺顺应性、气道通畅程度、潮气量多少及吸气流速等因素决定。力求以最低通气压力获得满意的潮气量,同时又不影响循环功能为原则,此外可根据肺内病变的轻、中、重度进行调节,应注意避免设置过高而造成肺的气压伤和对循环的不良影响。

6. 呼气末正压(PEEP)　应用 PEEP 时,最初可将 PEEP 设定在 5 cmH_2O,随后可再适当增加 3～5 cmH_2O,直到能获得满意的氧饱和度。通常在改变 PEEP 水平后 20 min,测定血气分析。最佳 PEEP 值的设定应对循环无不良影响,但可达到最大的肺顺应性,最高的氧运输,最低 FiO_2 时的最小 PEEP 值。一般在 10 cmH_2O 左右。若 PEEP≥15～20 cmH_2O 可使胸腔内压上升而致回心血量减少,心排血量下降。

7. 触发敏感度(trigger)　合适的触发敏感度设置将使患者更加舒适,促进人机协调。分为压力触发和流速触发两种。一般情况下,压力触发常为−1.5～−0.5 cmH$_2$O,流速触发常为1～3 L/min。流速触发较压力触发更接近于生理,能明显减低患者的呼吸功。触发敏感度过高(压力的绝对值越小),患者吸气努力以外的微小压力或流速变化即可触发呼吸机,使通气频率增加,可能导致通气过度,如敏感度过低(压力的绝对值越大),呼吸肌无力时难以触发机械通气,使自主呼吸与机械通气不协调,增加呼吸肌疲劳。

三、常用参数的调节

应用呼吸机进行呼吸治疗时,首先根据初始参数为患者进行机械通气治疗,此后应严密观察患者病情变化,根据呼吸机上的监测和报警参数,尤其是定期测定的动脉血气分析结果来调整呼吸机参数。合理调节各项参数是机械通气治疗的必备条件。否则,非但达不到治疗目的,还可能因各种并发症导致死亡。动脉血气分析指标如下。

1. 改善氧合　严重呼吸衰竭患者机械通气,其氧合的目标通常为:在FiO$_2$<0.6情况下,PaO$_2$>60 mmHg,氧饱和度SaO$_2$>90%;若为慢性呼吸衰竭,因机体已有一定的适应和代偿能力,故氧合目标可改在FiO$_2$<0.6情况下,PaO$_2$>50 mmHg,氧饱和度SaO$_2$>85%,更高的PaO$_2$和SaO$_2$常无必要,因为>60 mmHg的PaO$_2$已处于氧合解离曲线的平坦段,再增加PaO$_2$,氧饱和度的增加也很有限。如果为了获得更高的PaO$_2$而增加FiO$_2$,可致使发生氧中毒。为了增加PaO$_2$而增加PEEP,可发生血流动力学的改变,显著减少心排血量,可使向组织输送的氧含量减少。增加V$_T$或增加压力来提高PaO$_2$,可导致局部肺区的过度扩张,诱发或加重呼吸机相关性肺损伤。机械通气时影响PaO$_2$因素见表10-1。

表10-1　机械通气时影响PaO$_2$的因素

肺疾病:气道内分泌物潴留、感染、支气管痉挛、肺不张、ARDS、充血性心力衰竭、液体过度负荷
心脏疾病:混合静脉血PaO$_2$降低
药物:血管扩张剂(如硝普钠)
气道压:平均气道压、PEEP等
吸氧浓度(FiO$_2$)

纠正严重低氧血症的目标值为:FiO$_2$<0.6,PaO$_2$>60 mmHg,SaO$_2$>90%。其措施可能包括:①增加FiO$_2$,尽快纠正严重缺氧,使PaO$_2$和SaO$_2$达目标以后,再逐渐降低FiO$_2$。②加用PEEP,从3～5 cmH$_2$O开始,逐渐增加,直至达目标值,一般ARDS患者8～12 cmH$_2$O,非ARDS患者3～5 cmH$_2$O。③延长叹气时间,增加吸:呼气时间,直至反比通气。④增加潮气量。⑤降低氧耗,止惊、高温者退热,烦躁者给予镇静剂。⑥增加氧输送量,纠正严重贫血、休克、心力衰竭、心律失常,增加心排血量。

2. 维持恰当PaCO$_2$、pH值和改善通气　PaCO$_2$是判断呼吸性酸中毒、碱中毒的主要指标。建立机械通气以后,如果不是实行控制性低通气和允许性高碳酸血症,患者的PaCO$_2$常能下降,pH逐渐回升。通常PaCO$_2$下降到60 mmHg以下,pH>7.30,对于慢性呼吸性酸中毒患者而言,可认为达到目标值。PaCO$_2$下降不宜过快,在2～3 d内让PaCO$_2$值降至目标值即可,以避免CO$_2$过快排出而慢性贮存的碳酸氢盐来不及排出,而发生代谢性碱中毒,或发生呼吸性碱中毒。PaCO$_2$的正常值是35～45 mmHg,但接受机械通气治疗时,一般以PaCO$_2$<35 mmHg作为过度通气的指标,以PaCO$_2$>50 mmHg作为判断通气不足的指标。呼吸性酸、碱中毒纠正方法如下:①过度通气:当PaCO$_2$<35 mmHg时,可通过降低潮气量、缩短呼气时间等方法进行调节,对严重低碳酸血症患者,

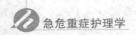

如果心功能和血流动力学状况允许，可采用反比通气。②通气不足：当 $PaCO_2 > 50\ mmHg$ 时，除保持呼吸道通畅外，主要通过增加潮气量、呼吸频率和延长呼气时间等加以纠正。

四、常见的报警原因及处理

（一）压力异常

1. 低压报警　吸气压力的低压报警通常设定在 $5 \sim 10\ cmH_2O$，如果气道压下降，低于患者的平均气道压力，呼吸机将会报警。低压报警装置是对脱机的又一种保护措施。常见于人工气道和呼吸机管道系统连接不紧漏气。一旦气道压下降首先要迅速检查人工气道和呼吸机管道系统。

2. 高压报警　通常将高压限制设定在高于吸气峰压（PIP）$10\ cmH_2O$ 的水平上。气道压升高，超过上限水平时呼吸机将会出现高压报警。其具体原因如下：①气流阻力的增加：常见于管道扭曲或管道中积水、气道中分泌物增加、气管痉挛等。②肺部顺应性降低：常见于肺不张、肺炎、ARDS、肺水肿、肺间质纤维化和气胸等。③患者咳嗽或企图讲话，或欲吐出插管时。④患者与呼吸机相对抗。

（二）通气量异常

1. 通气量不足

（1）常见原因

1）呼吸机参数调节和设置不合理：V_T 设置过小，呼吸频率太慢，压力控制或辅助方式时，压力切换值设定太低，吸入流速太慢，压力报警高限值设置太低，均可导致通气量降低，呼吸机报警，患者通气量正常，但所设置的通气量低限报警值设置太高时，呼吸机亦会报警。

2）呼吸机故障：①管路系统漏气：包括人工气道和呼吸机管道连接不紧，气管导管气囊充气不足，气道未能充分封闭等，均可导致呼吸机送气时气体逸漏，不能充分送入患者肺内。②管道系统扭曲、堵塞：包括人工气道和呼吸机管道系统扭曲、打折和管腔堵塞使气道压力升高，超过安全报警限，呼气阀门打开，气体不能进入肺部，患者可迅速窒息而死亡，须迅速处理。③呼吸机工作压力太低：不能提供呼吸机工作所需的驱动压，从而导致通气不足；氧气或压缩空气等气源故障。④呼吸机停止工作：如停电、电压过低等原因；呼吸机参数校正不准确或压力传感器故障等所致显示的通气量数值不准确。

3）患者气道压力过高：如肺顺应性改变气道阻力增加、痰痂阻塞、疼痛刺激等因素。

在某些辅助呼吸方式时，患者的呼吸肌力量不足，呼吸频率过慢（如 SIMV、CPAP、PSV 等方式），未及时调整有关参数，即可发生通气量下降。

（2）处理措施

1）紧急处理措施：如突然发生通气量不足，将严重威胁患者的生命。有些呼吸机故障时，患者不但得不到足够的通气量，其呼气过程也受阻，患者可迅速窒息死亡。因此，一旦发生严重的通气不足，要迅速撤掉呼吸机，立即改用简易呼吸器行人工呼吸。同时，积极检查故障原因，切忌只顾检查故障而使患者继续挣扎在故障呼吸机的"窒息"之中，如果呼吸机故障难以排除，应立即予以换机。

如果人工气道出现梗阻、脱落等情况，应立即重新建立人工气道，此外还要做好一切复苏抢救的准备。

2）呼吸机故障原因的判断及处理程序：根据通气下降的程度，可将通气不足分为部分不足和严重不足，一旦出现严重不足时，应立即按紧急处理措施处理，然后再检查原因，即使是部分通气不足，如果潮气量小于预置潮气量的 20% 以上，或患者出现烦躁、反应迟钝、血压下降等情况，亦应按紧急情况处理。

部分通气不足原因的判断及处理程序：①首先确定故障是否在人工气道，如果使用简易呼吸器时,出现费力或不畅,吸痰管不易插入,提示人工气道位置不佳,或进入右主支气管,或人工气道有扭曲,痰液阻塞,应立即调整气管导管位置,充分清除气道内痰液等。如果有气体反流时,提示人工气道密封不好,或气管导管的气囊破裂,必要时,应予以更换;如果使用简易呼吸器,无上述情况出现,提示故障在呼吸机系统,应进入下一检查步骤。②检查呼吸机管道系统有无漏气、连接不紧、扭曲、阻塞,尤其是与雾化装置的连接处最易出现漏气,如果管路系统正常,则进入下一步检查。③气源和电源有无故障,如气源压力不足,空气压缩机工作时间太长,过热所致的压缩机暂停,电源中断,电压不足等,如无电源和气源故障,则应仔细检查呼吸机的机械和电子部分。

3)根据患者的病情变化调整呼吸机的参数:机械通气的各项参数应根据病情变化随时调整,患者的呼吸部分减弱,而呼吸机的呼吸部分未增加亦可造成通气不足,应及时调整。

2. 通气过量

(1)常见的原因有:①患者缺氧未能纠正或呼吸机对抗。由于缺氧对呼吸中枢的刺激,呼吸频率明显增快,且出现与呼吸机不同步,在外科术后和 ARDS 患者的通气治疗中较为常见。②呼吸机参数调整不合理。如 V_T 过大或频率过快,更为常见的是 V_T 过小,患者不能充分地获得每分通气量,而激发了患者的强烈自主呼吸。③通气量报警上界预置太低,以致在实际通气量合适的情况下仍报警。④呼吸机传感器或校正等故障。

(2)处理措施

1)尽快纠正缺氧或呼吸机对抗:缺氧纠正后,患者呼吸会减慢,容易与呼吸机同步,可适当地提高吸氧浓度,提高 V_T,减慢呼吸频率,加用 PEEP。如上述措施仍难以见效,可考虑应用镇静剂或肌松剂完全抑制患者自主呼吸,通过调整呼吸机的参数,达到提高 PaO_2,纠正过度通气的目的。

2)合理调节呼吸方式和呼吸机参数:尽量采用 PSV 等易与患者同步的呼吸方式,应用 PEEP 或 CPAP,提高吸氧浓度,尽量纠正缺氧。

3)注意有无呼吸机故障:如传感器异常或校正不准确等。

(三)氧浓度报警

1. **氧气气源故障使氧气压力下降** 如氧气压力不足,导管漏气等均可使氧气供给压力不能达到呼吸机所要求的压力水平。处理方法是迅速使供氧压力恢复至呼吸机所要求的压力水平。

2. **空-氧混合器故障** 此故障使空气和氧气不能准确地按规定要求进行混合,使得混合后的氧气浓度不准,或高于或低于所要求的氧浓度,应及时更换空-氧混合器并由专业人员修理和校正。

3. **氧电池失效** 氧浓度的监测和报警是通过氧电池和电极来进行的。一旦氧电池耗尽或失效,氧浓度则连续报警,并不能准确显示所监测的氧浓度,应及时更换。

4. **窒息报警** 窒息报警时一种非常紧急情况,需及时处理,否则,后果严重。机械通气过程中,如果在一定的时间内(一般为 15 s 内)无呼吸发生(包括自主呼吸和呼吸机辅助呼吸),或每分钟呼吸次数少于 4~5 次时,窒息报警提示患者出现了严重的通气不足或呼吸即将停止。窒息报警原因一般是:呼吸机故障、包括电源、气源等导致呼吸机不能在规定的时间内完成有效的呼吸次数。另一方面,在某些自主和辅助呼吸方式(CPAP、PSV、SIMV、SIMV+PSV)等情况下患者自主呼吸消失,未及时调整呼吸机有关参数。患者不能获得有效的呼吸次数时,窒息亦可报警。应用简易呼吸器维持有效呼吸,同时检查和排除呼吸机故障或调整参数,直至呼吸机运行正常时,重新进行机械通气治疗。

(四)气道湿化和加温中的有关问题

机械通气治疗过程中,由于人工气道的建立,机体丧失了对吸入气体的加温和湿化作用。因此,现代呼吸机都有湿化温化系统,以尽量保持气道的湿化和温化作用。在具体应用中应注意以下情况:首先是温度的调节要适当,过低会降低湿化效果;过高,会造成气道烫伤。先进的蒸发器可通过在气道口处的传感器所探测到的温度自动调节蒸发器加温,使吸入气体温度保持在预置水平。如果传感器脱出气道或发生故障,可造成蒸发器不断加温,使吸入气体温度超过预置温度,甚至发生气道烫伤。其次,蒸发器所用的水一般为无菌蒸馏水,以免液体中的结晶物沉淀而损害蒸发器,影响湿化效果。要经常观察水量,如果注入水量过多,易进入管道系统,影响呼吸机运行;如果水量过少,会降低雾化效果。此外,由于呼吸机管道内的吸入气体温度与管道外温度的差异,在管道系统会有凝积水,要经常清除,同时,还要注意蒸发器的密封,否则造成漏气而影响呼吸机的正常运行。

五、常见并发症及处理

1. 通气不足和通气过度　通气不足的常见原因包括呼吸机与气管导管衔接不严,气管插管或气管切开管气囊破裂、气囊充气不足或漏气,引起气囊封闭不严,从而导致患者实际吸入的潮气量降低,气管插管脱出,呼气阀漏气;通气过度的主要原因包括控制通气时,潮气量和呼吸频率调节不当,分钟通气量过高导致过度通气;容量辅助/控制通气时,自主呼吸频率过快;SIMV 或 PSV 时,患者病情改善自主呼吸增强、气道阻力减低或顺应性改善等因素均可导致潮气量和分钟通气量增加而导致通气过度。

因此,使用呼吸机过程中,要注意检查呼吸机管路连接情况,呼气阀有无漏气;潮气量、呼吸频率、吸呼比等参数设置是否合适。

2. 肺部气压伤　机械通气时,肺部压力过高或肺部容量增加过多,可引起肺泡损伤或破裂,产生肺部气压伤,包括:肺间质气肿、纵隔气肿、气胸和皮下气肿等。

3. 医院内获得性肺炎　其发生原因主要与机体抵抗力的改变和环境因素有关。人工气道的建立:如气管切开成为感染的门户,患者失去了正常状态下上呼吸道对病原体的滤过作用。另外,吸痰管和呼吸机消毒不严可成为感染的来源。患者患有严重疾病、体质差,加上长期应用抗生素和激素,使机体免疫力下降。呼吸机湿化不够,分泌物黏稠,纤毛运动减弱,分泌物在肺部沉积也是肺部感染的原因。胃部、口咽部的病原体,主要为革兰氏阴性杆菌被误吸入支气管肺部引起肺内感染。

预防机械通气患者并发院内感染的护理措施有:①加强呼吸道管理,防止咽部滞留物误吸入下呼吸道。②医护人员在吸痰、气管插管、气管切开等操作之前认真洗手,严格无菌操作。③抬高患者头部,防止胃液反流和吸入胃内溶液。④保证呼吸道充分湿化。⑤按医嘱雾化吸入抗生素,胃肠道预防性应用抗生素。⑥监护室内设置空气净化装置。⑦呼吸机管路严格消毒。

4. 肺不张　肺不张的主要原因包括通气量严重不足;气管插管过深,插入右主支气管,导致左肺无通气而发生萎陷;气道分泌物潴留;肺部感染;吸入纯氧时间过长,导致吸入性肺不张。

5. 心脏　循环系统并发症可引起心排血量减少及低血压、心律不齐。如果患者的血容量不足、心脏功能差和应用 PEEP 时,机械通气的血流动力学影响尤为明显。

6. 消化系统并发症　机械通气患者上消化道出血发生率为 6%～30%。如果原发病为 ARDS 或 MOF,则发生率更高。治疗上可使用 H_2 受体阻断剂,如雷尼替丁、奥美拉唑等。也可用去甲肾上腺素冰盐水胃肠灌洗等。胃肠道胀气明显时,可下胃管处理。

7. 肾功能损害和水钠潴留　主要预防措施是:提高血压,保证肾脏的有效血流灌注。必要时可考虑使用多巴胺和提高吸氧浓度,避免使用严重的肾毒性药物,对急性肾功衰竭患者可行床旁血液和腹膜透析。

8. 中枢神经系统并发症　如果患者有颅内水肿或颅内压的增加,应尽量避免使用 PEEP,因当正压通气合并使用 PEEP 时,由于胸腔内压力的升高,下腔静脉和颈静脉压力增加,使头部静脉血液受阻,因而可使颅内压增加和颅内血流灌注减少,尤其患者有头部创伤、颅内肿瘤或其他颅内血管病变时,以上并发症的发生率就会增加。

9. 呼吸机依赖　呼吸机依赖是机械通气后期并发症。一旦发生,处理较为困难,其发生率约为

10％，尤其是 COPD 机械通气患者发生率更高。其发生的主要原因有：原发病控制不满意，呼吸衰竭的诱发或加重因素未完全去除，呼吸驱动力不足与呼吸肌疲劳，营养、水、电解质、酸碱平衡失调，患者配合不满意，撤离方法不妥等。应注重控制原发病和去除诱发因素；努力改善患者的一般状况，保证营养、水、电解质平衡，改善呼吸肌疲劳和呼吸中枢疲劳；争取患者的主动配合，并配合选用正确的撤离技术。

六、机械通气中的护理

1. **严密观察病情**　密切观察治疗反应和病情变化。除生命体征、神经、精神症状外，重点观察呼吸情况，定时监测血气分析。

2. **加强气道的管理**

（1）气道的湿化与温化

1）室内温度与湿度：温度应保持在 22～24℃；相对湿度 50％～70％。

2）气道护理：加强气道湿化，主要目的是防止痰干涸，保持气道通畅。①气道内滴注湿化液，应根据分泌物的黏稠及性质选择湿化液，于吸痰后滴注 2～3 ml，每次滴入量不能超过 5 ml，温度为 32～35℃。②气道内雾化吸入，常用方法有超声雾化吸入和以氧气为动力通过射流气雾形成气雾吸入气道两种。每日湿化总量和速度需根据病情、痰黏稠度调整，以分泌物易吸出为目标，严防因湿化过度使气道内分泌物稀薄、量多致频繁呛咳，注意观察肺部呼吸音情况，当听诊闻及明显啰音时，即应暂停湿化并及时将分泌物吸净。

（2）气道分泌物的吸引：护士应及时吸痰，应根据分泌物多少决定吸痰时间和次数。吸痰时严格执行无菌操作技术，在每次吸痰前后向患者提供 100％的氧气 2 min，以减少因吸痰引起的缺氧、心律失常或肺不张等。吸痰时手法要轻柔，每次吸痰时间≤15 s。吸痰过程中应注意观察患者的心率、血氧饱和度、面色等的变化，一旦出现严重缺氧的表现，应停止吸痰，并给予高浓度的氧气吸入。吸痰时应仔细观察痰液的色、质、量和黏稠度，为肺部感染的治疗和气道护理提供主要依据。吸痰结束后协助患者摆好体位，并记录吸痰时监测仪上有关生理参数的变化。

3. **做好生活护理**　经口气管内插管容易引起口腔溃疡及口腔分泌物过多，虽口腔护理比较困难亦应经常为患者清洁口腔及清除过多的唾液。注意观察口腔有无霉菌感染、黏膜溃疡等并发症，以便及时给予针对性治疗。定时给予患者翻身、叩背，防止因呼吸道分泌物排出不畅引起阻塞性肺不张或长时间压迫导致压疮。

4. **营养支持**　针对人工气道患者，营养支持的目的主要为：①维持正常体重，减少机体营养物质的消耗。②促进蛋白质的合成，修复组织，恢复肌肉的功能。可经口补充营养，或管饲营养、经口加周围静脉营养、完全静脉营养等来补充人工气道患者的营养需要。

七、呼吸机的消毒与保养

（一）消毒前准备

1. **拆卸**　通常呼吸机的消毒工作分为以下两种。

（1）常规消毒：指长期使用呼吸机时所进行的工作，定期将与患者相连接回路上的管道拆下消毒，同时更换已消毒过清洁的管道继续工作。一次性呼吸机管道除外。

（2）呼吸机终末消毒：指患者停用呼吸机后的消毒处理，需将呼吸机的所有管路系统逐一拆下，彻底消毒后，再按原结构重新安装、调试。

2. **传感器的清洗**　由于传感器属精密的电子产品，价格昂贵，必须根据各自说明书或操作指南清洗。一般不能用水冲洗，只能将规定能接触水的部位，放入盛有清水的容器内用手轻轻涮动，直到洗净，然后自然晾干。

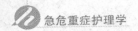

3. 呼吸机外壳的清洁　可用洗洁精等清洁剂擦洗干净。

（二）呼吸机的保养

保养工作是及时消除呼吸机隐患、避免不必要损坏、确保呼吸机处于正常工作状态或完好备用状态的必不可少的重要环节。保养工作主要包括对呼吸机的性能及附件使用寿命的要求,定期清洗、消毒管道、更换消耗品、主机功能测试等。

1. 定期清洗、消毒气路管道　需要拆下的管道,应尽快进行处理,以免病原微生物生长、繁殖,造成交叉感染。

2. 湿化器的处理　在呼吸机使用过程中,装有过滤纸者应更换内衬过滤纸,及时更换液体;湿化器内应注入无菌蒸馏水,以免溶液中的结晶物沉淀而损害蒸发器,每次使用后湿化器应保持干燥,以免腐蚀损坏。

3. 定期更换消耗品　呼吸机每工作1 000 h,应全面进行检修及更换消耗品,并将每次更换的消耗品名称及更换时间进行登记,以备核查。

4. 通电试验　此试验是呼吸机整机安装完毕后的全面综合检测,是应用于患者之前的重要和必不可少的一个环节。包括各功能键的功能测试、漏气试验和校正等工作。

复 习 题

【A 型题】

1. ARDS 患者行机械通气治疗时应选择的呼吸模式是：　　　　　　　　　　　　　（　　）
   A. 间歇正压通气　　　　　B. 持续正压通气　　　　　C. 呼吸末正压通气
   D. 间歇正负压通气　　　　E. 吸气末正压呼吸

2. 机械通气患者出现气胸时,最恰当的处理措施是：　　　　　　　　　　　　　（　　）
   A. 胸腔穿刺抽气　　　　　B. 胸腔闭式引流　　　　　C. 胸壁皮下切开引流
   D. 胸骨上窝皮下切开引流　E. 停止机械通气治疗

3. 机械通气患者每次吸痰时间不宜超过：　　　　　　　　　　　　　　　　　　（　　）
   A. 15 s　　　　　　　　　B. 20 s　　　　　　　　　C. 25 s
   D. 30 s　　　　　　　　　E. 60 s

4. 使用呼吸机的相对禁忌证有：　　　　　　　　　　　　　　　　　　　　　　（　　）
   A. 休克　　　　　　　　　B. 神经-肌肉病　　　　　C. 心力衰竭
   D. ARDS　　　　　　　　　E. 支气管胸膜瘘

5. 下列属于呼吸机治疗适应证的是：　　　　　　　　　　　　　　　　　　　　（　　）
   A. 心跳、呼吸停止时的心肺脑复苏　　　　　B. ARDS 所致的严重换气功能障碍
   C. 脑外伤所致呼吸衰竭　　　　　　　　　　D. 重症肌无力所致呼吸肌麻痹
   E. 以上均是

6. 机械通气时,适宜的湿化蒸发器的温度是：　　　　　　　　　　　　　　　　（　　）
   A. 20～25℃　　　　　　　B. 25～30℃　　　　　　　C. 30～32℃
   D. 32～35℃　　　　　　　E. 35～38℃

7. 机械通气时的吸入氧浓度一般不宜超过：　　　　　　　　　　　　　　　　　（　　）
   A. 21%　　　　　　　　　B. 30%　　　　　　　　　C. 40%
   D. 50%　　　　　　　　　E. 50%～60%

8. 呼吸机湿化液应选用：　　　　　　　　　　　　　　　　　　　　　　　　　　（　　）
   A. 无菌蒸馏水　　　　　　　　B. 生理盐水　　　　　　　　C. 自来水
   D. 纯净水　　　　　　　　　　E. 白开水

9. 预防机械通气患者并发院内感染的护理措施正确的是：　　　　　　　　　　　　（　　）
   A. 加强呼吸道管理，防止咽部滞留物误吸入下呼吸道痉挛
   B. 医护人员在吸痰、气管插管、气管切开等操作之前认真洗手，严格无菌操作
   C. 抬高患者头部，防止胃液反流和吸入胃内溶液
   D. 呼吸机管路严格消毒
   E. 以上均正确

10. 重症肺炎患者，呼吸机辅助通气过程中突然发生低压报警。低压报警常见的原因有：（　　）
    A. 气道中分泌物增加、气管痉挛　　　　　B. 人工气道或呼吸机管道系统漏气
    C. 管道中积水　　　　　　　　　　　　　D. 患者咳嗽
    E. 患者与呼吸机相对抗

11. 使用呼吸机辅助通气患者在吸痰过程中出现烦躁不安、面色发绀、血氧饱和度持续下降、心率明
    显增快，应给予：　　　　　　　　　　　　　　　　　　　　　　　　　　　　（　　）
    A. 停止吸痰，给予 100％氧浓度 2 min 吸入　　　B. 吸痰动作应轻柔
    C. 给予雾化吸入　　　　　　　　　　　　　　　D. 密切观察生命体征变化
    E. 给予镇静药物

12. 重症肺炎患者，呼吸机辅助通气，人工气道内痰液黏稠不易吸出，湿化液应选择：　（　　）
    A. 清水　　　　　　　　　　　B. 蒸馏水　　　　　　　　C. 碳酸氢钠或生理盐水
    D. 高渗盐水　　　　　　　　　E. 低渗盐水

13. 吴先生，诊断间质性肺炎，于呼吸机辅助通气中，现吸入氧浓度＞60％，患者氧分压仍＜60 mmHg，
    此时应使用的通气模式为：　　　　　　　　　　　　　　　　　　　　　　　　（　　）
    A. CPAP　　　　　　　　　　　B. PEEP　　　　　　　　　C. PCV
    D. PSV　　　　　　　　　　　　E. SIMV

14. 患者行心肺复苏后仍无自主呼吸，应选择的呼吸机辅助通气模式为：　　　　　　（　　）
    A. CMV　　　　　　　　　　　　B. SIMV　　　　　　　　　C. PSV
    D. CPAP　　　　　　　　　　　　E. PEEP

15. 呼吸机辅助通气使用 SIMV 过程中，如果指令呼吸频率＜16 次/min 应常规加用：　（　　）
    A. CMV　　　　　　　　　　　　B. CPAP　　　　　　　　　C. PSV
    D. PEEP　　　　　　　　　　　　E. SIMV

16. 颅脑外伤后行气管切开患者，为保持气道湿化，防止痰痂形成堵塞气道。护士采取气道间断注
    入法湿化气道，每次注入湿化液量应不超过：　　　　　　　　　　　　　　　　（　　）
    A. 2 ml　　　　　　　　　　　B. 3 ml　　　　　　　　　C. 5 ml
    D. 8 ml　　　　　　　　　　　E. 10 ml

17. 使患者在机械通气间期内可进行自主呼吸，随病情好转逐渐减少辅助通气次数，以至逐步脱机
    的通气模式是：　　　　　　　　　　　　　　　　　　　　　　　　　　　　　（　　）
    A. CMV　　　　　　　　　　　B. PSV　　　　　　　　　　C. SIMV
    D. AV　　　　　　　　　　　　E. PEEP

18. 机械通气过程中可使患者病情加重的情况是：　　　　　　　　　　　　　　　　（　　）
    A. 气胸以及纵隔气肿未行胸腔闭式引流　　　　B. COPD 出现肺性脑病
    C. 急性阿片类药物中毒后呼吸抑制　　　　　　D. ARDS

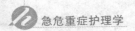

E．重症肺炎合并呼吸衰竭

19. 机械通气的常见并发症不包括：　　　　　　　　　　　　　　（　　）

A．通气机相关性肺损伤，包括气压伤、容积伤、萎陷伤和生物伤

B．呼吸机相关性肺炎

C．氧中毒

D．增加吸气末肺容积和呼气末肺容积

E．肺外器官损害

【填空题】

1. 机械通气中常用参数的正常值：呼吸频率_____次/min、潮气量_____ml/kg、氧浓度_____、吸/呼比_____、PEEP_____cmH_2O。

2. 请写出下列通气方式的缩写，控制通气_____、压力支持通气_____、辅助通气_____、持续气道正压通气_____、同步间歇指令通气_____、呼气末正压_____。

3. 同步机械通气的触发装置分为_____、_____和_____3种类型。

4. 呼吸机治疗的主要禁忌证为_____和_____。

5. 呼吸机每工作_____h应全面进行检修及更换消耗品。

【名词解释】

机械通气

【简答题】

1. 简述呼吸机常见的高压、低压报警原因及处理。

2. 简述呼吸机管道的连接方法。

3. 简述呼吸机使用中的常见并发症。

第十一章

急诊常用抢救药物

导 学

内容及要求

急诊常用抢救药物包括六部分内容：作用于循环系统的药物，作用于自主神经系统的药物，作用于中枢神经系统的药物，作用于泌尿系统的药物，解毒药，调节酸、碱平衡用药。

急诊常用抢救药物主要介绍各种抢救药物的药理作用、适应证、并发症、临床的应用方法、用药后的不良反应及用药后的监护。在学习中应掌握各种抢救药物的用法及用药后的监护。熟悉各种抢救药物的适应证及并发症。了解抢救药物的药理作用。

重点、难点

本章重点是药物在临床应用后应怎样进行用药监护。难点是各种抢救药物在复苏过程中的应用剂量、方法及适应证。

专科生要求

专科层次的学生应掌握各种抢救药物在复苏中应用的剂量、方法及用药后的监护。其他内容一般了解。

在救治急危重症患者抢救中，规范、合理应用常用抢救药物对于成功挽救急危重症患者的生命、提高抢救成功率、降低不良事件发生率至关重要。

第一节　循环系统药物

一、抗休克的血管活性药物

（一）肾上腺素(adrenaline)

1. **药理作用**　肾上腺素对 α 和 β 受体都有激动作用，通过 α 受体兴奋作用，使外周血管收缩，升高主动脉舒张压，增加冠状动脉和其他重要脏器灌注量，提高心脏按压时每搏心排血量，使心肌和脑血流量供应得以改善，有利于恢复自主循环；增加心脏自律性，恢复心脏电活动；增强心肌收缩力。

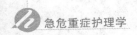

兴奋β受体,使外周血管扩张,改善心肌供血、供氧,提高心脏复苏成功率。兴奋β受体,还可使支气管平滑肌松弛,缓解哮喘。同时,能收缩肺血管,改善其他支气管扩张剂引起的通气血流比例失调。

2. 适应证与禁忌证

(1)适应证:适用于任何类型的心搏骤停患者的复苏以及过敏性休克、支气管哮喘急性发作的急救。

(2)禁忌证:器质性心脏病、高血压、冠状动脉病变、糖尿病、甲状腺功能亢进症、洋地黄中毒、外伤性及出血性休克等慎用,心脏性哮喘患者原则上禁用,但一旦此类患者发生心搏骤停需心肺复苏时,在密切监护下亦可使用。

3. 药物用法

(1)心搏骤停:儿童、成人均可应用。可以静脉注射或气管内给药。静脉注射时标准剂量是1 mg,每3～5 min重复1次;肾上腺素气管内给药应使用生理盐水稀释,由气管插管口迅速喷入,并少量快速通气数次,以使药液雾化,加快药物吸收。

(2)过敏性休克:一般皮下注射或肌内注射0.5～1 mg,青霉素过敏症状可迅速得到缓解。

(3)支气管哮喘:急性发作时,以0.5～1 mg皮下或肌内注射,数分钟可缓解症状;对哮喘持续状态也可静脉滴注,但有效维持时间较短。

4. 常见不良反应　心悸、血压升高、烦躁、头痛,有时可引起心律失常。

(二)多巴胺(dopamine)

1. 药理作用　拟肾上腺素药,在体内是合成去甲肾上腺素的直接前体。2～4 μg/(kg·min)起多巴胺样激动作用,有轻度正性肌力作用和肾血管扩张作用。5～10 μg/(kg·min)主要兴奋β受体,兴奋心肌,起正性肌力作用,同时也具有血管扩张作用。10～20 μg/(kg·min),使α受体兴奋,内脏血管收缩,血压升高。

2. 适应证与禁忌证

(1)适应证:主要用于自主循环恢复后的血压维持。适用于各种原因引起的休克。

(2)禁忌证:快速心律失常纠正前不可使用,禁用于嗜铬细胞瘤、闭塞性血管病变、冻伤、糖尿病性动脉内膜炎和雷诺病患者。

3. 药物用法　治疗各种原因引起的休克以中、大剂量为主。治疗心功能不全以中、小剂量为主。将多巴胺加入5%葡萄糖或生理盐水溶液250～500 ml中静脉滴注,开始速度宜慢,以后根据血压情况,可加快速度或加大浓度。

4. 常见不良反应　常见的有胸痛、呼吸困难、心悸、心律失常(尤其用大剂量)、全身软弱无力感;心跳缓慢、头痛、恶心呕吐者少见。长期应用大剂量或小剂量用于外周血管病患者,出现的反应有手足疼痛或手足发凉的反应;外周血管长时期收缩,可能导致局部坏死或坏疽;过量时可出现血压升高,此时应减慢滴速或通知医生处理。

5. 用药监护　①对肢端循环不良的患者,需严密监测,注意坏死及坏疽的可能性。②在滴注本品时须进行血压、心排血量、心电图及尿量的监测。③应用多巴胺治疗前必须先纠正低血容量。④在滴注前必须稀释,稀释液的浓度取决于剂量及个体需要的液量。⑤静脉滴注时宜选用粗大的静脉作静注或静滴,以防药液外溢及产生组织坏死。⑥休克纠正时即减慢滴速。⑦突然停药可产生严重低血压,故停用时应逐渐递减。

(三)间羟胺(metaraminol)

1. 药理作用　主要作用于α受体,直接兴奋α受体较去甲肾上腺素作用弱但较持久,对心血管的作用与去甲肾上腺素相似。能收缩血管,持续地升高收缩压和舒张压,也可增强心肌收缩力,正常人心排血量变化不大,但能使休克患者的心排血量增加。对心率的兴奋不很显著,很少引起心律失常,无中枢神经兴奋作用。由于其升压作用可靠,维持时间较长,较少引起心悸或尿量减少等反应。连续给药时,因本品间接在肾上腺素神经囊泡中取代递质,可使递质减少,内在效应减弱,故不能突然停药,以免发生低血压反跳。

2. 适应证与禁忌证

(1) 适应证:用于各种原因引起的低血压状态。

(2) 禁忌证:对甲状腺功能亢进症、高血压、充血性心力衰竭及糖尿病患者慎用。

3. 药物用法　将 10～50 mg 加入 5‰葡萄糖或生理盐水溶液 250～500 ml 中静脉滴注,常与多巴胺合用。开始滴注速度宜慢,以后根据血压情况,可加快速度或加大浓度。

4. 常见不良反应　升压反应过快可致急性肺水肿、心律失常;用药过量的表现为抽搐、严重高血压、严重心律失常,此时应立即停药观察;静脉注射时药液外溢,可引起局部血管严重收缩,导致组织坏死糜烂或红肿硬结形成脓肿;长期使用骤然停药时可能发生低血压。

5. 用药监护　①应用时预防发生滴注部位药液外溢,静脉注射外溢皮下有发生坏死的可能。②用药中密切注意控制静滴速度与浓度,力求以最小剂量控制于预期血压水平,并保持平稳。③血容量不足者应先纠正后再用本药物。④注意患者的尿量,开始时尿量会少,随着血压的升高,尿量应趋于正常水平。⑤不宜与碱性药物混合滴注,易引起分解。

(四) 多巴酚丁胺(dobutamine)

1. 药理作用　是一种合成的儿茶酚胺类药物,对心肌产生正性肌力作用,主要作用 β_1 受体,对 β_2 及 α 受体作用相对较少,能直接激动心脏 β_1 受体以增加心肌收缩力和心搏出量,使心排血量增加,可降低外周血管阻力(后负荷减少),但收缩压和脉压一般保持不变,或仅因心排血量增加而有所增加;能降低心室充盈压,促进房室结传导;心肌收缩力有所增强,冠状动脉血流及心肌耗氧量常增加;由于心排血量增加,肾血流量及尿量常增加。与多巴胺不同,多巴酚丁胺并不间接通过内源性去甲肾上腺素的释放,而是直接作用于心脏。

2. 适应证与禁忌证

(1) 适应证:用于器质性心脏病时心肌收缩力下降引起的心力衰竭。

(2) 禁忌证:梗阻性肥厚型心肌病患者禁用。

3. 药物用法　成人常用量 250 mg 加于 5‰葡萄糖或生理盐水 250～500 ml 中,以 5～20 $\mu g/(kg \cdot min)$ 滴速给予。

4. 常见不良反应　可有心悸、恶心、头痛、胸痛、气短等不良反应,偶见心律失常。

5. 用药监护　①用药期间应定时或连续监测心电图、血压。②不得与碳酸氢钠等碱性药物混合使用,因碱性药物可使多巴酚丁胺失活。③滴注不可过快,因大剂量使用,可引起心率增加、血压下降,导致或加重心肌缺血。④防止注射部位药液外渗。⑤应用多巴酚丁胺前,应先补充血容量,纠正酸中毒。

二、抗心律失常药物

(一) 利多卡因(lidocaine)

1. 药理作用　可通过抑制心肌缺血部位的传导性、改善正常心肌区域的传导性,使室颤阈值提高,心室不应期的不均匀性和自律性降低,且对血流动力学影响小。起效快,时效短,一次静脉给药后 1～2 min 起效,维持 10～20 min。作为局麻药维持时间长、穿透性、扩散性强,尚具有抗心律失常作用。

2. 适应证与禁忌证

(1) 适应证:因室颤或无脉性室速导致的心搏骤停,恢复自主循环,可以考虑立即开始或继续给

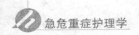
予利多卡因。对除颤和肾上腺素无效的无脉性室性心动过速和室颤,利多卡因有助于回溯窦性心律和自主循环。但对治疗顽固性室颤或无脉性室速时,只作为胺碘酮、普鲁卡因酰胺无效时的第二选择。

(2)禁忌证:心、肝功能不全者、老年人适当减量;二、三度传导阻滞、对酰胺类局麻药过敏者、有癫痫大发作史者、肝功能严重不全以及休克患者禁用;孕妇和小儿一般不用。

3. **药物用法**　常用量静脉注射 1~1.5 mg/kg(一般用 50~100 mg)作为首次负荷量静脉注射,总剂量不超过 3 mg/kg,负荷量后静脉滴注一般以 5%葡萄糖注射液或生理盐水配置,以 1~4 mg/min 速度静脉滴注,维持心电稳定性。

4. **常见不良反应**　常见的不良反应有头晕、嗜睡、恶心、呕吐、吞咽困难、烦躁不安等,剂量过大时容易抑制传导,引起房室传导阻滞,还可出现血压下降,心律失常加剧,甚至心脏停搏以及中枢神经反应,如感觉异常、听力减退和惊厥等。

5. **用药监护**　①用药期间应注意监测血压、心电图,并备有抢救设备;心电图 P－R 间期延长或 QRS 波增宽,出现其他心律失常或原有心律失常加重者应立即停药。②用药 24~48 h 后,利多卡因在肝脏中的代谢会受到抑制,半衰期延长,因此,24 h 后如仍需用药应减量或监测血药浓度。

(二)普罗帕酮(propafenone)

1. **药理作用**　是一类新型结构、Ⅰ类抗心律失常药。可降低收缩期的去极化作用,延长传导,提高心肌细胞阈电位,明显减少心肌的自发兴奋性;尚有轻度的抑制心肌作用、增加末期舒张压,减少搏出量;有轻度降压和减慢心率的作用。

2. **适应证与禁忌证**

(1)适应证:用于阵发性室性心动过速、阵发性室上性心动过速及预激综合征伴室上性心动过速、心房扑动或心房颤动的预防。也可用于各种早搏的治疗。

(2)禁忌证:心肌严重损害者慎用,严重的心动过缓,肝、肾功能不全,明显低血压患者慎用;窦房结功能障碍、严重房室传导阻滞、双束支传导阻滞、心源性休克患者禁用。

3. **药物用法**　常用量为每次 70 mg 或 1~1.5 mg/kg 溶于 5%~10%葡萄糖注射液中,3~5 min 内缓慢静注。若无效可隔 10~15 min 后重复使用,直至心律失常终止或总剂量达 350 mg 为止。静注有效后可改为 0.5~1 mg/min 静滴维持。

4. **常见不良反应**　不良反应较少,主要者为口干,舌唇麻木,可能是由于其局部麻醉作用所致。此外,早期的不良反应还有头痛、头晕,其后可出现胃肠道障碍,如恶心、呕吐、便秘等,老年人用药后可能出现血压下降。

5. **用药监护**　用药中注意心率、心律、血压的变化,若出现心动过缓或房室传导阻滞,一般应减量或停药。

(三)胺碘酮(amiodarone)

1. **药理作用**　原为抗心绞痛药,具有选择性冠状动脉扩张作用,能增加冠状动脉血流量,降低心肌耗氧量。近年来发现具有抗心律失常作用,能延长窦房结、心房和心室肌纤维的动作电位时程和有效不应期,并减慢传导。

2. **适应证与禁忌证**

(1)适应证:用于室性和室上性心动过速和早搏、阵发性心房扑动和颤动、预激综合征等。也可用于伴有充血性心力衰竭和急性心肌梗死的心律失常患者。此外还适用于慢性冠脉功能不全和心绞痛。

(2)禁忌证:房室传导阻滞、心动过缓、甲状腺功能障碍及对碘过敏者禁用。

3. **药物用法**　室颤或无脉性室速,首剂 150 mg,溶于 20~30 ml 5%葡萄糖液内,静脉注射

10 min 以上,无效再追加 150 mg,维持剂量为 1 mg/min 持续静滴 6 h,再减量至 0.5 mg/min,以维持心电稳定性,每日最大剂量不超过 2 g。

4. 常见不良反应 主要为胃肠道反应(食欲不振、恶心、腹胀、便秘等)及角膜色素沉着,偶见皮疹及皮肤色素沉着,停药后可自行消失。

5. 用药监护 ①静脉用药时,局部刺激可产生静脉炎,应注意观察和预防。②定时监测血压及复查患者心电图,长期应用时应注意监测甲状腺功能改变。

三、治疗心功能不全的药物

毛花苷丙(cedilanid)

1. 药理作用 可加强心肌收缩力、减慢心率、抑制心脏传导。由于心肌功能的改善,心室舒张末期压力下降,室壁张力大大下降,使心肌耗氧量减少。其特点为性质稳定,作用迅速,蓄积性小。

2. 适应证与禁忌证

(1)适应证:主要用于急、慢性心力衰竭。由于其作用较快,适用于急性心功能不全或慢性心功能不全急性加重的患者,亦可用于控制伴快速心室率的心房颤动、心房扑动患者的心室率。

(2)禁忌证:有显著心动过缓、完全房室传导阻滞及频发心绞痛者忌用;低血钾、活动性心肌炎、急性心肌梗死、梗阻性肥厚型心脏病、严重贫血缺氧者慎用;预激综合征伴心房颤动或扑动的患者禁用、洋地黄过敏或中毒者禁用。

3. 药物用法 静脉注射成人常用 0.4 mg,加入 5%～10% 的葡萄糖液 20 ml 缓慢注入,时间不少于 5 min,一般为 15～20 min。必要时每 4～6 h 可再给 0.2～0.4 mg,直至全效量(1～1.6 mg/d)。

4. 常见不良反应 常见的不良反应有新出现的心律失常、恶心、呕吐、下腹痛、异常的无力、软弱;少见的反应包括:视力模糊、腹泻、中枢神经系统反应如精神抑郁或错乱;严重中毒可有心动过缓、频发早搏、房室传导阻滞等。

5. 用药监护 ①毛花苷丙中毒剂量与治疗剂量相差很小,尤其是当低钾血症时更加明显,故应加强监护,早期发现和处理中毒反应。②注意监测血清钾浓度,避免低钾血症增强本品对心肌的毒性。③禁用钙剂、肾上腺素、麻黄碱等药物。④静脉应用此药时要严格控制速度,注意观察患者有无肺部啰音、水肿、出入量不平衡等症状,避免注射过快引起肺水肿或其他心律问题。

四、防治心绞痛药物

硝酸甘油(nitroglycerin)

1. 药理作用 硝酸甘油为速效、短效硝酸酯类抗心绞痛药物,主要药理作用是松弛血管平滑肌。调节平滑肌收缩状态,引起血管扩张。硝酸甘油扩张动静脉血管床,以扩张静脉为主,外周静脉扩张,使血液潴留在外周,回心血量减少,左室舒张末压(前负荷)降低。扩张动脉使外周阻力(后负荷)降低。动静脉扩张使心肌耗氧量减少,缓解心绞痛。对心外膜冠状动脉分支也有扩张作用。治疗剂量可降低收缩压、舒张压和平均动脉压,常能维持有效冠状动脉灌注压。

2. 适应证与禁忌证

(1)适应证:用于冠心病心绞痛的治疗及预防,也可用于降低血压或治疗充血性心力衰竭。

(2)禁忌证:禁用于心肌梗死早期(有严重低血压及心动过速时)、严重贫血、青光眼、颅内压增高和已知对硝酸甘油过敏的患者。

3. 药物用法

(1)用于防治心绞痛:发作时舌下含服 1 片(0.3 mg 或 0.6 mg),2～5 min 即发挥作用,作用大约维持 30 min。

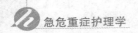

（2）治疗急性心肌梗死：硝酸甘油 20 mg 加入 250 ml 液体静脉输入或 10 mg 加入 100 ml 液体输液泵输入，首次剂量为 10 μg/min，10 min 后酌情逐渐加量，原则上最大用量不超过 100 μg/min。

4. **常见不良反应**　首要症状为头痛，可于用药后立即发生，可为剧痛和呈持续性；偶可发生眩晕、虚弱、心悸和其他体位性低血压的表现，尤其在直立、制动的患者；治疗剂量可发生明显的低血压反应，表现为恶心、呕吐、虚弱、出汗和虚脱。

5. **用药监护**　①有时可引起体位性低血压，应注意预防并指导患者正确的用药方法。舌下含服时，若药片尚未融化，切忌误吞入；用药后应适当休息 15～20 min。②用药中，若血压明显下降，收缩压＜90 mmHg，心率＞110 次/min，或心率≤50 次/min，则应停用此药或减少用量及严密观察，必要时予以对症治疗，同时密切观察血压、心律、心率及呼吸变化。掌握好用药浓度和输液速度，避免低血压发生。③因硝酸甘油扩张血管、加重通气/血流比例失调，因此用药中应给予患者持续低流量吸氧。④长时间静脉用药者或昼夜 24 h 持续服用硝酸盐类药物者可产生耐药性，因此应合理安排给药时间及药量，并缓慢减量后至停药。

五、降压药物

硝普钠(sodium nitroprussid)

1. **药理作用**　为一种速效和短时作用的血管扩张药。对动脉和静脉平滑肌均有直接扩张作用，但不影响子宫、十二指肠或心肌的收缩。血管扩张使周围血管阻力减低，因而有降压作用。血管扩张使心脏前、后负荷均减低，心排血量改善，故对心力衰竭有益。后负荷减低可减少瓣膜关闭不全时主动脉和左心室的阻抗而减轻反流。

2. **适应证与禁忌证**

（1）适应证：①用于高血压急症，如高血压危象、高血压脑病、恶性高血压。②用于治疗急性心力衰竭，包括急性肺水肿，亦用于急性心肌梗死或瓣膜（二尖瓣或主动脉瓣）关闭不全时的急性心力衰竭。

（2）禁忌证：肾功不全或甲状腺功能低下者慎用，代偿性高血压、动静脉并联、动脉狭窄和孕妇禁用。

3. **药物用法**　仅作静脉滴注应用。用前将本品 50 mg 溶解于 5% 葡萄糖液 250～500 ml 中，在避光条件下静脉滴注。开始时速度可略快，血压下降后逐渐减慢。但用于心力衰竭、心源性休克时开始时宜缓慢，以 10 滴/min 为宜，以后再酌情加快速度。用药不宜超过 72 h。

4. **常见不良反应**　血压降低过快，出现眩晕、大汗、头痛、肌肉颤搐、神经紧张或焦虑、烦躁、胃痛、反射性心动过速或心律不齐，症状的发生与静脉给药速度有关，与总量关系不大；硫氰酸盐中毒或逾量时，可出现运动失调、视力模糊、谵妄、眩晕、头痛、意识丧失、恶心、呕吐、耳鸣、气短；氰化物中毒或超量时，可出现反射消失、昏迷、心音遥远、低血压、脉搏消失、皮肤粉红色、呼吸浅和瞳孔散大。

5. **用药监护**　①硝普钠对光敏感，溶液稳定性较差，滴注溶液应新鲜配制并注意避光。新配溶液为淡棕色，如变为暗棕色、橙色或蓝色，应弃去。溶液的保存与应用不应超过 24 h。溶液内不宜加入其他药品。②滴注时必须密切监护，使用输液泵，并及时根据血压调节输液速度。应及时定期测量血压（5～30 min 1 次），一般血压不得低于 90/60 mmHg。③如出现硫氰化物中毒的表现，应立即停止静滴，并立即使用亚硝酸钠和硫代硫酸钠治疗。

第二节　自主神经系统药物

阿托品(atropine)

1. **药理作用**　为阻滞 M 胆碱受体的抗胆碱药，能解除平滑肌的痉挛（包括解除血管痉挛，改善微血管循环);抑制腺体分泌;解除迷走神经对心脏的抑制,使心率加快;瞳孔散大及眼压升高。总剂量 3 mg 的阿托品可完全阻滞迷走神经,逆转心脏停搏。在补充血容量的基础上,可改善微循环使回心血量增加,有效循环血量增加,血压回升,尿量增加。

2. 适应证与禁忌证

(1)适应证:可用于治疗心室静止和心电-机械分离的心搏骤停患者,或经复苏自主循环恢复后心率慢至 50 次/min 以下的心搏骤停的患者,或伴室性期前收缩及低血压的心动过缓的患者,还可用于有机磷中毒的抢救。

(2)禁忌证:心肌梗死、心动过速的患者或是老年人应慎用阿托品,因其可致心率加快,加重心肌缺血或扩大梗死范围。

3. 药物用法

(1)心肺复苏:用于有血流动力学障碍症状的心动过缓的临时性治疗。用法:0.5 mg 静脉注射,可每隔 3~5 min 重复注射 1 次,总剂量不超过 3 mg。

(2)有机磷农药中毒的应用:①与解磷定等合用时:对中度中毒,每次皮下注射 0.5~1 mg,隔 30~60 min 1 次;对严重中毒,每次静注 1~2 mg,隔 15~30 min 1 次,至病情稳定后,逐渐减量并改用皮下注射。②单用时:对轻度中毒,每次皮下注射 0.5~1 mg,隔 30~120 min 1 次;对中度中毒,每次皮下注射 1~2 mg,隔 15~30 min 1 次;对重度中毒,即刻静注 2~5 mg,以后每次 1~2 mg,隔 15~30 min 1 次,根据病情逐渐减量和延长间隔时间。阿托品化后维持给药。

(3)缓解内脏绞痛:包括胃肠痉挛引起的疼痛、肾绞痛、胆绞痛、胃及十二指肠溃疡,每次皮下注射 0.5 mg。

4. 常见不良反应 常见的不良反应有口干、乏汗、心率加快、瞳孔散大、视近物模糊、皮肤潮红、发热、烦躁不安、便秘、排尿困难,严重中毒出现谵妄、幻觉和惊厥,甚至昏迷和呼吸麻痹等。

5. 用药监护 ①本药静脉注射后立即发生药理作用,可引起心动过速、心肌耗氧量增加,对心肌缺血或急性心肌梗死患者可诱发快速心律失常,用药时应注意观察,并备好利多卡因及除颤器等。②用药过量时,除上述症状加重外,还可出现呼吸加快、烦躁不安、惊厥等中枢兴奋症状,严重者出现昏迷,呼吸肌麻痹甚至死亡。③静脉注射阿托品后有心动过速、口干、视物不清等副作用,停药后可自行消失,无需特殊处理。严重者可用新斯的明拮抗。

第三节 中枢神经系统药物

一、中枢兴奋药

(一)尼可刹米(nikethamide)

1. 药理作用 选择性兴奋延髓呼吸中枢,也可作用于颈动脉窦和主动脉体化学感受器反射性地兴奋呼吸中枢,并提高呼吸中枢对 CO_2 的敏感性,使呼吸加深加快。对血管运动中枢有微弱兴奋作用。作用时间短暂,一次静脉注射仅可维持作用 5~10 min。应视病情间隔给药。

2. 适应证与禁忌证

(1)适应证:用于中枢性呼吸抑制及其他继发性的呼吸抑制。

(2)禁忌证:患有脑水肿、心动过速、甲状腺功能亢进、心律不齐、支气管哮喘、急性心绞痛,以及孕妇、12 岁以下的儿童均应慎用。

3. 药物用法 常用量:每次静注 0.375 g,或 1.125 g、1.875 g 溶入相应溶液中静脉滴注,一般与洛贝林联合应用。

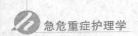

4. 常见不良反应　常见的有面部刺激征、烦躁不安、抽搐、恶心、呕吐等。大剂量时可出现血压升高、心悸、出汗、面部潮红、呕吐、震颤、心律失常、惊厥,甚至昏迷。

5. 用药监护　用药前需解除呼吸道梗阻,查动脉血气并进行氧疗,尼可刹米毒性小,较安全,较大剂量应用或反复用药时,应注意监护。

(二) 洛贝林(lobeline)

1. 药理作用　可刺激颈动脉窦和主动脉体化学感受器,反射性地兴奋呼吸中枢而使呼吸加快,但对呼吸中枢并无直接兴奋作用。对迷走神经中枢和血管运动中枢也同时有反射性的兴奋作用。

2. 适应证与禁忌证

(1) 适应证:主要用于各种原因引起的呼吸抑制。

(2) 禁忌证:暂无明确禁忌证。

3. 药物用法　静脉注射常用量:成人一次 3~6 mg(极量为 20 mg/d)。必要时每隔 30 min 可重复使用一次。

4. 常见不良反应　可有恶心、呕吐、心动过缓、传导阻滞等,大剂量可引起心动过速、呼吸抑制,甚至惊厥。

5. 用药监护　密切观察生命体征变化,临床大剂量应用或持续应用时,应采用心电监测。

二、镇痛药

(一) 吗啡(morphine)

1. 药理作用　为阿片受体激动剂,有强大的镇痛作用,同时也有明显的镇静作用及镇咳作用,但是对神经性疼痛效果较差。对呼吸中枢有抑制作用,过量可致呼吸衰竭而死亡。治疗量吗啡对心功能影响不大,但能扩张血管,引起体位性低血压。吗啡可兴奋平滑肌,增加肠道平滑肌张力引起便秘,并使胆道、输尿管、支气管平滑肌张力增加。使外周血管扩张,有缩瞳、镇吐等作用。

2. 适应证与禁忌证

(1) 适应证:有强烈的镇痛作用,可用于创伤、手术、烧伤、心肌梗死等引起的剧痛。

(2) 禁忌证:禁用于婴儿及哺乳妇女,临产妇女、慢性阻塞性肺疾患、支气管哮喘、肺源性心脏病、颅内压增高、颅脑损伤、肝功能减退、急性左心衰竭晚期并出现呼吸衰竭以及疼痛原因未明确的患者。

3. 药物用法　常用量:皮下注射,一次 5~15 mg, 15~40 mg/d。静脉注射,5~10 mg。极量:皮下注射,1 次 20 mg, 100 mg/d。

4. 常见不良反应　常用治疗量可引起头昏、恶心、呕吐、便秘、排尿困难、尿潴留等症状,剂量过大可导致患者昏迷、呼吸抑制。可产生耐受性和成瘾性。

5. 用药监护　①防止发生蓄积中毒及成瘾性,需注意掌握用药的间隔时间,一般至少为 4 h。②用药过程中要严密观察患者是否有早期中毒的症状,如嗜睡不醒、呼吸抑制、瞳孔缩小等,出现上述症状及时通知医生,并准备纳洛酮拮抗。③吗啡不可与其他药物配伍使用。④用药后观察患者排尿情况,定时督促患者排尿,以免引起尿潴留。

(二) 哌替啶(pethidine)

1. 药理作用　为阿片受体激动剂,是目前最常用的人工合成强效镇痛药。其作用类似吗啡,效力为吗啡的 1/10~1/8,与吗啡在等效剂量下可产生同样的镇痛、镇静及呼吸抑制作用,但后者维持时间较短,无吗啡的镇咳作用。与吗啡相似,能短时间提高胃肠道括约肌及平滑肌的张力,减少胃肠蠕动,但引起便秘及尿潴留发生率低于吗啡。可不改变子宫的节律性收缩,对产后出血及复原无不良影响。对胆道括约肌的兴奋作用使胆道压力升高,但亦较吗啡弱。有轻微的阿托品样作用,可引起心搏增快。

2. 适应证与禁忌证

(1)适应证:适用于各种剧痛。用于心源性哮喘,有利于肺水肿的消除。

(2)禁忌证:诊断未明的急性疼痛不宜使用;颅脑损伤、颅内占位病变、COPD、支气管哮喘、肝功能不全者慎用;婴儿、哺乳期妇女禁用。

3. 药物用法 ①用于缓解中、重度疼痛:成人肌内注射常用量为1次50~100 mg。②麻醉前给药及人工冬眠:100 mg加氯丙嗪50 mg。③内脏绞痛:50~100 mg加阿托品1 mg肌注或皮下注射。④晚期癌症患者解除中、重度疼痛:因个体化给药,剂量可较常规为大,应逐渐增加剂量,直至疼痛满意缓解,但不提倡使用。

4. 常见不良反应 治疗量可见眩晕、恶心、呕吐、心动过速和体位性低血压;反复应用可有成瘾性。

5. 用药监护 给药后应监护生命体征,如出现多汗、肌肉僵直、血压先升高后剧降、呼吸抑制、发绀、昏迷、高热、惊厥等症状时,需立即通知医生。

三、抗焦虑药

地西泮(diazepam)

1. 药理作用 目前临床上最常用的催眠药。选择性地作用于大脑边缘系统,通过加强或易化 γ-氨基丁酸(GABA)的抑制性神经递质的作用,在中枢神经各个部位,起突触前和突触后的抑制作用。具有抗焦虑、镇静、催眠、抗惊厥、抗癫痫及中枢性肌肉松弛等作用。

2. 适应证与禁忌证

(1)适应证:用于抗癫痫和抗惊厥,静脉注射为治疗癫痫持续状态的首选药,对破伤风轻度阵发性惊厥也有效。

(2)禁忌证:肝肾功能不良、老年人、婴儿、青光眼及重症肌无力患者及体弱患者慎用;新生儿、哺乳期妇女、孕妇忌用。

3. 药物用法 口服给药用于镇静、抗焦虑时,每次2.5~5 mg,3次/d;肌内或缓慢静注用于癫痫持续状态时,每次5~20 mg,以0.9%氯化钠注射液或5%葡萄糖注射液稀释后缓慢静注至抽搐停止,一般成人不超过5 mg/min。

4. 常见不良反应 常见的不良反应包括嗜睡、头昏和乏力等,大剂量可有共济失调、震颤;罕见的有皮疹和白细胞减少;个别患者发生兴奋、多语、睡眠障碍,甚至幻觉。停药后,上述症状很快消失;长期连续用药可产生依赖性和成瘾性,停药可能发生撤药症状,表现为激动或忧郁。

5. 用药监护 ①应用本药时可出现嗜睡、轻微头痛、乏力、运动失调等临床表现,常与剂量有关。老年患者更易出现以上反应。②偶见低血压、呼吸抑制、视力模糊、皮疹、尿潴留、忧郁、精神紊乱、白细胞减少。高剂量时少数人出现兴奋不安。因此,静脉注射时速度宜慢,密切观察患者的呼吸情况,做好应急准备;静脉应用时,不能与其他药物混合使用。③长期用药的患者突然停药可出现戒断症状,应争取以最小剂量维持治疗效果,不可骤然停药。

第四节 泌尿系统药物

(一)甘露醇(mannitol)

1. 药理作用 甘露醇在体内不被代谢,经肾小球滤过后在肾小管内甚少被重吸收,因此起到渗透利尿作用。能够提高血浆渗透压,导致组织内(包括眼、脑、脑脊液等)水分进入血管内,从而减轻组织水肿,降低眼内压、颅内压和脑脊液容量及其压力。甘露醇的利尿作用机制表现在甘露醇可增加血容量,从而扩张肾血管,增加肾血流量,提高肾小管内液渗透浓度,减少肾小管对水及 Na^+、Cl^-、K^+、Ca^{2+}、Mg^{2+} 和其他溶质的重吸收。由于输注甘露醇后肾小管液流量增加,当某些药物和毒物中毒时,这些物质在肾小管内浓度下降,对肾脏毒性减小,而且经肾脏排泄加快。

2. 适应证与禁忌证

(1)适应证:治疗各种原因引起的颅内压升高、脑水肿、脑疝、昏迷及青光眼;急性少尿或无尿症;预防急性肾功能不全。

(2)禁忌证:已确诊为急性肾小管坏死的无尿患者、严重失水者、颅内活动性出血者,以及急性肺水肿或严重肺瘀血的患者。

3. 药物用法　用于治疗脑水肿及颅压增高、眼压增高,一般可用 20% 甘露醇 250 ml 静脉滴注,必要时可 4～6 h 1 次,滴入速度要快,一般 15～20 min 内滴完。

4. 常见不良反应　部分患者可出现滴注静脉刺激性疼痛。较为常见的不良反应还有水和电解质紊乱。

5. 用药监护　①甘露醇遇冷易结晶,故应用前应仔细检查,如有结晶,可置热水中或用力振荡,待结晶完全溶解后恢复常温再使用。②静脉滴注时,应采用大号针头。250 ml 液体应保证在 15～20 min 内滴完,速度慢会影响药物的治疗效果。③药物对组织及静脉有较强的刺激性,因此不能做皮下和肌内注射,静脉注射时要确认针头在血管内方可给药,以免引起皮下水肿和静脉炎。④用药期间密切观察患者的尿量、电解质、中心静脉压等,以免发生水电解质紊乱,因甘露醇有较强的利尿作用,因此,昏迷或排尿困难的患者用药后应先导尿。⑤用药后注意观察患者的意识、颅内高压的症状和体征、肢体活动情况、瞳孔等变化情况。

(二)呋塞米(furosemide)

1. 药理作用　主要通过抑制肾小管髓襻厚壁段对 NaCl 的主动重吸收,使渗透压梯度差降低,肾小管浓缩功能下降,从而导致水、Na^+、Cl^- 排泄增多。另外,呋塞米尚能抑制近端小管和远端小管对 Na^+、Cl^- 的重吸收,促进远端小管分泌 K^+。呋塞米还能抑制前列腺素分解酶的活性,具有扩张血管、降低肾血管阻力、使肾血流量尤其是肾皮质深部血流量增加的作用。呋塞米能扩张肺部容量静脉,降低肺毛细血管通透性,加上其利尿作用,使回心血量减少,左心室舒张末期压力降低,有助于治疗急性左心衰竭和成人呼吸窘迫综合征。

2. 适应证与禁忌证

(1)适应证:用于应用其他利尿药效果不佳的水肿性疾病患者,包括充血性心力衰竭、肝硬化、肾脏疾病(肾炎、肾病及各种原因所致的急、慢性肾功能衰竭),与其他药物合用治疗急性肺水肿和急性脑水肿等。用于各种原因导致肾脏血流灌注不足,如失水、休克、中毒、麻醉意外以及循环功能不全等,还可应用于高钾血症、高钙血症及急性药物或毒物中毒。

(2)禁忌证:慎用于无尿或严重肾功能损害者、糖尿病、高尿酸血症或有痛风病史、严重肝功能损害、急性心肌梗死、有低钾血症倾向,尤其是应用洋地黄类药物或有室性心律失常、红斑狼疮的患者。

3. 药物用法　一般 20～40 mg,静脉注射,必要时每小时追加 80 mg,直至出现满意疗效。

4. 常见不良反应　大剂量或长期应用时,可出现体位性低血压、休克、低钾血症、低氯血症、低钠血症、低钙血症以及与此有关的口渴、乏力、肌肉酸痛、心律失常等。大剂量静脉快速注射时可出现暂时性的耳鸣、听力障碍。

5. 用药监护　①药物剂量应从最小有效剂量开始,然后根据利尿反应调整剂量,以减少水、电解质紊乱等副作用的发生。②利尿作用强而迅速,应让患者在用药前准备好便器。③高血压患者应用时,应密切观察患者的血压、脉搏变化情况,过多的排尿可使患者产生脱水及血压降低,发现应及时通知医生。④肝病患者应用本药时,应注意密切观察患者的神志变化,避免发生肝昏迷。

第五节 解 毒 药 物

纳洛酮(naloxone)

1. 药理作用 为阿片受体的完全拮抗剂。因其与阿片(吗啡)受体的亲和力较吗啡及脑啡肽强,故能完全阻断它们的作用,能迅速消除呼吸抑制、缩瞳、胃肠道和胆道痉挛等吗啡中毒症状。

2. 适应证与禁忌证

(1)适应证:纳洛酮主要用于吗啡类或阿片类镇痛药物的急性中毒,解除呼吸抑制和中枢抑制症状,使昏迷患者迅速复苏。此外,纳洛酮也可用于乙醇中毒,以解除呼吸抑制和催醒。

(2)禁忌证:心功能不全、高血压、室性心律失常患者慎用或禁用;麻醉性镇痛药以外的中枢抑制药或其他疾病引起的呼吸抑制时禁用。

3. 药物用法

(1)阿片类药物过量:首次可静脉注射本品 0.4～2 mg,如果未获得理想的对抗和改善作用,可间隔 2～3 min 重复注射给药。

(2)重度乙醇中毒 0.8～1.2 mg,1 h 后重复给药 0.4～0.8 mg。

4. 常见不良反应 用于吗啡类药物中毒时患者可出现烦躁不安;少数患者可出现恶心、呕吐、心动过速和高血压。

5. 用药监护 ①密切观察患者的生命体征及神志的变化。如使用本品过量可能逆转痛觉缺失并引起患者激动,应注意保护患者,避免继发损伤。②由于此药作用持续时间短,一旦其作用消失,可使患者再度陷入昏睡和呼吸抑制,发现此类症状出现立即通知医生。

第六节 调节酸、碱平衡药物

碳酸氢钠(sodium bicarbonate)

1. 药理作用 本品具有抗酸作用,可使血浆内碳酸氢盐浓度升高,使高浓度氢离子得以缓冲,血 pH 上升,临床上酸中毒征象因此解除;如机体呈酸中毒时,碳酸氢离子与氢离子结合成碳酸,再分解为 H_2O 和 CO_2,后者经肺随呼气排出,如酸碱平衡者则以原形自尿排出。

2. 适应证与禁忌证

(1)适应证:目前认为在心肺复苏最初的 15～20 min 内应慎用碳酸氢钠。存在以下情况时,应考虑适量应用:①严重高钾血症、心脏停搏前早有代谢性酸中毒或心脏停搏、复苏时间过长(>10 min),在充分通气的前提下适当补充碳酸氢钠。②经除颤、胸外心脏按压、气管插管、机械通气和血管收缩药治疗,动脉血 pH 仍<7.2。

(2)禁忌证:充血性心力衰竭、肾功能衰竭、低钾血症和伴 CO_2 潴留患者慎用,否则会加重水钠潴留,并可改变血液 pH,使血钾从细胞外向细胞内转移。

3. 药物用法 心肺复苏抢救时,首次 1 mmol/kg(如为 5%的溶液,1 ml＝0.6 mmol)静脉滴注,以后根据血气分析结果调整用量。治疗严重酸中毒,可直接用 5%溶液静滴,成人于 2 h 内可输入200～300 ml,必要时 4～5 h 可重复上述半量。

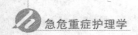

4. **常见不良反应** 大量静脉给药时可出现心律失常、肌肉痉挛性疼痛,或异常疲倦、虚弱等,出现低钾血症。肾功能不全患者用量偏大时,可出现精神症状、肌肉疼痛或抽搐、呼吸减慢、口内异味等,主要由代谢性碱中毒所致。

5. **用药监护** 严格选择适应证,同时在用药过程中密切监测患者酸碱状态,避免由于用药不当造成碱中毒,诱发低钾血症。

复 习 题

【A型题】

1. 心肺复苏时静脉注射首选药物是: ( )

    A. 肾上腺素   B. 去甲肾上腺素   C. 利多卡因

    D. 阿托品   E. 碳酸氢钠

2. 一名心脏病发作患者被送达急诊室,心电图示无脉性电活动(PEA),心率 30 次/min。医护人员正在进行 CPR,已行气管插管并确认气管导管位置,已建立静脉通路,接下来应首先给予的药物是: ( )

    A. 静脉注射 5 ml 10%氯化钙溶液   B. 静脉注射 1 mg 肾上腺素

    C. 静脉注射 1 mg 阿托品   D. 静脉注射 1 mEq/kg 碳酸氢钠

    E. 静脉注射 300 mg 胺碘酮

3. 患者李某,男性,诊断为急性前壁心肌梗死。于急诊等待 PCI 手术时,突然意识丧失,呼吸、心搏停止,立即行心肺复苏,张医生的医嘱为:肾上腺素 1 mg 静脉推注。此时应用肾上腺素的主要目的是: ( )

    A. 增强心肌收缩性,提高心率   B. 舒张冠状动脉

    C. 舒张支气管   D. 降低毛细血管通透性

    E. 收缩肺血管,改善其他支气管扩张剂引起的通气血流比例失调

4. 患者,男性,复合外伤,查体:心率 140 次/min,血压 75/35 mmHg,医嘱为生理盐水 500 ml 快速静脉滴注;生理盐水 500 ml,加多巴胺 200 mg 以 50 ml/h 速度静脉滴注。下列关于静滴多巴胺的注意事项中叙述不正确的是: ( )

    A. 使用前须纠正低血容量

    B. 宜选用粗大的静脉作静注或静滴

    C. 需根据血压、心率、尿量、外周血管灌流情况等调节滴注的速度和时间

    D. 休克纠正时即停止用药

    E. 血压继续下降,可改用更强的血管收缩药

5. 患者,男性,78 岁,端坐呼吸,大汗,医生接诊后嘱护士予西地兰静脉注射。护士的操作正确的是: ( )

    A. 遵医嘱抽取西地兰 0.4 mg,快速静脉注射

    B. 遵医嘱抽取西地兰 0.4 mg,同时以盐水 20 ml 稀释,快速静脉注射

    C. 遵医嘱抽取西地兰 0.4 mg,缓慢静脉注射

    D. 遵医嘱抽取西地兰 0.4 mg,以盐水 20 ml 稀释,缓慢静脉注射,一般 15~20 min

    E. 遵医嘱抽取西地兰 0.4 mg,同时以盐水 20 ml 稀释,30 min 推注完毕

6. 下列情况中应为患者静脉注射胺碘酮的是: ( )

  A. 房室传导阻滞　　　　　　　　B. 心动过缓　　　　　　　　C. 室颤或无脉性室速

  D. 甲状腺功能障碍　　　　　　　E. 碘过敏

7. 赵先生,急性冠脉综合征,于硝酸甘油静脉滴注中,需要停止滴药的情况是:　　　　　　( )

  A. 收缩压>90 mmHg,心率>110 次/min

  B. 收缩压<90 mmHg,心率>110 次/min

  C. 收缩压>120 mmHg,心率>110 次/min

  D. 收缩压<120 mmHg,心率<110 次/min

  E. 收缩压 90 mmHg,心率 110 次/min

8. 患者李某,因肺炎住院治疗,青霉素试敏(-),遵医嘱予以 0.9% NS 250 ml+青霉素 800 万 U,
10 min 后患者出现极度呼吸困难,此时应立即采取的急救措施是:　　　　　　　　　　( )

  A. 肌内注射去甲肾上腺素　　　B. 皮下注射肾上腺素　　　　C. 雾化吸入肾上腺素

  D. 皮内注射肾上腺素　　　　　E. 静脉注射去甲肾上腺素

9. 一头部外伤患者,头痛剧烈,医生查体后给予甘露醇快速静脉滴注,患者家属要求注射吗啡止
痛。该患者禁止使用吗啡的原因是:　　　　　　　　　　　　　　　　　　　　　　( )

  A. 心肌梗死引起的剧烈胸痛　　B. 手术后切口痛　　　　　　C. 颅高压

  D. 烧伤　　　　　　　　　　　E. 癌痛

10. 硝普钠持续用药时间不宜超过:　　　　　　　　　　　　　　　　　　　　　　　( )

  A. 12 h　　　　　　　　　　　B. 24 h　　　　　　　　　　C. 36 h

  D. 48 h　　　　　　　　　　　E. 72 h

【填空题】

1. 肾上腺素可以增加心脏_____,增强心肌_____,恢复心脏电活动。

2. 应用多巴胺治疗前必须先纠正_____。

3. 利多卡因常见的不良反应有头晕、嗜睡、恶心、呕吐等,剂量过大时可引起_____及_____。

4. 应用西地兰时,每次给药前应先测脉搏,如成人脉率<_____次/min,则不可用药。

5. 常用于人工冬眠的药物分别为_____100 mg、_____50 mg 和_____50 mg。

6. 到目前为止,_____仍为心肺复苏的首选药物。

7. 常用的呼吸中枢兴奋剂有_____和_____。

8. 治疗癫痫持续状态的首选药物是_____。

9. _____是阿片受体的完全拮抗剂,可用于乙醇中毒患者的治疗。

【简答题】

1. 简述休克患者应用血管活性药的注意事项。

2. 利多卡因用量过大会出现哪些症状?

3. 简述应用硝普钠药物治疗时的注意事项。

4. 简述应用阿托品常见的不良反应。

第十二章

急诊常见传染病与消毒隔离措施

内容及要求

　　急诊常见传染病与消毒隔离措施包括3个部分内容,呼吸道传染病与消毒隔离措施、消化道传染病与消毒隔离措施及经虫媒传播的传染病与消毒隔离措施。

　　急诊常见传染病与消毒隔离措施主要介绍呼吸道传染病、消化道传染病及经虫媒传播的传染病种类及消毒隔离基本措施。在学习中应掌握各类传染病的隔离方式,病室环境及工作人员的要求。其他内容一般了解。

重点、难点

　　本章重点是急诊常见传染病的隔离方式,病室环境及工作人员的要求。难点是急诊常见传染病的种类。

专科生要求

　　专科层次的学生应掌握急诊常见传染病的隔离方式,病室环境及工作人员的要求。其他内容一般了解。

　　在预防和控制传染病的工作中,临床医护人员起着不容忽视的作用,是预防和控制传染病的主力军。近年来,虽然传染病疾病谱发生明显变迁,但按照传播途径的不同,仍主要分为呼吸道传染病、消化道传染病、虫媒传染病、经血及体液等接触传染病几大类。为最大限度地降低传染病院内感染及控制医源性交叉感染的发生和蔓延,保护人民健康,必须采取严格、有效、规范的消毒隔离措施。

第一节　呼吸道传染病与消毒隔离措施

一、呼吸道传染病种类

　　呼吸道传染病包括白喉、百日咳、猩红热、肺结核病、流行性脑脊髓炎、风疹、麻疹、水痘及带状疱疹、埃博拉病毒感染、严重急性呼吸综合征(SARS)、流行性感冒病毒感染、流行性腮腺炎、流行性出血热、支原体和衣原体感染、军团菌病。

二、呼吸道传染病的消毒隔离措施

（一）呼吸道隔离

呼吸道传染病应采取呼吸道隔离，隔离单位要有明显标志，房间保持良好通风。有条件者，可设立负压隔离室，适用于经空气飞沫传播的烈性呼吸道传染病，如 SARS、白喉等。要求病室内有卫生间，病室门应紧闭，通内走廊的门外设有二道门及洗手设施，病室应有特殊的通风装置，其要求是室内呈负压，室内空气每小时可换气 6～10 次，ICU 病房每小时换气次数应在 15 次以上，室内排出的空气要经特殊装置处理。

（二）工作人员隔离

工作人员接触患者要戴帽子、口罩及手套，必要时可穿隔离衣和戴护目镜。

1. 带工作帽　目的是防止头发披散受到污染，因此，应将全部头发罩在帽内。在同种病室工作，帽子并不需要更换，如果被患者或污染的手接触后，必须随时换下，放在污物袋内或直接投入消毒剂桶内浸泡消毒。

2. 戴口罩　目的是借助口罩的过滤作用，阻留飞沫中的病原微生物通过空气媒介传给患者或传染给工作人员，所以应将口鼻全部盖住。棉纱口罩应宽大（14 cm×18 cm），由 12 层以上细纱布制成，用前需清洁数次，使纱布紧凑有效。因久用受潮后的口罩阻留微生物的效率降低，故棉纱口罩连续使用不得超过 4 h。SARS 病区密切接触者最好选用带鼻夹的口罩，用适量棉花填塞鼻两侧，使空隙消失。有条件应选用滤过高、与面部密合好的 N_{95}、N_{99} 或 N_{100} 口罩。口罩用后外面已污染，工作时不能随意用手触摸口罩，用清洁的手除去口罩时，只能接触带子部分，摘口罩后应立即洗手。

3. 戴手套　戴手套的目的是保护工作人员不受病原体的污染，防止医务人员自身手上的病原体传给患者，更重要的是减少医务人员从其他患者或环境获得的病原体通过未洗净的手在患者之间传播的机会。一般情况下，手上暂居病原微生物可通过仔细洗手去除，但大多数情况下，医院内洗手不能达到要求。因此，进行无菌操作或处理患者血液、体液、分泌物、排泄物时应戴一次性使用手套（分清洁和无菌两种），戴手套选择适合的型号，过大或过小都不利于操作，还增加污染的机会，接触污染的手套要及时更换，脱手套后要用流水认真洗手。

（三）患者分泌物的处理

分泌物包括痰液、脓汁和唾液等，可加入等体积 1% 过氧乙酸或含有效氯 2 000 mg/L 消毒液消毒，作用 30～60 min。对于干燥物体表面的分泌物所用消毒剂溶液的浓度应加倍，对于浸渍于织物上的分泌物可煮沸 30～60 min 进行消毒。

（四）污染垃圾处理

传染性污物可分为重复使用和不再回收使用物品两种。具有传染性而不再回收的物品，可集中于不透水的黄色医用垃圾袋内，封口或扎紧袋口，在隔离室外再装入另一清洁黄色医用垃圾袋中送出焚烧，袋口应标有污染标记，使处理污物者免受感染。可重复使用物品，如污染的床单、衣服等，经消毒后可投入双层黄色医用垃圾袋中，经标记后直接送洗衣房清洁消毒。

（五）病室空气消毒

1. 室内有人状态下的空气消毒　①负压病房，层流除菌。②无负压条件，病室必须保证良好的通风，可安装大功率排风扇，强行通风。③低臭氧紫外线灯（1.5 W/m³）反向安装，每日 4 次照射，40 min/次，必要时 24 h 持续照射，但应避免工作人员和患者受到损伤。④静电吸附式空气净化器或循环风紫外线空气消毒剂持续空气消毒。

2. 室内无人状态下的空气消毒　要求消毒时关闭门窗，按照消毒剂使用浓度及消毒作用时间

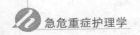

操作。①紫外线照射消毒：60 min/次，每日 2～3 次。②臭氧消毒液消毒：30 mg/m³，作用 30 min。③0.5%过氧乙酸（30 ml/m³）气溶胶喷雾，作用 30 min。

3. 隔离病室终末消毒　患者出院、转院或死亡后，所在环境、用物必须进行终末消毒。①15%过氧乙酸熏蒸消毒：7～20 ml/m³ 或 1～3 g/m³，加等量水加热蒸发，关闭门窗，密闭 2 h 后开窗通风。②0.5%或 2%的过氧乙酸气溶胶喷雾消毒：分别为 20～30 ml/m³ 和 8 ml/m³，作用 30～60 min。

（六）室内表面、卫生洁具及餐（饮）具的消毒

室内表面包括家具、物品、痰杯、抹布和拖把等。卫生洁具应随时消毒，便器和痰杯可用含有效氯 5 000～10 000 mg/L 消毒液浸泡消毒。抹布用后可用含有效氯 250 mg/L 消毒液浸泡 30 min。使用消毒剂消毒后，应用自来水冲洗去除残余的消毒剂，再放入清洁容器备用。

（七）患者要求

传染病患者一般不能外出，必须外出时戴口罩，走传染病专用通道。

第二节　消化道传染病与消毒隔离措施

一、消化道传染病的种类

消化道传染病包括伤寒与副伤寒、细菌性痢疾、霍乱、感染性腹泻、甲型病毒性肝炎、戊型病毒性肝炎、脊髓灰质炎以及阿米巴肠炎。

二、消化道传染病的消毒隔离措施

1. 隔离方式　消化道传染病一般采用消化道隔离，霍乱需要送传染病院严密隔离。

2. 患者居住要求　患者应住隔离病室，同一病原菌感染患者可以同住一室。

3. 工作人员要求　工作人员在进行易被污染的操作时应穿隔离衣，接触污物时要戴手套，接触患者或处理污物后要进行手的清洁与消毒，应养成接触患者后洗手的习惯。

4. 患者呕吐物及排泄物的消毒措施　患者的呕吐物及排泄物要严格按污染物进行消毒。被粪便污染的物品要随时消毒或装袋标记后焚烧处理。

5. 患者食具、便器的消毒措施　患者的食具、便器要专用，污染后可用煮沸或含氯消毒液浸泡消毒。也可以使用一次性用品，使用后要按污染物品焚烧处理。

第三节　经虫媒传播的传染病与消毒隔离措施

一、经虫媒传播的传染病种类

经虫媒传播的传染病包括疟疾、黑热病、流行性斑疹伤寒、流行性乙型脑炎、鼠疫、登革热和登革出血热、丝虫病、悉尼罗沙病毒脑炎以及莱姆病。

二、虫媒介疾病的消毒隔离措施

1. 隔离方式　大部分虫媒介传染病采取虫媒隔离，病室用纱窗，室外用蚊帐。鼠疫要求严密隔离，转传染病院，设专用隔离室，严格隔离于医院特殊的病房内，病室内无鼠、无跳蚤。

2. 病室要求　病室应有防蚊设备,定期检查纱门、纱窗是否完好,并有针对性地喷洒灭蚊驱虫药物。

3. 器具与排泄物要求　患者的食具、便器、排泄物、分泌物消毒处理同第一节中要求。

4. 患者个人卫生处理　患有蚤虱等传播性疾病的患者入室前,要做好个人卫生管理工作,患者要沐浴更衣,并将其衣服煮沸或高压灭菌。加强个人卫生,患者卧具及衣裤勤晾晒、更换。

复习题

【A 型题】

1. 下列需要采用呼吸道隔离措施的传染病是　　　　　　　　　　　　　　　　　（　　）
   A. 伤寒与副伤寒　　　　　B. 细菌性痢疾　　　　　C. 感染性腹泻
   D. 甲型病毒性肝炎　　　　E. 猩红热

2. 男性患者诊断为 SARS,收入院后应采取的隔离种类是:　　　　　　　　　　（　　）
   A. 呼吸道隔离　　　　　　B. 消化道隔离　　　　　C. 经虫媒传播隔离
   D. 保护性隔离　　　　　　E. 血液-体液隔离

3. 小赵,经常在餐馆进餐,近日出现发热、厌油腻食物,入院后诊断为甲型病毒性肝炎。该患者应采取的隔离种类是:　　　　　　　　　　　　　　　　　　　　　　　　　　（　　）
   A. 呼吸道隔离　　　　　　B. 消化道隔离　　　　　C. 经虫媒传播隔离
   D. 保护性隔离　　　　　　E. 血液-体液隔离

4. 医务人员在下列情况下需要戴手套的是:　　　　　　　　　　　　　　　　　（　　）
   A. 无菌操作　　　　　　　B. 接触患者的血液、体液　　C. 接触患者的分泌物
   D. 接触患者的排泄物　　　E. 以上都是

5. 下列对患者分泌物的处理错误的是:　　　　　　　　　　　　　　　　　　　（　　）
   A. 患者痰液加入等体积 1% 过氧乙酸消毒液消毒,作用 30～60 min
   B. 患者唾液加入等体积含有效氯 1 500 mg/L 消毒液消毒,作用 30～60 min
   C. 对于干燥物体表面的分泌物所用消毒剂溶液的浓度应加倍
   D. 患者的脓液加入等体积含有效氯 2 000 mg/L 消毒液消毒,作用 30～60 min
   E. 对于浸渍于织物上的分泌物可煮沸 30～60 min 进行消毒

6. 下列关于戴手套的叙述错误的是:　　　　　　　　　　　　　　　　　　　　（　　）
   A. 戴手套的目的是保护工作人员不受病原体污染
   B. 戴手套目的是防止医务人员把自身手上的病原体传给患者
   C. 手套分为清洁和无菌两种
   D. 脱手套后要用消毒液消毒
   E. 戴手套要选择适合的型号

7. 需要采取消化道隔离措施的传染病是:　　　　　　　　　　　　　　　　　　（　　）
   A. 白喉　　　　　　　　　B. 流行性脑脊髓膜炎　　　C. 风疹
   D. 戊型病毒性肝炎　　　　E. 流行性出血热

8. 下列不是经虫媒传播的传染病是:　　　　　　　　　　　　　　　　　　　　（　　）
   A. 疟疾　　　　　　　　　B. 流行性斑疹伤寒　　　　C. 阿米巴肠炎
   D. 流行性乙型脑炎　　　　E. 鼠疫

9. 对呼吸道传染病隔离病室的要求错误的是:　　　　　　　　　　　　　　　　（　　）

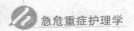

A. 经空气飞沫传播的烈性呼吸道传染病最好设立负压隔离室

B. 病室内要有卫生间

C. 病室门应紧闭

D. 室内排出的空气要经特殊装置处理

E. 病室应经常开窗通风

10. 小李被诊断为感染性腹泻,收入院予消化道隔离。针对其隔离要求错误的是: （　　）

A. 患者住隔离病室,同一病原菌感染患者住同一室

B. 工作人员在进行易被污染的操作时应穿隔离衣,接触污物时要戴手套

C. 患者的呕吐物及排泄物要严格按污染物进行消毒

D. 病室应有特殊的通风装置,其要求是室内呈负压,室内空气每小时可换气 6～10 次

E. 患者的食具、便器要专用,污染后可用煮沸或含氯消毒液浸泡消毒

参 考 答 案

第二章

【A型题】

1. A **2.** E **3.** E **4.** D **5.** C **6.** B **7.** D **8.** B

第四章

【A型题】

1. B **2.** A **3.** C **4.** B **5.** E **6.** E **7.** C **8.** B

第五章

【A型题】

1. A **2.** E **3.** A **4.** C **5.** D **6.** E **7.** E **8.** A **9.** D **10.** C **11.** D **12.** C **13.** D **14.** D
15. D **16.** D **17.** C **18.** A **19.** E **20.** B **21.** E **22.** B **23.** B **24.** B **25.** C **26.** A **27.** C
28. D **29.** E **30.** D **31.** D **32.** B **33.** D **34.** B **35.** D **36.** E **37.** E **38.** E **39.** D **40.** A
41. D **42.** D **43.** B **44.** C **45.** A **46.** E **47.** E **48.** B **49.** B **50.** B

第六章

【A型题】

1. A **2.** E **3.** B **4.** E **5.** D **6.** B **7.** C **8.** C **9.** D **10.** C **11.** C **12.** A **13.** B **14.** E
15. E **16.** C **17.** B **18.** E **19.** B **20.** A **21.** D **22.** C **23.** D **24.** A **25.** B **26.** C **27.** C
28. A **29.** B **30.** D **31.** E **32.** E **33.** A **34.** B **35.** B **36.** D **37.** B **38.** A

第七章

【A型题】

1. B **2.** A **3.** D **4.** A **5.** A **6.** B **7.** B **8.** E **9.** C **10.** C **11.** A **12.** C **13.** A **14.** E
15. A **16.** C **17.** C **18.** D **19.** E **20.** E **21.** E **22.** B **23.** B **24.** D **25.** C **26.** D **27.** B
28. C **29.** C **30.** B **31.** C **32.** B **33.** B **34.** D **35.** C **36.** D **37.** E **38.** D **39.** B **40.** E
41. E **42.** B **43.** D **44.** D **45.** C **46.** A **47.** C **48.** C **49.** B **50.** D **51.** A **52.** E **53.** D
54. A **55.** D **56.** A **57.** D **58.** D **59.** C **60.** B **61.** D **62.** E **63.** B **64.** D **65.** B **66.** A
67. E **68.** D **69.** A **70.** C **71.** B **72.** A **73.** D **74.** E **75.** D **76.** E **77.** D **78.** C **79.** C
80. C **81.** A **82.** B **83.** C **84.** D **85.** B **86.** C **87.** D **88.** B **89.** D **90.** E **91.** E

第八章

【A型题】

1. B　2. C　3. B　4. C　5. A　6. C　7. A　8. A　9. D　10. C　11. D　12. E　13. E　14. A
15. D　16. A　17. A　18. B　19. E　20. E

第九章

【A型题】

1. B　2. E　3. A　4. B　5. E　6. C　7. E　8. A　9. A　10. C　11. D　12. E　13. A　14. B
15. A　16. A　17. D　18. E　19. A　20. C

第十章

【A型题】

1. C　2. B　3. A　4. E　5. E　6. D　7. C　8. A　9. E　10. B　11. A　12. C　13. B　14. A
15. C　16. C　17. C　18. A　19. D

第十一章

【A型题】

1. A　2. B　3. A　4. D　5. D　6. C　7. B　8. B　9. C　10. B

第十二章

【A型题】

1. E　2. A　3. B　4. E　5. B　6. D　7. D　8. C　9. E　10. D

参考文献

［1］张波,桂莉. 急危重症护理学[M]. 3 版. 北京:人民卫生出版社,2012.

［2］张文武. 急诊内科学[M]. 3 版. 北京:人民卫生出版社,2014.

［3］葛均波,徐永健. 内科学[M]. 8 版. 北京:人民卫生出版社,2013.

［4］李春盛. 急诊内科[M]. 北京:高等教育出版社,2011.

［5］陈孝平,汪建平. 外科学[M]. 8 版. 北京:人民卫生出版社,2013.

［6］陶虹. 急救护理学[M]. 2 版. 北京:高等教育出版社,2012.

［7］张波. 急救护理学[M]. 北京:中国协和医科大学出版社,2004.

［8］曹丽英. 急症护理[M]. 台湾:新文京开发出版股份有限公司,2012.

［9］美国心脏协会. 高级心血管生命支持[M]. 浙江:浙江大学出版社,2013.

［10］李乐之,路潜. 外科护理学[M]. 5 版. 北京:人民卫生出版社,2012.

［11］许虹. 急救护理学[M]. 北京:人民卫生出版社,2012.

［12］贾建平,陈生弟. 神经病学[M]. 7 版. 北京:人民卫生出版社,2013.

［13］沈洪,刘中民. 急诊与灾难医学[M]. 2 版. 北京:人民卫生出版社,2015.

［14］万学红,卢雪峰. 诊断学[M]. 8 版. 北京:人民卫生出版社,2015.

［15］孟庆义. 急诊护理学[M]. 北京:人民卫生出版社,2009.

［16］尤黎明,吴瑛. 内科护理学[M]. 5 版. 北京:人民卫生出版社,2012.

［17］叶维雅,刘芳,梁翠枝. 电子分诊叫号系统在急诊分诊中的应用[J]. 临床医学工程,2009,16(10):56 - 57.

［18］陈灏珠,林果为,王吉耀. 实用内科学[M]. 14 版. 北京:人民卫生出版社,2013.

［19］陈新谦,金有豫,汤光. 新编药物学[M]. 17 版. 北京:人民卫生出版社,2011.

［20］徐敏昭. 灾难救援中护理人力资源调配的研究[J]. 护理研究,2009,4(23):1101 - 1102.

［21］Kleinman ME. Brennan EE. Goldberger ZD, et al. Part 5:Adult basic life support and cardiopulmonary resuscitation quality:2015 American Heart Association guidelines update for cardiopulmonary resuscitation and emergency cardiovascular care [J]. Circulation. 2015,132 (suppl 2):S414 - S435.

［22］Link MS, Berkow LC, Kudenchuk PJ, et al. Part 7:Adult advanced cardiovascular life support:2015 American Heart Association guidelines update for cardiopulmonary resuscitation and emergency cardiovascular care [J]. Circulation. 2015,132 (suppl 2):S444 -.S464.

［23］Callaway CW, Donnino MW, Fink EL, et al. Part 8:Post-cardiac arrest care:2015 American Heart Association guidelines update for cardiopulmonary resuscitation and emergency cardiovascular care [J]. Circulation. 2015,132 (suppl 2):S465 - S482.

［24］O'Connor RE, Al Ali AS, Brady WJ, et al. Part 9:Acute coronary syndromes:2015 American Heart Association guidelines update for cardiopulmonary resuscitation and emergency cardiovascular care [J]. Circulation. 2015,132 (suppl 2):S483 - S500.

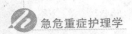

[25] Cahill SB, Balskus M. Intervention in emergency nursing [M]. Maryland Royal Tunbirdge Wells, An Aspen Publication, Rockville, 1986:45 - 68.

[26] Antman EM, Fox KM. Guidelines for the diagnosis and management of unstable angina and non-Q-wave myocardial infarction: proposed revisions [J]. Am Heart J, 2000,139:461 - 475.

[27] Yeghizarians Y, Braunstein JB, Askari A, et al. Unstable angina pectoris [J]. N Engl J Med, 2000,342:101 - 114.

[28] Bennett CL, Connors JM, Carfile JM, et al. Thrombotic thrombocytoenic purpura associated with clopidogrel [J]. N Engl J Med, 2000,342:1773 - 1777.

[29] Frakes MA, Evans T. Evaluation and management of the patient with LeFort facial fractures [J]. J Trauma Nurs. 2004,11(3):95 - 101.

[30] Deboer S, Amundson T, Angel E. Managing body jewelry in emergency situations: misconceptions patient care, and removal techniques [J]. J Emerg Nurs, 2006,32(2):159 - 164.

[31] Dagiely S. An algorithm for triaging commonly missed causes of acute abdominal pain [J]. J Emerg Nurs. 2006,32(1):91 - 93.

[32] Hohenhaus SM. Triage acuity levels and color [J]. J Emerg Nurs, 2006,32(2):170 - 171.